はじめて学ぶ

健康・栄養系教科書シリーズ 7

臨床栄養学概論

病態生理と臨床栄養管理を理解するために

第2版

位田忍・市橋きくみ・伊藤美紀子・鞍田三貴・鈴木一永
本田まり・松元紀子・森田純仁・蓬田健太郎 著

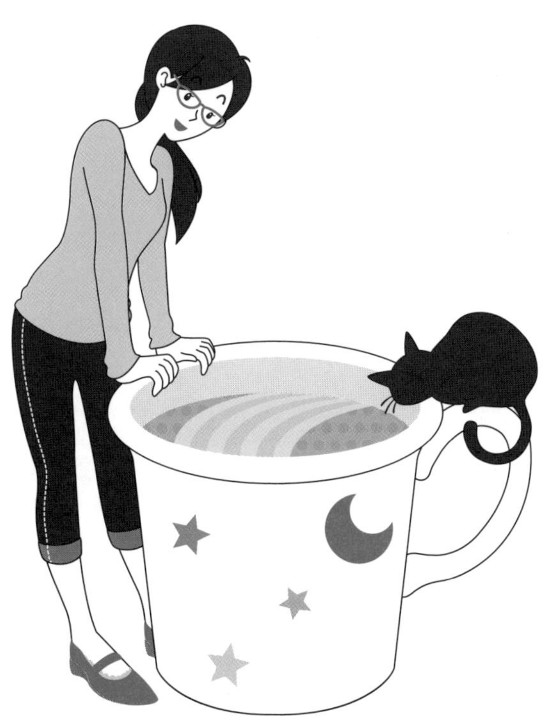

化学同人

はじめに

わが国における栄養学は，農学系を中心とした栄養素の発見や，第二次世界大戦後の学校給食にみられた栄養失調（栄養の不足）の改善を目的とするところから，徐々に発展をとげてきた．

一方，わが国では現在，消化管やアレルギーなどの疾病や，天災などによる特殊な場合を除き，栄養に起因する命の危険はないといっても過言ではない．わが国において急速に変化した食生活，いわゆる食生活の欧米化は，日本人の体格を改善し，平均寿命の延長をもたらした．また，かつては夢であったサッカーワールドカップへの出場や，オリンピックでの金メダル獲得など，豊かな食事ができることになったことによる，わが国の発展は著しい．

このような変化の過程において注目すべきは，栄養学が，これまで中心であった不足する栄養素に着目した「栄養素学」から，食材や献立を基本とした全人的視野から食事について考える「人間栄養学」へと移行していることである．

なお，人間栄養学が主流になりつつある現在においても，とくに栄養に携わる管理栄養士・栄養士が，個々の栄養素について知識をもつことや知識を深めることが必須であることを忘れてはならない．

本書をつくり上げるに際しては，人間栄養学を十分に理解している医師・管理栄養士（栄養士）を中心に執筆を依頼した．各章のはじめに「キーワード」を示しながら，それぞれの章を読み進めるうちに基礎から徐々にレベルアップできるよう，秩序よく，かつはじめて接した内容であっても理解できるようまとめあげた．なお，本書『臨床栄養学概論』は，栄養士養成課程において利用されることを念頭に，それぞれの章をできるかぎり簡潔に記述しているため，読者によってはもの足りないところがあるかもしれない．その際には，是非とも細部に切り込んで勉強し，知識を深めていただきたい．みなさんの検討を祈るところである．

最後に，本書の刊行にあたり多大なるご尽力をいただいた各執筆者と，化学同人の岩井香容氏および山本富士子氏に，深甚なる謝意を表する．

2022 年 3 月

著者を代表して
鈴木　一永

目　次

4章 代謝性疾患の病態と栄養管理 57

5章 循環器疾病の病態と栄養管理 95

8章　呼吸器疾患の病態と栄養管理　155

9章　内分泌疾患の病態と栄養管理　163

14章　栄養療法・食事療法　211

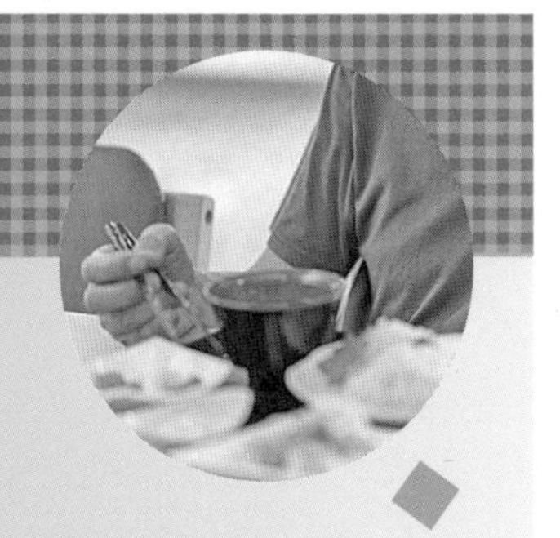

1章

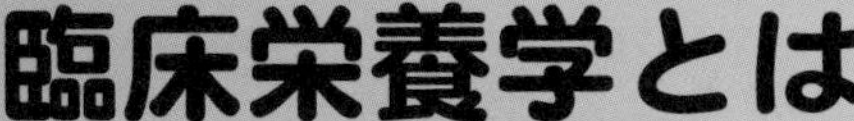

臨床栄養学とは

CHAPTER GUIDANCE & KEYWORD

1章で学ぶこと

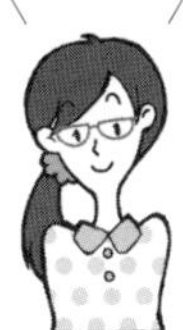

この章では，これから臨床栄養学を学ぶにあたって，その概念や，人間の生命・健康について，どのようなことを念頭に置くべきかを考えていきます．すなわち，人間栄養学のなかにおける臨床栄養学の分野について，その必要性や大切さを理解し，次章以降の具体的な内容を勉強するうえでの基礎となります．

1章のキーワード

- □ 生活習慣病 □ 食料需給表 □ 国民健康・栄養調査 □ 肥満
- □ たんぱく質・エネルギー栄養不良（PEM） □ チーム医療

1 臨床栄養学の概念

栄養は，人間が生きるために摂取し続けなければならないものである．歴史的にみると，人間はつねに栄養の欠乏と対峙（たいじ）していた．また，食（く）い養生（ようじょう）という言葉に現れるように，病気になると，植物や動物の体の一部を薬として用いて病態の改善を図ったり，栄養不足を補うような食べ物を摂取したりすることを心がけてきた．

しかし，とくに近年の日本人の食生活は劇的に変化し，それとともに身体状況や疾病構造の大きな変化がおこっている．医学的には，1996（平成8）年に当時の厚生省がそれまでの「成人病」を「生活習慣病」と名称を改め，食と健康の関連の強さをよびかけるとともに，これまでの早期発見および早期治療という考え方から，早期介入および疾病予防を目標とするようになった．

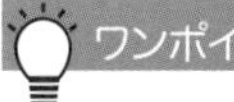

ワンポイント

食い養生

食べ物に注意し，栄養になるものを食べて養生すること．（『広辞苑』より）

臨床栄養学とは，健康と栄養の関係を追及し，健康な人にとっては健康

1 章

維持，健康増進，疾患予防を，またすでに病気を患ってしまった人に対しては疾患改善に挑(いど)むという，人間の生命の根幹にかかわる学問である．

臨床栄養学の立場からみれば，現在は疾患改善のために食事療法に重点が置かれていた時代から，健康維持による疾患予防のための栄養について研究し実践する時代となっている．

2 臨床栄養学の目標と生活習慣病

現在，わが国は世界屈指の長寿を誇っている．しかし近年では，ライフスタイルの変化による運動不足などに加え，インスタント食品や既製品，外食などが大きな割合を占める傾向にあり，肥満や血圧上昇，耐糖能異常，脂質異常などが増加しているのも事実である．また，国民健康・栄養調査の結果をみると，BMI 25.0 kg/m^2 以上の肥満者は，2019（令和元）年には20 歳以上の男性で 33.0%，同女性で 22.3%にものぼった．肥満がある場合には，男女ともに非肥満者に比べ，糖尿病 5 倍，高血圧 3.5 倍，心臓病 2 倍など，生活習慣病発症のリスクが高くなることが明らかとなっている．そのために 2008（平成 20）年度からは，このような疾患の予防および改善を目的とした特定健診・特定保健指導が開始された．

ワンポイント

BMI

body mass index の頭文字．体格指数の一つ．体重(kg)/[身長(m)]^2 で求める．18.5 以上 25.0 未満が普通体重とされている．

臨床栄養学では，健康であることを理解するため，疾患とはどのようにして発症し，またどのような状態であるのかを十分に学習し，疾患治療のための食事だけでなく，疾患予防のための食事についても考えていく必要がある．

3 食事療法の意義

農林水産省発表の食料需給表を参考にすると，日本人の摂取する食品は20 世紀中に劇的に変化したことがわかる．食料が不足あるいは偏っていた第二次世界大戦後の時代の日本人の食生活は，糖質の摂取に偏ってたんぱく質や脂質の摂取が少なかったため，体型は華奢(きゃしゃ)であり寿命もいまよりはるかに短かった．現在の日本は，食べ物が十分（あるいは過剰）に存在し，必要な食べ物はいつでもすぐ手に入る便利な時代になっている．

一方，厚生労働省発表の国民健康・栄養調査の結果によると，日本人の摂取エネルギー量は終戦直後（昭和 20 年代）と現在とで差がないばかりか，減少傾向すらみせている．

これらの一見矛盾に感じられることがらは，単にわが国の食料事情が豊かになったために肥満が増えたのではなく，日本人の食生活（運動を含む生活習慣）の変化が肥満をつくりだす方向に向かっていることを物語っている．さらには，国民健康・栄養調査の結果に示された数値は，男性の肥満は増加し，女性の肥満は若干減少してやせが増加する傾向にあると解釈されてしまう恐れがあるが，統計資料をしっかりとみれば，そうではないことがわかる．男性であっても女性であっても，たとえば 1986（昭和 61）年に 20 歳代であった者の 20 年後〔2006（平成 18）年〕の状況をみれば，確実に肥満の割合が増加していることが読み取れる．

食事療法とは，決して食事を制限することではなく，食事の内容を年齢，性，職業，そのほかによる差をみて，からだをつくり，そしてからだを動かすために，適切に食べるという方向に導くことであるといえるのではないだろうか．

4 臨床栄養学の意義

「健康であること」と「病気であること」の間には明確な境界線はない．健康であるか病気であるかにかかわらず，一人ひとり対応することが必要となる．

医療関係者の間では「食事指導/栄養指導」という言葉が使われる．「指導」とは，過体重/低体重という問題を第三者的に解決していくのではなく，問題を抱えている人が自ら解決していけるように導くことである．すなわち，答えを示すのではなく，どうしたら答えに到達できるのか導くことなのである．

生活習慣病の増加の要因となる肥満や，超高齢社会におけるフレイル・サルコペニア・**PEM** の問題など，時代とともに栄養障害の中身は変化している．治療だけでなく予防も含めて，栄養状態を的確に評価し，適切な食事の摂り方を教示することが求められている．

現在では，地域社会や行政など各種の専門職が同等の立場で互いを補完し，チーム医療を進めている．その一翼を担う栄養士のもつべき知識として，臨床栄養学は大切な分野といえる．

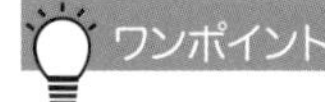

PEM（protein-energy malnutrition）

ペム．たんぱく質・エネルギー栄養不良のこと．高齢者の食生活において，たんぱく質やエネルギーの低栄養状態をいう．

2章

栄養評価

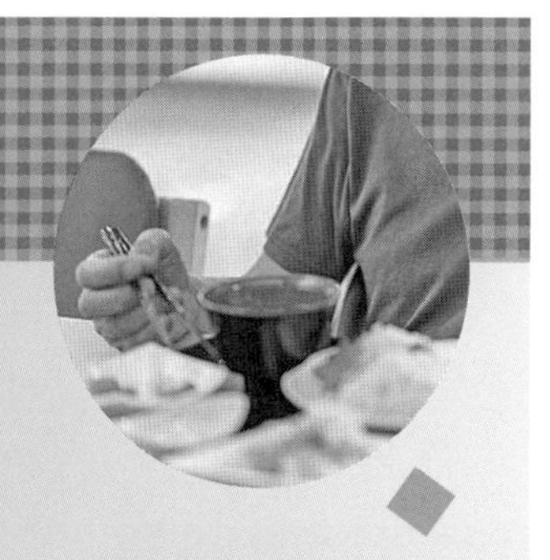

CHAPTER GUIDANCE & KEYWORD

2章で学ぶこと

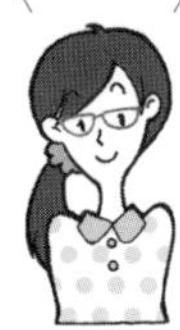

栄養スクリーニングは，栄養障害の患者をみいだすために，栄養アセスメントの前段階で行います．したがって，栄養スクリーニングに用いる指標は，簡便でかつ非侵襲的な方法がのぞまれます．問診，身体測定は最も簡便な方法です．

2章のキーワード

- □ 栄養アセスメント □ 栄養スクリーニング □ 静的・動的栄養評価法
- □ 栄養指標 □ 主観的包括的栄養評価（SGA） □ MNA □ BMI
- □ 除脂肪組織（LBM） □ クレアチニン身長係数 □ 総リンパ球数
- □ 予後栄養評価法

1 栄養評価

個人や集団の栄養状態を評価（判定）することを栄養評価（栄養アセスメント）という．医療分野だけでなく，福祉分野においても栄養状態を評価することは栄養管理を行ううえで必要である．栄養評価法は，静的，動的，予後の3つに分類できる．

静的栄養評価法では，短期間での変動が少なく，ほかの因子による影響を受けにくい栄養指標（身体計測値，血清アルブミン値など）を用いて栄養状態を判定する．とくに低栄養患者の栄養スクリーニングに適する．

動的栄養評価法では，栄養障害の進行や栄養療法に敏感に反応する**栄養指標**（3-メチルヒスチジンなど）を用いて栄養療法の効果を評価する．ストレスの関与や栄養投与の影響による変動が激しいため，代謝的に安定している状態での測定が望ましい．

2 栄養スクリーニング

アセスメントで第一にすべきことは，全入院患者に対して栄養スクリーニングを行うことである．栄養スクリーニングには，1987 年にデッキー（Detsky）らが提唱した**主観的包括的栄養評価**（**SGA**）が使用される（図 2.1）．SGA は，特別な道具や検査を必要とせず，いつでもどこでも行える．各施設でオリジナル SGA を作成し，入院時に看護師により実施される場合が多い．SGA では，体格，下肢浮腫，腹水，介助の有無，腕周りの筋肉量，咀（そ）しゃく・嚥下（えんげ）状態と過去の体重増減，食欲の程度，消化器症状を，問診や触診により把握し，主観的に栄養状態を 3 ないし 4 段階で判定する．

65 歳以上の高齢者に対する簡便な栄養スクリーニング法には，2006 年にベラス（Vellas）らによって発表された **MNA®**（**簡易栄養状態評価**）がある．世界 12 カ国で翻訳され，信頼性が高いものとして使われている（図 2.2）．日常の食事状況や生活パターンに関する容易な内容で構成されており，簡単な身体計測のみで評価する方法である．2019 年には低栄養診

ワンポイント

SGA の担当について

SGA（subjective global assessment）を誰が担当するかであるが，栄養士の現状の人員数では全入院患者をカバーすることは不可能である．担当者は，全入院患者に対して早期に対応できる看護師が最も優れているが，NST（栄養サポートチーム）構成職種の誰が行ってもよい．判定のコツは，主観的に評価することで，アルブミン値などの客観的指標を SGA 項目に入れると，客観的指標を重視してしまい，患者をみないで判断してしまう恐れがある．

A．患者の記録

1．体重の変化	過去６カ月間の合計体重減少：____kg　減少率（%）____ 過去２週間の変化：□増加　□変化なし　□減少
2．食物摂取量の変化（平常時との比較）	□変化なし　□変化あり 変化期間：____週 食べられるもの：□固形食　□完全液体　□水分　□食べられない
3．消化器症状（2 週間以上の継続）	□なし　□悪心　□嘔吐　□下痢　□食欲不振 その他____
4．機能状態（活動性）	機能障害：□なし　□あり 継続期間：____週 タイプ：□日常生活可能　□歩行可能　□寝たきり
5．疾患および疾患と栄養必要量の関係	初期診断：____ 代謝需要（ストレス）：□なし　□軽度　□中等度　□高度

B．身体症状（スコアで表示すること：0＝正常，1＋＝軽度，2＋＝中等度，3＋＝高度）

■皮下脂肪の減少（三頭筋，胸部）____
■筋肉消失（四頭筋，三頭筋）____
■下腿浮腫____
■仙骨部浮腫____
■腹水____

C．主観的包括的評価

□栄養状態良好　□中等度の栄養不良　□高度の栄養不良

図 2.1　主観的包括的栄養評価（SGA）

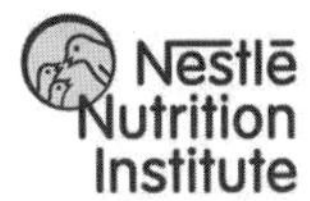

簡易栄養状態評価表
Mini Nutritional Assessment
MNA®

氏名:　　　　　　　　　　　　性別:

年齢:　　　　体重：　　　　kg　身長:　　　　cm　調査日:

スクリーニング欄の□に適切な数値を記入し、それらを加算する。11 ポイント以下の場合、次のアセスメントに進み、総合評価値を算出する。

スクリーニング

A 過去 3 ヶ月間で食欲不振、消化器系の問題、そしゃく・嚥下困難などで食事量が減少しましたか？
0 = 著しい食事量の減少
1 = 中等度の食事量の減少
2 = 食事量の減少なし □

B 過去 3 ヶ月間で体重の減少がありましたか？
0 = 3 kg 以上の減少
1 = わからない
2 = 1～3 kg の減少
3 = 体重減少なし □

C 自力で歩けますか？
0 = 寝たきりまたは車椅子を常時使用
1 = ベッドや車椅子を離れられるが、歩いて外出はできない
2 = 自由に歩いて外出できる □

D 過去 3 ヶ月間で精神的ストレスや急性疾患を経験しましたか？
0 = はい　2 = いいえ □

E 神経・精神的問題の有無
0 = 強度認知症またはうつ状態
1 = 中程度の認知症
2 = 精神的問題なし □

F BMI (kg/m²)：体重(kg)÷身長(m²)
0 = BMI が 19 未満
1 = BMI が 19 以上、21 未満
2 = BMI が 21 以上、23 未満
3 = BMI が 23 以上 □

スクリーニング値：小計（最大：14 ポイント） □□
12-14 ポイント:　栄養状態良好
8-11 ポイント:　低栄養のおそれあり (At risk)
0-7 ポイント:　低栄養

「より詳細なアセスメントをご希望の方は、引き続き質問 G～R におすすみください。」

アセスメント

G 生活は自立していますか（施設入所や入院をしていない）
1 = はい　0 = いいえ □

H 1 日に 4 種類以上の処方薬を飲んでいる
0 = はい　1 = いいえ □

I 身体のどこかに押して痛いところ、または皮膚潰瘍がある
0 = はい　1 = いいえ □

J 1 日に何回食事を摂っていますか？
0 = 1 回
1 = 2 回
2 = 3 回 □

K どんなたんぱく質を、どのくらい摂っていますか？
・乳製品（牛乳、チーズ、ヨーグルト）を毎日 1 品以上摂取　はい □ いいえ □
・豆類または卵を毎週 2 品以上摂取　はい □ いいえ □
・肉類または魚を毎日摂取　はい □ いいえ □
0.0 = はい、0～1 つ
0.5 = はい、2 つ
1.0 = はい、3 つ □.□

L 果物または野菜を毎日 2 品以上摂っていますか？
0 = いいえ　1 = はい □

M 水分（水、ジュース、コーヒー、茶、牛乳など）を 1 日どのくらい摂っていますか？
0.0 = コップ 3 杯未満
0.5 = 3 杯以上 5 杯未満
1.0 = 5 杯以上 □.□

N 食事の状況
0 = 介護なしでは食事不可能
1 = 多少困難ではあるが自力で食事可能
2 = 問題なく自力で食事可能 □

O 栄養状態の自己評価
0 = 自分は低栄養だと思う
1 = わからない
2 = 問題ないと思う □

P 同年齢の人と比べて、自分の健康状態をどう思いますか？
0.0 = 良くない
0.5 = わからない
1.0 = 同じ
2.0 = 良い □.□

Q 上腕（利き腕ではない方）の中央の周囲長(cm)：MAC
0.0 = 21cm 未満
0.5 = 21cm 以上、22cm 未満
1.0 = 22cm 以上 □.□

R ふくらはぎの周囲長 (cm)：CC
0 = 31cm未満
1 = 31cm 以上 □

評価値：小計（最大：16 ポイント） □□.□
スクリーニング値：小計（最大：14 ポイント） □□.□
総合評価値（最大：30 ポイント） □□.□

低栄養状態指標スコア
24～30 ポイント □ 栄養状態良好
17～23.5 ポイント □ 低栄養のおそれあり (At risk)
17 ポイント未満 □ 低栄養

Ref. Vellas B, Villars H, Abellan G, et al. *Overview of MNA® - Its History and Challenges.* J Nut Health Aging 2006; 10: 456-465.
Rubenstein LZ, Harker JO, Salva A, Guigoz Y, Vellas B. Screening for Undernutrition in Geriatric Practice: *Developing the Short-Form Mini Nutritional Assessment (MNA-SF).* J. Geront 2001; 56A: M366-377.
Guigoz Y. The Mini-Nutritional Assessment (MNA®) *Review of the Literature – What does it tell us?* J Nutr Health Aging 2006; 10: 466-487.

さらに詳しい情報をお知りになりたい方は、www.mna-elderly.comにアクセスしてください。

図 2.2 MNA®（mini nutritional assessment），簡易栄養状態評価

断国際基準グローバルリーダーシップイニシアチブ（GLIM）が発表された．GLIM 基準は，MNA-SF や SGA 等のスクリーニングツールで低栄養リスク患者をみいだし，次に体重や食事摂取量等を評価するとした２段階評価である．

BEE
basal energy expenditure

REE
resting energy expenditure

2章

3 必要エネルギー量の算出

臨床においては，個別に必要エネルギー量の決定が必要である．方法には，1）日本人の食事摂取基準を用いる方法，2）ハリス・ベネディクト（Harris-Benedict）の式（1918 年）により基礎エネルギー消費量（BEE）を求めて係数を乗じる方法，3）間接熱量測定法により安静時エネルギー消費量（REE）を求めて活動係数を乗じる方法，4）簡易的方法がある．

1）「日本人の食事摂取基準」は 5 年ごとに改定され，性別，年齢別，身体活動レベル別に，推定エネルギー必要量が示されている．多くの病院や施設では，入院患者の年齢に応じてこの基準を用い，一般食を作製している．健常人のエネルギー摂取割合は糖質 55 ～ 65%，たんぱく質 15 ～ 20%，脂質 20 ～ 25%が基本である．

2）ハリス・ベネディクトの式を用いる方法は，現在，臨床で最も用いられている．リハビリテーションや運動療法などが行われる場合は，活動係数を大きくする．病気による侵襲（しんしゅう）の度合いに応じて，ストレス係数を加減する（表 2.1）．

表 2.1　必要エネルギー量の算出方法

必要エネルギー量 ＝ 基礎エネルギー消費量（BEE）× 活動係数 × ストレス係数*

●基礎エネルギー消費量（ハリス・ベネディクトの式）

男性　BEE ＝ 66.47 ＋（13.75 × 体重）＋（5.0 × 身長）－（6.75 × 年齢）

女性　BEE ＝ 655.1 ＋（9.56 × 体重）＋（1.85 × 身長）－（4.67 × 年齢）

体重：測定値（kg）　身長：測定値（cm）　年齢：（年）

●活動係数　ベッド上安静 1.2　ベッド外活動 1.3

●ストレス係数

術後	1.0	重症感染症/多発外傷	1.2 ～ 1.4
がん	1.1 ～ 1.3	多臓器不全	1.2 ～ 1.4
骨折	1.2 ～ 1.3	熱傷	1.2 ～ 2.0
腹膜炎/敗血症	1.10 ～ 1.3		

*ストレス係数は，病態に応じて決定する．

3）間接熱量計で安静時エネルギー消費量を実測して活動係数を乗じる方法であるため，信頼度は高いが，測定器や測定方法，測定時の条件により測定値が異なるので，注意が必要である．

4）臨床の場での間接熱量測定は困難な場合が多く，目安量を用いて簡易的に必要エネルギー量を求めることが多い．

4 栄養アセスメント

栄養アセスメントは，栄養スクリーニング（SGA や MNA）により栄養学的リスクをもつと判定されたすべての患者について，問診，身体検査，各種検査にもとづいて栄養状態を総合的に評価することである．臨床の場での栄養アセスメントは，数値のみで判断するのではなく，全身の外観や浮腫（むくみ），腹水，皮膚の変化などの理学的所見も含めて評価することが大切である．客観的データのうち，血清アルブミン値，身体測定（体重変化など）はきわめて重要である．

身体の構成成分は，いくつかに分けることができる（図 2.3）．体重は，構成成分全体を反映しており，その最も重要な構成成分は，筋肉を中心とするたんぱく質の重量である．身体計測は，それぞれの身体構成成分量を推定するための基本的な方法である．エネルギー摂取量の変化は，身体の構成成分に影響を及ぼしており，エネルギー不足の場合は，体脂肪，除脂肪体重，水分が減少して栄養不良に至り，エネルギー過剰の場合は，肥満に至る．どちらの場合にも健康状態は悪化するが，疾患に罹患している患者にとって，低栄養状態は症状の悪化につながる．

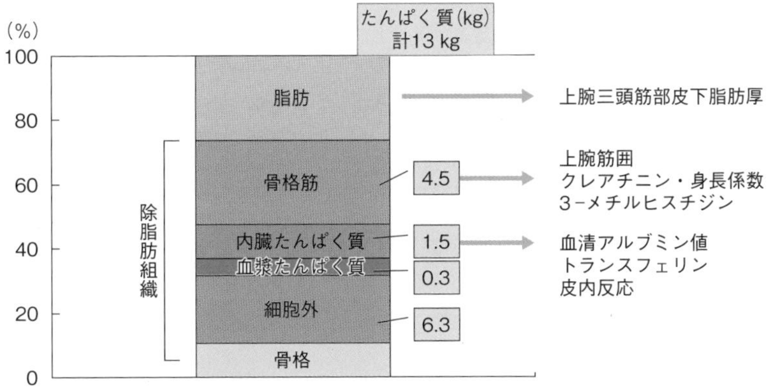

図 2.3　身体の構成成分とその評価法

日本静脈経腸栄養学会 編，『コメディカルのための静脈・経腸栄養ガイドライン』，南江堂（2000）．

(1) 身体測定

身長と体重を測定することにより，表 2.2 に示すような栄養状態の判定が可能である．体重測定は最も単純な身体測定法であるためか，臨床の場において軽んじられる傾向にあるが，その変化量を把握することは重要である．どのくらいの期間で体重変化がおこっているかにより，栄養障害の程度が異なる．理想体重は［身長（m）］^{2} × 22 である．患者の平常時の体

ワンポイント

体重の判定について

栄養状態を定期的に判定する客観的指標として，体重は最も重要な指標である．とくに大切なことは，1 週間に 1 度は同じ時間帯に測定し，測定したら診療録に記載するだけではなく，その変化をみることである．理論上，その人にとって必要な栄養量がまったく補給されていないと，1 週間で約 3 kg 体重が減少する．1 週間で 1.5 kg 体重が減少していたら，その人にとって必要な栄養量は半分しか補給されていないことになる．また，減少だけではなく体重増加も問題である．1 週間で 1 kg 以上の体重増加は，体内水分貯留を考える．

レベルアップへの豆知識

吊り計りを用いた体重測定

体重測定ができない場合に用いるベッドスケールは，装置が高価であり，おもに集中治療室（ICU）や厳重な代謝管理を行っている患者にかぎられる．吊り計りを用いた測定は，測定者 1 名，補助 2 名の計 3 名で行うことが望ましい．側臥位から吊り具を正しく患者の下にセットし，吊り具を完全にベッドから離れるまで吊り上げる．禁忌は頭部外傷，頸椎牽引，多発性骨折，牽引中の患者である．

表 2.2　%理想体重，%通常体重，体重変化率の算出法

理想体重（IBW：ideal body weight） 通常時体重（UBW：usual body weight）		
%理想体重 ＝ 実測体重/IBW × 100		
80〜90% ＝ 軽度栄養障害	70〜79% ＝ 中等度栄養障害	0〜69% ＝ 高度栄養障害
%通常時体重 ＝ 実測体重/UBW × 100		
85〜95% ＝ 軽度栄養障害	75〜84% ＝ 中等度栄養障害	0〜74% ＝ 高度栄養障害
%体重変化＝（UBW － 実測体重)/UBW × 100		
%体重変化 ＝1〜2%以上/1 週間		
≧5%以上/1 カ月 ≧7.5%以上/3 カ月 ≧10%以上/6 カ月以上	有意の体重変化と判定	
BMI（body mass index）＝ 実測体重/[身長（m)]^2		
＞27	肥満	
25〜27	肥満気味	
21〜25	標準	
19〜21	やせ気味	
＜19	やせ	

日本静脈経腸栄養学会 編，「静脈経腸栄養ハンドブック」，南江堂（2011），p. 113 より.

ワンポイント

基準値と異常値（1）

理想体重（IBW）を基準とし，過不足を評価するが，浮腫など体内に水分を貯留する病態（ネフローゼ症候群，低栄養，心不全，肝硬変など）や薬剤による影響もあるため注意が必要である．表 2.2 に示した，身長体重による評価法も浮腫の有無を確認したうえで評価することが大切である．

表 2.3　体格の評価

BMI（kg/m^2）	日本肥満学会 2005	WHO
＜18.5	低体重	underweight
18.5〜25 未満	普通体重	normal weight
25〜30 未満	肥満（1 度）	preobese
30〜35 未満	肥満（2 度）	obese class Ⅰ
35〜40 未満	肥満（3 度）	obese class Ⅱ
≧40	肥満（4 度）	obese class Ⅲ

重は，問診により聴取するが，高齢者においては，記憶が曖昧であることが多いので注意が必要である．

(2) BMI・腹囲径

FFM
fat free mass

身体の構成成分は，脂肪組織（体脂肪）と除脂肪組織（FFM）に分けられる．体脂肪が増加している状態を肥満という．体重に対する体脂肪の割合が体脂肪率である．また，体格の評価には **BMI**〔体重÷［身長(m)］^{2}〕が用いられる（表 2.3）．体重の増加は，ステロイドなどの薬物や内分泌疾患による二次性の場合もあり，エネルギー過剰のみが原因ではない．体脂肪のなかでもとくに内臓脂肪の蓄積はインスリン抵抗性を引きおこすことがわかっているため，メタボリックシンドロームの診断基準が明確にされた（表 2.4）．

腹囲の測定は，立位で軽呼気時に臍周囲を布製のメジャーで計測する．洋服のサイズを表すウエストとは異なるので注意が必要である．

表 2.4　メタボリックシンドロームの診断基準

内臓脂肪（腹腔内脂肪）蓄積		
腹囲		男性≧ 85 cm 女性≧ 90 cm
（内臓脂肪面積　男女とも≧ 100 cm^2 に相当）		
上記に加え以下のうち 2 項目以上		
高 TG 血症		≧ 150 mg/dL
	かつ/または	
低 HDL-C 血症		＜ 40 mg/dL 男女とも
収縮期血圧		≧ 130 mmHg
	かつ/または	
拡張期血圧		≧ 85 mmHg
空腹時高血糖		≧ 110 mg/dL

＊1 CT スキャンなどで内臓脂肪量測定を行うことが望ましい.
＊2 ウエスト径は立位，軽呼吸時，臍レベルで測定する．脂肪蓄積が著明で臍が下方に偏位している場合は肋骨下縁と上前腸骨棘(こっきょく)の中点の高さで測定する.
＊3 メタボリックシンドロームと診断された場合，経口ブドウ糖負荷試験がすすめられるが診断には必須ではない.
＊4 高 TG 血症，低 HDL-C 血症，高血圧，糖尿病に対する薬剤治療をうけている場合は，それぞれの項目に含める.
＊5 糖尿病，高コレステロール血症の存在はメタボリックシンドロームの診断から除外されない.
メタボリックシンドローム診断基準検討委員会，日本内科学会雑誌，**94**，797（2005）より.

(3) 上腕筋囲，上腕筋面積，上腕周囲長，上腕三頭筋部皮下脂肪厚

上腕筋囲（AMC）と上腕筋面積（AMA）は，上腕周囲長（AC）と上腕三頭筋部皮下脂肪厚（TSF）の測定値を用いて算出する．AMC と AMA は，体たんぱく質貯蔵量を反映し，AMA は，AMC よりも正確に筋肉量を反映する．脂肪を除いた除脂肪組織の多くの部分は筋肉であり，筋肉は内臓筋（内臓たんぱく質）と骨格筋に分けられる（図 2.3）．内臓たんぱく質量の評価には，アルブミン値などの生化学検査が用いられるが，骨格筋量の評価には，AMC や AMA が有用である．高齢者施設など，頻繁に血液検査が行われない場合や，長期的な栄養状態の判定においては，とくに有用である．AC や TSF の測定には熟練を要するため，トレーニングが必要である．測定時には患者を座位にし，利き腕と反対の上腕背側の肩甲骨肩峰(けんぽう)突起と尺骨肘頭突起(しゃくこつちゅうとうとっき)の中点に印をつける．AC は，印の部分（上腕骨中点）を巻尺で測定する．TSF は，印の 1 cm 上の皮膚をつまみ，印の部分でキャリパーを用いて測定する．このとき，筋肉をはさむのではなく，脂肪をはさむことが重要である（図 2.4）.

栄養評価

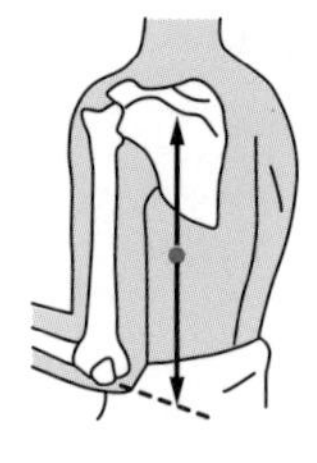

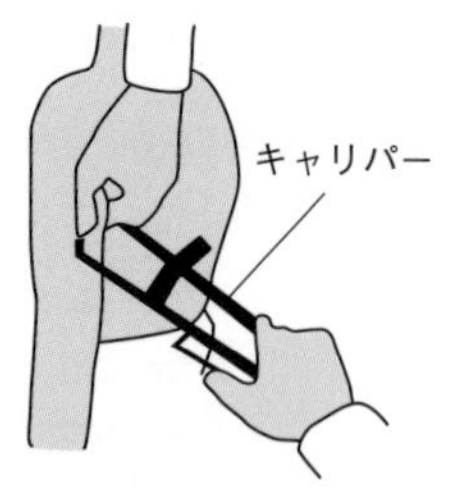

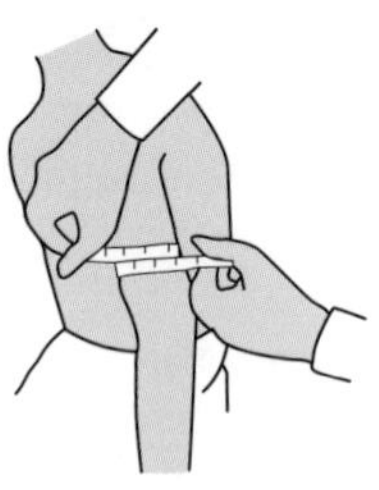

図 2.4 身体計測法
利き腕でない上腕で測定する.

表 2.5 日本人の新身体計測基準値（JARD 2001）

男性					年齢（歳）	女性				
AC (cm)	TSF (mm)	AMC (cm)	CC (cm)	AMA (cm^2)		AC (cm)	TSF (mm)	AMC (cm)	CC (cm)	AMA (cm^2)
22.96	10.98	23.51	35.83	44.62	18 ～ 24	24.87	15.39	20.04	34.65	32.52
27.75	12.51	23.82	36.61	45.83	25 ～ 29	24.46	15.75	19.82	34.11	31.77
28.65	13.83	24.36	37.70	47.82	30 ～ 34	24.75	14.50	20.21	34.00	33.01
28.20	12.77	24.19	37.57	46.74	35 ～ 39	25.30	16.14	20.27	34.66	33.14
27.98	11.74	24.30	37.15	47.55	40 ～ 44	26.41	16.73	21.21	35.03	36.23
27.76	11.68	24.09	36.96	46.73	45 ～ 49	26.02	16.59	20.77	34.38	34.83
27.59	12.04	23.78	36.67	45.61	50 ～ 54	25.69	15.46	20.85	33.54	34.96
26.89	10.04	23.74	35.48	45.32	55 ～ 59	25.99	19.76	20.83	32.82	35.17
26.38	10.06	23.22	34.46	43.46	60 ～ 64	25.75	15.79	20.89	32.01	35.35
27.28	10.64	23.94	33.88	46.06	65 ～ 69	26.40	19.70	20.14	32.43	32.72
26.70	10.75	23.34	33.10	43.97	70 ～ 74	25.57	17.08	20.24	31.64	33.20
25.82	10.21	22.64	32.75	41.37	75 ～ 79	24.61	14.43	20.09	30.61	32.69
24.96	10.31	21.72	31.88	38.22	80 ～ 84	23.87	12.98	19.84	29.23	31.84
23.90	9.44	20.93	30.18	35.44	85 ～	22.88	11.69	19.21	28.07	29.37
27.23	11.36	23.67	34.96	45.16	平均	25.28	16.07	20.25	32.67	33.15

AC：上腕周囲長，TSF：上腕三頭筋部皮下脂肪厚，AMC：上腕筋囲，CC：下腿周囲長，AMA：上腕筋面積.

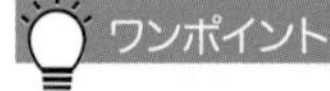
ワンポイント

基準値と異常値（2）

体重や身長を測定することにより，理想（標準）体重や健常時を基準とし，栄養状態が判定できる．また，上腕筋囲（AMC）や上腕三頭筋部皮下脂肪厚（TSF）などの身体計測の性・年齢別基準を用いて判定する．しかし，浮腫など体内に水分を貯留する病態（ネフローゼ症候群，低栄養，心不全，肝硬変など）や薬剤による影響もあるので，身長および体重による評価法も浮腫の有無を確認したうえで評価することが大切である.

$$\text{AMC(cm)} = \text{AC(cm)} - \pi \times \text{TSF(mm)} \div 10$$

$$\text{AMA(cm}^2\text{)} = \frac{[\text{AC(cm)} - \pi \times \text{TSF(mm)}/10]^2}{4\pi}$$

上腕筋囲割合（% AMC）と上腕三頭筋部皮下脂肪厚割合（% TSF）は「日本人の新身体計測基準値（JARD 2001）」を参考にする（表 2.5）.

(4) 生体インピーダンス法

生体インピーダンス法は，生体の電気伝導性（インピーダンス）を測定することにより，身体の構成成分を推定する方法である．容易に身体の構成成分を測定できるため，近年普及している．水は電気を通しやすく，脂肪は電気を通しにくいため，この方法により，水を多く含む**除脂肪組織**

（FFM）の体積が推定できる．また，FFM から体内の水分量を推算することもできる．

また，最近は，AC，TSF，AMC，内臓脂肪量を推定できる測定器が登場している．

(5) 血清アルブミン値

アルブミン（Alb）は血清たんぱく質の一部であり，とくに内臓たんぱく質の栄養状態を反映するため，重要な栄養指標である．アルブミンは，半減期が約 21 日と長いため，短期間の代謝変動が激しい場合には，栄養指標としての鋭敏さに欠ける．一方，急速代謝回転たんぱく質（ラピッドターンオーバープロテイン，RTP）であるプレアルブミン（PA）やトランスフェリン（Tf），レチノール結合たんぱく質（RBP）は，アルブミンに比べて半減期が短く，術後早期のような代謝的変動が激しい場合には，栄養状態を鋭敏に反映する．術後の栄養輸液に対する生体反応や，処方を決定するうえで重要な指標である（表 2.6，表 2.7）．

表 2.6　内臓たんぱく質の特徴

- 血清アルブミン値（半減期：17 ～ 23 日）
  低アルブミン血症は望ましくない転帰につながる．
  低アルブミン血症は正常な加齢の結果生じるものではない．
  栄養管理の適切さの指標としては適当でない．
- 血清トランスフェリン（半減期 7 ～ 10 日）
  体内貯留が少ないため，急性のたんぱく質枯渇とたんぱく質補給状況を正確に反映する．栄養状態との関係については十分な見解はない．
- プレアルブミン（半減期 1.9 日）
  連続的に頻繁に測定すれば，治療に応じた栄養状態の変化を評価できる．

表 2.7　アルブミンおよび RTP の生化学的特徴

略号	分子量	半減期（日）	代謝量（mg/kg/日）	血中基準値（mg/dL）
Alb	66,248	17 ～ 23	200	3500 ～ 5500
PA	54,980 ～ 61,000	1.9	10	20 ～ 40
Tf	76,500	7 ～ 10	12 ～ 24	200 ～ 400
RBP	21,000	0.4 ～ 0.7		2 ～ 7

(6) トランスフェリン

鉄（Fe）の運搬にかかわる糖たんぱくであり，肝臓でつくられる．鉄の影響を受けやすいので貧血の場合は高値となるため，注意が必要である．

例題

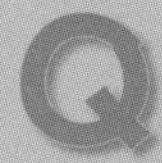

栄養アセスメントに関する記述である．正しいものの組合せはどれか．

a. 上腕筋面積は，除脂肪量と比例する．
b. 握力は，栄養状態の動的アセスメント項目である．
c. 末梢血総リンパ球数は，免疫学的指標である．
d. 24 時間尿中クレアチニン排泄量の基準値は，男性より女性で高い．

(1) a と b　(2) a と c　(3) a と d　(4) b と c　(5) c と d

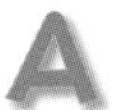

(2)

b. 握力は体重と同様の静的アセスメント項目である．
d. 24 時間尿中クレアチニン排泄量の基準値は男性 23 mg/kg，女性 18 mg/kg であり，男性が高い．

2章

(7) クレアチニン身長係数

CHI
creatinine height index．クレアチニンは，筋肉の代謝産物（老廃物）であり，尿に排出される．クレアチニン量は筋肉量に比例することから，CHI が低いと栄養障害があると判定できる．

＊ 理想体重にクレアチニン係数（男性 23 mg/kg，女性 18 mg/kg）を乗じる．

クレアチニンの大部分は骨格筋でクレアチン代謝によりつくられ存在する．クレアチニンの産生は健常者では一定で，筋量と比例するので，尿中に排泄されるクレアチニンの量を測定することにより，除脂肪量を推定できる．また，**クレアチニン身長係数**（CHI）とは，理想体重に対する 24 時間の尿中へのクレアチニン排泄量の割合（%）であり，次式で求められる．

$$\mathrm{CHI}(\%) = \frac{\text{24 時間尿中クレアチニン総排泄量（実測値）}}{\text{理想体重} \times \text{クレアチニン係数}^{*}} \times 100$$

CHI（%）＝ 60 〜 80%　　中等度栄養障害
CHI（%）＜ 60%　　高度栄養障害

(8) 免疫検査—総リンパ球数—

TLC
total lymphocyte count

栄養状態と免疫系は密接に関係している．とくに侵襲下では，免疫反応が栄養状態に大きく影響する．

総リンパ球数（TLC）は，白血球数にリンパ球割合を乗じて求める．なお，放射線療法，化学療法，ステロイド投与中などは，白血球数が変動するため，この方法では評価できないこともある．

$$\mathrm{TLC}\ (/\mu\mathrm{L}) = \text{白血球数}\ (/\mu\mathrm{L}) \times \text{リンパ球割合}\ (\%) \div 100$$

TLC　1200～2000/μL：軽度栄養障害
800～1199/μL　：中等度栄養障害
＜800/mL　　　：高度栄養障害

(9) 予後栄養評価法

予後栄養評価法は，複数の指標を組み合わせて総合的に高リスク群を判別し，予後あるいは治療効果を推定するものである（表2.8）．

クワシオルコール型の栄養障害は，たんぱく質の摂取不足が糖質の摂取の不足よりも重篤な場合におこる．糖質の摂取によりインスリンが分泌され，脂肪分解による遊離脂肪酸産生や肝臓でのケトン体産生，骨格筋を分解してのアミノ酸放出は亢進しない．したがって，血清アルブミン値は低下し，膠質浸透圧低下による浮腫が出現する．そのため著明な体重減少はおこさず，栄養状態良好と誤認されることも少なくない（図2.5）．

一方，マラスムス型の栄養障害はたんぱく質と糖質のどちらも長期に不足した場合におこる．たんぱく質・エネルギー栄養不良（PEM）ともいわれる状態である．エネルギー源として貯蔵されている脂肪やたんぱく質（骨格筋）を分解して，ケトン体やグルコースを産生する反応がおこるため，脂肪組織の減少や骨格筋の萎縮による，著明な体重の減少がみられる．骨格筋からアミノ酸が放出されるため，血清アルブミン値は正常に保たれる．そのため浮腫は出現しない．体重減少は著明であり，重症例では，明らかに栄養不良状態と判定できるが，軽度の場合は，CHIや，身体計測などの評価により認識されるため，身体計測の意義は大きい（図2.5）．

臨床の場においては，クワシオルコール型とマラスムス型が混合したものが多いことも知っておく必要がある．

ワンポイント

異常値に対する考え方と対応

- 体重が過剰で超肥満患者の場合，いろいろな栄養療法を行ううえで決定される必要エネルギーは，標準体重（IBW）と実測体重の間の体重を用いるとよい．
- ％IBW，％AMC，％TSFが基準に比べ明らかに低値の場合，必要エネルギーの決定は実測体重を用いるのか，標準体重を用いるのかは議論されているところである．病態や状況に応じて算定する必要がある．間接熱量測定で求める方法が望ましいといわれている．
- 肝硬変やネフローゼ，重症膵炎，低栄養状態など浮腫をともなう場合の体重や体重変化率は栄養指標として参考にならない．体重に変わる指標（ODA：客観的アセスメント）を用いて評価する必要がある．

表 2.8　予後判定指数

- PNI（予後栄養指数，prognostic nutritional index[1]）
  PNI（%）= 158 −（16.6 × Alb）−（0.78 × TSF）−（0.22 × TFN）−（5.8 × DCH）
  Alb：血清アルブミン（g/dL）
  TSF：上腕三頭筋部皮下脂肪厚（mm）
  TFN：血清トランスフェリン値（mg/dL）
  DCH：遅延型皮膚過敏反応（PPD，流行性耳下腺炎，SK-SD，カンジダ）
  （0：反応なし；1.5 mm 未満；2.5 mm 以上）
  50 ≦ PNI　高リスク
  40 ≦ PNI ＜ 50　中リスク
  PNI ＜ 40　低リスク
- NRI（栄養学的手術危険指数，nutritional risk index[2]）
  NRI ＝（10.7 × Alb）+（0.039 × TLC）+（0.01 × Zn）−（0.044 × Age）
  TLC：総リンパ球数（mm^3）
  Zn：血清亜鉛（μg/dL）
  Age：年齢（歳）
  NRI ＜ 55　高リスク
  60 ≦ NRI　低リスク
- NAI（栄養評価指数，nutritional assessment index[3]）
  NAI ＝（2.64 × AC）+（0.6 × PA）×（3.7 × RBP）+（0.017 × PPD）− 53.8
  AC：上腕周囲長（cm）
  PA：血清プレアルブミン値（mm/dL）
  RBP：PPD 皮膚反応（直径×短径：mm^2）
  NAI ＜ 40　不良
  40 ≦ NAI ＜ 60　中間
  60 ≦ NAI　良好
- PNI（予後栄養指数，prognostic nutritional index[4]）
  PNI ＝（10 × Alb）+（0.005 × TLC）
  PNI ≦ 40　切除吻合禁忌
  40 ＜ PNI　切除吻合可能
- PNIr（予後栄養指数，prognostic nutritional index ratio[5]）
  PNIr ＝ −0.147 ×（体重減少率）+ 0.046 ×（身長体重比）+ 0.010 ×（TSF）+ 0.051 ×（ヘパプラスチンテスト）
  PNIr ＜ 5　合併症発生
  5 ≦ PNIr ＜ 10　移行帯
  10 ≦ PNIr　合併症なし

1）G. P. Buzby, J. L. Mullen, D. C. Matthews et al., “Prognostic nutritional index in gastrointestinal surgery,” *Am. J. Surg.*, **139**, 160（1980）.
2）佐藤　真，「胃癌患者の栄養評価に関する臨床的研究—術前栄養状態の計量化による術後合併症発生予測指数の作成—」，日本外科学会雑誌，**83**，66（1982）.
3）岩佐正人，「食道癌患者の栄養評価に関する臨床的研究—特に栄養評価指数（nutritional assessment index, NAI）の有用性について—」，日本外科学会雑誌，**84**，1031（1983）.
4）小野寺時夫，五関謹秀，神前五郎，「Stage IV, V（V は大腸癌）消化器癌の非治癒切除・姑息手術に対する TPN の適応と限界」，日本外科学会雑誌，**85**，1001（1984）.
5）東口高志，水本龍二，鈴木宏治，「外科領域における栄養アセスメント」，臨床病理，**35**，373（1984）.

クワシオルコール型

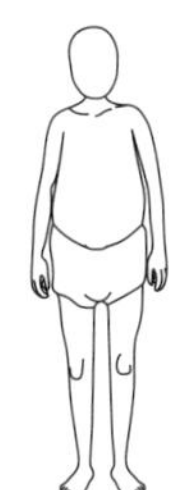

標準パラメータ	基準値に対する割合		
	90%	60 ~ 90%	60%
体重 / 身長	●		
上腕三頭筋部皮下脂肪厚（TSF）	●		
上腕周囲長（AC）	●		
上腕筋囲（AMC）	●		
アルブミン値（Alb）		●	
クレアチニン身長係数（CHI）	●		
リンパ球数			●
総鉄結合能（TIBC） トランスフェリン（Tf）			●

マラスムス型

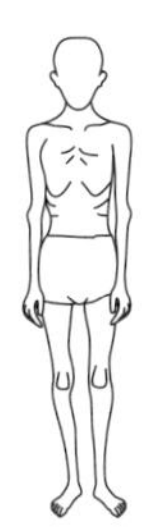

標準パラメータ	基準値に対する割合		
	90%	60 ~ 90%	60%
体重 / 身長		●	
上腕三頭筋部皮下脂肪厚（TSF）			●
上腕周囲長（AC）		●	
上腕筋囲（AMC）		●	
アルブミン値（Alb）	●		
クレアチニン身長係数（CHI）			●
リンパ球数	●		
総鉄結合能（TIBC） トランスフェリン（Tf）	●		

図 2.5 クワシオルコール型およびマラスムス型の栄養不良

松枝　啓ほか,『栄養不良：ビジュアル臨床栄養百科（5）』, 小学館（1996）, pp. 8 ~ 13 より一部改変.

練習問題

1 栄養アセスメントに関する組合せである．正しいのはどれか． ➜ p. 9 ~p. 17 参照

(1) 上腕筋周囲 ────── 体水分量
(2) トランスフェリン ─── 内臓脂肪
(3) 総リンパ球数 ───── 免疫能
(4) クレアチニン身長係数 ─ 推定身長
(5) 腹囲 ───────── 骨格筋量

2 傷病者の栄養アセスメントに関する記述である，正しいのはどれか． ➜ p. 9 ~p. 17 参照

(1) 24 時間尿中窒素排泄量は，摂取エネルギー量の推定に用いられる．
(2) 長期低栄養状態では，基礎代謝量は増加する．
(3) 生体インピーダンス法は，体脂肪量の推定に用いられる．
(4) 体内における脂質の酸化が多いと，呼吸商は 1.0 に近づく．
(5) 熱傷では，基礎代謝量は低下する．

3章 消化器疾患の病態と栄養管理

CHAPTER GUIDANCE & KEYWORD

3章で学ぶこと

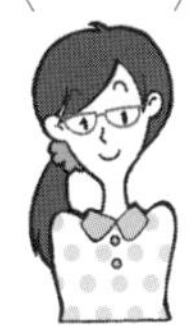

この章では，消化器系（消化管および付属器官）のはたらきと，それらに発生する疾患について学習します．

消化器系は栄養の吸収から老廃物の処理と排泄まで，人間が生きるために重要な役割を担っています．それぞれの器官のはたらきと，そこに発生する疾患によりどのような症状が出現するかを理解して，食事療法を中心とする治療について見識を深めましょう．

3章のキーワード

□ 機械的消化　□ 化学的消化　□ 消化酵素　□ オルニチン回路
□ リポタンパク質　□ ダンピング症候群　□ クローン病
□ アルコール性（NASH，NAFLD，肝硬変）

1 消化器系とは

消化器系は，1本の消化管とその付属器官である消化腺から構成される（図 3.1）．そのはたらきは，食物を機械的・化学的に消化し，必要な栄養素を吸収して，最後に残渣を排泄することである．これらの機能のどこかに障害が発生すると，あとに示すような病態（病気が発生すること）となる．表 3.1 に，機械的消化・化学的消化を行う消化器系の区分とそれらの役割分担を示す．

消化管の機械的消化は，咀(そ)しゃくおよび嚥下(えんげ)・蠕動(ぜんどう)運動および分節運動が主要なメカニズムである．

エネルギー産生栄養素（三大栄養素）の化学的消化については，図 3.2 に示す．

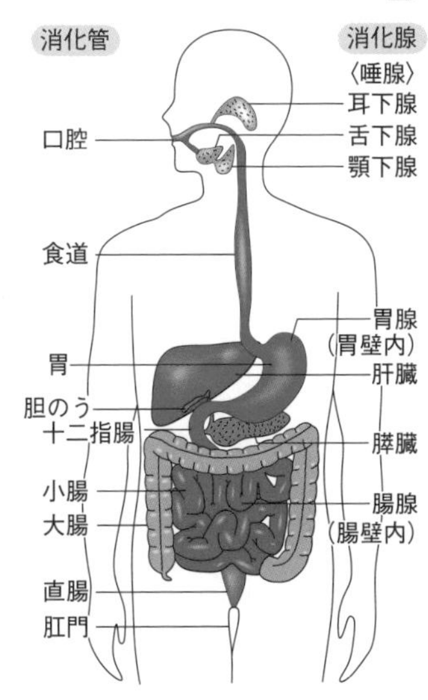

図 3.1　消化管と消化腺
『ニューステージ生物図表』，浜島書店（2019）より．

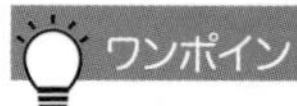

ワンポイント

蠕動(ぜんどう)運動

管のなかにある内容物を，順に管の上流から下流へと移動させる運動．管の側が強く収縮し，肛門側が弛緩する．

ワンポイント

分節運動

管のなかにある内容物を混合するための運動．管に一定間隔で収縮輪（くびれ）ができて，分節状になる．

表 3.1　機械的消化・化学的消化を行う消化器系の区分と役割分担

消化管の区分		おもな機能	付属器官	機械的消化	化学的消化
口腔		咀しゃく	唾液腺	咀しゃく	唾液
咽頭		嚥下	—	嚥下	—
食道			—	蠕動運動	—
胃		貯留・消化	胃腺		胃液
小腸	十二指腸	消化	肝臓・胆のう・膵臓 十二指腸腺	分節運動 蠕動運動	胆汁・膵液
	空腸	消化・吸収	腸腺		腸液
	回腸				
大腸	盲腸	吸収・排泄	—	蠕動運動	—
	上行結腸		—		—
	横行結腸		—		—
	下行結腸		—		—
	S 状結腸		—		—
	直腸		—		—
肛門		排泄	—	収縮・弛緩	—

消化器官	消化腺	分泌液と分泌量	分泌液のpH	分泌液中に含まれる消化酵素など
口腔	唾　腺 顎下腺 舌下腺 耳下腺	唾液 1.5 L／日	6.2～7.6（中性）	アミラーゼ 少量…マルターゼ，ペルオキシダーゼ，その他
食道				
胃	胃　腺	胃液 2.5 L／日	1.2～3.0（強酸性）	ペプシノーゲン → ペプシン 塩酸(殺菌作用など) 少量…リパーゼ， 子のみ存在 ：キモシン(レンニン)
肝臓・胆のう	小腸（十二指腸）へ分泌される	胆汁 0.5 L／日	7.6～8.0（強アルカリ性）	胆汁酸塩 （乳化作用）*
膵臓		膵液 1.5 L／日	8.3～9.0（アルカリ性）	トリプシノーゲン トリプシン アミラーゼ ペプチダーゼ リパーゼ
小腸	十二指腸腺 （ブルンナー腺） 腸腺 （リーベルキューン腺）	腸液 1.0 L／日	7.7（強アルカリ性）	エンテロキナーゼ マルターゼ ラクターゼ スクラーゼ ペプチダーゼ

炭水化物
でんぷん
スクロース（ショ糖＝砂糖）
ラクトース（乳糖）
たんぱく質
中性脂肪
マルトース
口からすぐ酸性の胃に送られるため，消化にはほとんど関係しない
キモシン(レンニン)は乳のなかのたんぱく質カゼインをパラカゼインに変えて消化しやすくする
ペプトン
胆汁は肝臓から分泌後胆嚢にたくわえられ，濃縮されて膵液と合流し，十二指腸へ分泌される
乳化
ポリペプチド
マルトース
アミノ酸
グリセリン
脂肪酸
グルコース
グルコース　フルクトース
グルコース　ガラクトース
アミノ酸

＊ 脂肪と水の両方に結合して，脂肪を水のなかに分散させる．

図 3.2　栄養素の化学的消化

『ニューステージ生物図表』，浜島書店（2019）より．

2 口腔・食道・胃の疾患

口腔（口）は食物が最初に入るところであり，物理的および化学的障害を受けやすい．口腔の付属器官である唾液腺（唾腺）から分泌されるものはほとんどが水分で，食物を水に溶かす（食物を混和して食塊を形成する）ことがおもな役割である．唾液腺から分泌されたアミラーゼは，口腔内ででんぷんを少しだけマルトースに分解することにより，味覚（食物が入ってきたことを自覚させることがおもな役割であり，でんぷんの分解はほとんど行われない）として知覚させるために重要である．なお，唾液には口腔内の浄化作用（殺菌・洗浄）もある．

食道は，胃へ食物を運ぶ経路にあたり，飲み込んだものに含まれる物質による物理的および化学的障害や，胃からの逆流，嘔吐などによる損傷を受けやすい．

胃粘膜には，胃腺（粘膜上に井戸のように存在する）がある（図 3.3）．胃腺を構成する細胞のうち，主細胞からはペプシノーゲンが，壁細胞からは塩酸が分泌される．塩酸は，殺菌作用があると同時に，ペプシノーゲン（消化酵素としての活性がない）をペプシン（消化酵素としての活性がある）に変化させる．ペプシンは，胃のなかに入ってきた食物に含まれるたんぱく質を，小さなペプトンに分解する．食物の胃内貯留時間は 5 ～ 6 時間である．ストレスなどにより交感神経の緊張が亢進（こうしん）すると，蠕動運動が低下して，いわゆる胃もたれをきたす．攻撃因子（強力な酸である胃酸およびたんぱく質分解酵素であるペプシン）は，防御因子（ムチンなどの粘液）とのバランスにより，自らの胃粘膜を傷つけることなく食物の消化を行っている．これらのバランスが乱れると，あとに述べるような病態をきたす可能性がある．

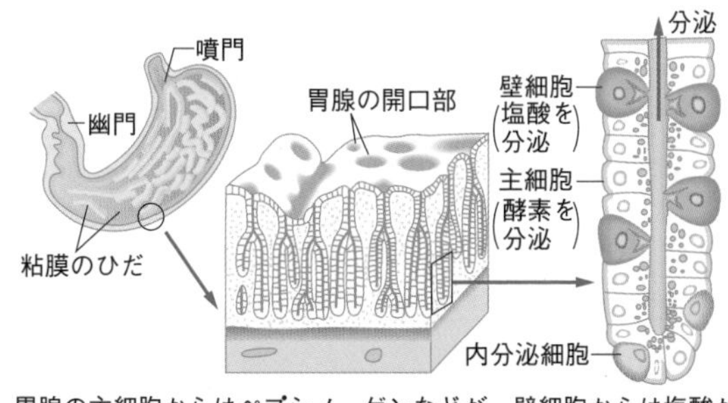

胃腺の主細胞からはペプシノーゲンなどが，壁細胞からは塩酸が分泌される

図 3.3 胃粘膜を構成する細胞

『ニューステージ生物図表』，浜島書店（2019）より．

(1) 口腔の疾患

① **損傷による炎症**：外傷，熱傷，凍傷，化学物質による腐食が誘因となる．

② **感染症**

口角炎：鉄分，ビタミンB群不足が誘因となる．細菌性（黄色ブドウ球菌），真菌性（カンジダ），ウイルス性・薬剤性・全身性疾患に起因するものがある．

歯肉炎・歯周炎：栄養失調，糖尿病，不衛生が誘引となる．口内菌常在菌の日和見感染症であり，潰瘍をともなうことがある．

口唇ヘルペス：単純疱疹ヘルペスウイルスの感染によるものである．

③ **腫瘍**：上皮組織のあるところには，良性腫瘍・悪性腫瘍が発生する可能性がある．例として，舌がんなどがある．

(2) 唾液腺の疾患

① **流行性耳下腺炎（おたふくかぜ）**：ムンプスウイルス（おたふくかぜウイルス）の感染により，耳下腺（顎下腺）が腫脹する．ムンプスウイルスは唾液中に存在し，飛沫の吸入やコップなどの接触により伝播する．潜伏期間は2～3週間である．感染者の60%は3～6歳である．このウイルスは，中枢神経系，膵臓，生殖腺などにも感染（全身感染症）する．そのため，膵炎，精巣炎，髄膜炎を引きおこすことがある．ムンプスウイルスに有効な抗ウイルス薬はない．対症療法が基本である．

② **唾石症**：唾液中の塩分が結晶化しておこる．結石により唾液腺が閉塞すると，その上流に唾液が停滞し，唾液腺の腫脹，感染，萎縮が発生する．

③ **シェーグレン症候群**：膠原病の一つで，関節リウマチに涙腺および唾液腺の炎症をともなう．涙と唾液の分泌が低下して，目や口腔の乾燥が生じる．乾燥した部位は感染しやすくなる．また，食物と水分（唾液）が混ざらなくなると，飲み込みにくくなる．

④ **腫瘍**：上皮組織のあるところには，良性腫瘍・悪性腫瘍が発生する可能性がある．

> ワンポイント
>
> **膠原病**
>
> 血液中の自己抗体が組織を傷害することにより，全身の関節・血管・内臓などが傷害される疾患を，総じて膠原病という．全身性エリテマトーデス（SLE），慢性関節リウマチ（RA）などが代表例である．

(3) 食道の疾患

① **胃食道逆流症（逆流性食道炎，GERD）**：下部食道噴門部の逆流防止機構の破綻（食道胃接合部にある生理学的括約筋の収縮が不完全）による胃液の食道への逆流により，胃酸・ペプシンが食道粘膜を傷つける疾患である．胸焼け，呑酸（酸っぱい液体が口まで上がってくる）がおもな症状である．食道潰瘍の原因となる．長期に逆流が続くと，バレット上皮という異所性胃粘膜が発生し，食道がんの発生するリスクが高くなる．食道裂孔ヘルニアや膠原病，糖尿病に合併することが多いのが特徴である．薬物治

GERD
gastro esophageal reflux disease

療では，プロトンポンプ阻害剤（PPI）を第一選択薬として用いる．症状が持続する場合には，PPI に加えて，粘膜保護薬を用いる．難治例では PPI に H_2 受容体拮抗薬の追加を行う．内科的治療では改善が乏しい場合には，経内視鏡的噴門部縫縮術や，外科的に噴門形成術が施行されることがある．

② **食道アカラシア**：下部食道噴門部の弛緩不全（食道胃接合部にある生理学的括約筋の収縮が強すぎる）と食道平滑筋の運動能異常による，食道の通過障害や食道の異状拡張がみられる（食道内腔が拡張し食道に食物残渣が貯留している）機能的疾患である．原因は不明である．嚥下障害，嚥下時の胸痛，胸焼けなどが出現する．食道造影検査にて，下部食道の狭窄が認められる．一方，内視鏡は通常，抵抗なく通過してしまうのが特徴である．バルーン拡張術を施行するが，効果が乏しい場合には，外科的に下部食道括約筋の切開術を施行することがある．

③ **食道損傷・食道潰瘍・腐食性食道炎**：胃内容物の嘔吐，異物や強アルカリなどの誤嚥により，食道粘膜に傷ついた状態である．粘膜の損傷が深いと，縦隔炎（じゅうかくえん）をおこすことがある．よくみられる症状は嚥下障害で，病状の進行にともなって強くなる．胸痛，背部痛，咳などの症状を訴えることが多い．鎮痛剤の使用や栄養補給を行う．感染予防のために抗菌剤を使うこともある．

④ **食道がん**：食道粘膜細胞が腫瘍性の増殖をきたしている状態である．喫煙，飲酒などは，食道がん発生のリスクファクターである．高齢男性に多く，男女比は 5：1 である．自覚症状に乏しく，嚥下困難を訴えて受診する場合が多い．内視鏡検査が必要であり，食道造影検査により病変の範囲を確認できる．リンパ節転移が認められない場合には，内視鏡的切除術を施行することが多い．内視鏡的切除が困難な場合には，外科的根治術または化学療法や放射線療法を施行する．

⑤ **食道・胃静脈瘤**：肝硬変（後述）などによる門脈圧亢進にともなう二次的症状として，本来は門脈から肝臓に流入する血液が，食道静脈やその他の側副血行路に多く流入している状態である．とくに食道静脈が怒張すると，食道内腔に張りだすため，食物が通過する刺激などにより出血しやすく，破裂すると大量に吐血する．肝硬変患者においては，血小板減少症や血液凝固因子産生が低下しているため，止血しにくい．近年の内視鏡的治療の進歩により，肝硬変の死因としては著しく減少している．上部消化管造影検査，上部消化管内視鏡検査により診断する．緊急時（出血時）には，内視鏡により出血源を検索し，内視鏡的硬化療法（EIS）を実施する．

(4) 胃・十二指腸の疾患

① **急性胃炎**：内因性および外因性の要因により，胃粘膜に急性の炎症所見をおこしたものを急性胃炎という．原因には，薬剤〔非ステロイド系抗

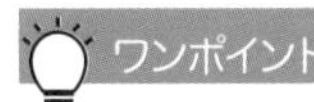

ワンポイント

プロトンポンプ阻害剤 (proton pump inhibitor)

胃の壁細胞のプロトン（水素イオン）ポンプに作用して胃酸分泌を抑える薬．

ワンポイント

H_2 受容体拮抗薬

胃の壁細胞のヒスタミン H_2 受容体に拮抗的に作用して胃酸分泌を抑える薬．

ワンポイント

縦隔炎

左右の肺と胸骨・脊椎に囲まれた部分である縦隔におこった感染症．この場合は食道粘膜を介して，感染が生じていることになる．

ワンポイント

EIS（endoscopic injection sclerotherapy）

内視鏡で静脈瘤を直接みながら硬化剤を注入して固め，出血を防ぐ方法．

ワンポイント

非ステロイド系抗炎症薬

ステロイド以外の抗炎症薬の総称．用量依存的に胃粘膜傷害を生じ，その頻度は 10 ～ 20％と推察されている．

ワンポイント

ピロリ菌（ヘリコバクター・ピロリ菌）

胃粘膜に対する攻撃因子と防御因子のバランスを崩す最大の原因となるといわれている．50 歳以上の日本人の 70 ～ 80%に感染があると推測されている．

ワンポイント

アニサキス

海産魚介類の生食から感染する寄生虫．摂取された幼虫の一部が消化管壁に穿入して，障害を与える．

炎症薬（NSAIDs）など〕，感染症〔ピロリ菌，アニサキスなど〕，食事（暴飲暴食など），ストレスなどがある．症状として，急激な上腹部痛，悪心，嘔吐，吐血，下血などがみられる．上部消化管（胃・十二指腸）の X 線検査，胃・十二指腸内視鏡検査，生検などを実施する．治療の原則は，誘因の除去であるが，薬物療法として PPI や H_2 受容体拮抗薬などを用いる．疼痛が著しい場合には，鎮痙（ちんけい）薬を追加する．症状によっては，制吐剤，消化管運動促進薬を用いることもある．また，不安やストレスが明らかな場合には，抗不安薬を投与する．

② **慢性胃炎**：胃粘膜に慢性持続性に炎症がおこっている病態を慢性胃炎という．ピロリ菌によるものが多いといわれている．ピロリ菌に対する抗生物質を用いた除菌療法が重要であり，PPI との併用療法を施行する．なお，症状に応じて，H_2 受容体拮抗薬，消化管運動促進薬，胃粘膜保護薬などを使用する．

【急性および慢性胃炎の食事療法】

基本：急性胃炎では，胃の安静のために絶食とし，症状の回復とともに流動食から軟菜食，常食へと移行する．慢性胃炎では，暴飲暴食を避ける．

栄養評価：体重変化，% IBW，血清アルブミン値，ヘモグロビン値など総合的に評価し，栄養状態を確認する．食生活の偏りや，栄養摂取量の過不足を評価する．

栄養基準：食事摂取基準に準じる．糖尿病や脂質異常症，そのほか合併症がある場合は，各ガイドラインに示された栄養基準に準じる．

栄養ケア：特別な症状がない場合には食事制限は必要ない．急性胃炎では，症状の回復後には，流動食からすみやかに常食へと移行する．慢性胃炎では，症状が強い場合には軟菜食程度とし，できるだけ早く常食へと移行して，必要な栄養量が補給できるようにする．食欲不振をともない，食事摂取量が不十分である場合には，栄養補助食品などを用いて栄養の不足を補う．

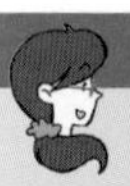
レベルアップへの豆知識

急性・慢性胃炎の栄養教育

規則正しい食習慣を促す．早食いの習慣があれば改め，歯や義歯の状態も確認し十分な咀しゃくを勧める．喫煙は胃粘膜を刺激するので控えるよう指導する．

3 章

③ **胃潰瘍・十二指腸潰瘍**：両者を併せて消化性潰瘍という．いろいろな要因により，粘膜組織の破壊が粘膜筋板を超えたものである．通常は，治癒と再発を繰り返す慢性疾患である．現在では，ピロリ菌の感染と NSAIDs が，潰瘍発生の有力な因子であることが明らかとなっている．特有の自覚症状はなく，心窩（しんか）部痛（上腹部鈍痛），悪心，嘔吐，食欲不振がおもな症状である．出血（吐血・下血）をともなうこともある．内視鏡検査が必須であり，ピロリ菌の感染の診断は，内視鏡検査時の粘膜採取か，血清・呼気・便検査により行う．ピロリ菌感染が認められた場合には，抗生物質と PPI の併用療法を施行する．潰瘍が NSAIDs によると考えられる場合には，NSAIDs を中止するか，中止できない場合には PPI を投与する．

ワンポイント

調理のポイント

- 急性胃炎の回復期は，胃内停滞時間が長くなる料理法（脂質が多い料理）は避ける．
- 繊維の多い野菜は，生食より煮る，蒸すなど温野菜が望ましい．
- 化学的刺激を与える食品の多量摂取（アルコール，カフェイン，香辛料，食塩の過剰）は好ましくない．

【胃潰瘍および十二指腸潰瘍の食事療法】

基本：心窩部痛（胃潰瘍では食後，十二指腸潰瘍では空腹時の痛み）により食事摂取量が低下し，低栄養に陥りやすい．低栄養の状態が長く続くと胃粘膜の修復が遅延するため，その際の栄養療法の基本は高たんぱく食である．ピロリ菌感染が確認された場合には，除菌が優先され，栄養療法は回復期に行う．

栄養評価：身体計測（体重，% IBW，BMI，TSF，AMA など：p. 9 参照），血清アルブミン値などで総合的に栄養状態を評価する．長期にわたり，嘔吐を繰り返す場合には，電解質異常をきたすため，ナトリウム（Na），カリウム（K），塩素（Cl），マグネシウム（Mg）なども測定する．出血が続いている場合には，血清鉄（Fe），ヘモグロビン，ヘマトクリット値を参考に，貧血の有無を確認する．食事摂取基準を参考に，栄養摂取量を評価する．日常生活におけるストレスについても聞き取り，発症との関係をつきとめる．

栄養基準：摂取すべきエネルギー量は，個別に決定すべきである．おおむね 30 ～ 35 kcal/kg/日とし，たんぱく質量は 1.2 ～ 1.5 g/kg/日，脂質エネルギー比は 20 ～ 25%程度が望ましい．電解質異常が認められた場合には，静脈栄養法により補正する．

栄養ケア：吐血がみられる場合には絶食とし，経静脈栄養法により栄養補給を施行する．経口摂取が可能となれば，流動食から段階的に常食に移行する．十分な食事量の摂取ができない期間が長く続く場合には，半消化態栄養剤を組み合わせる．薄味とし，香辛料や油料理，濃い塩味の食品を避ける．

④ **胃ポリープ**：胃粘膜細胞（上皮組織）が腫瘍性の増殖（良性）をきたしている状態である．ピロリ菌感染にともなう慢性胃炎を背景に発生するものが多いといわれている．一般には，経過観察する．直径が 20 mm を超えるものは，内視鏡による切除の対象となる．また，ピロリ菌の除菌により小さくなるという報告もある．

⑤ **胃がん**：胃粘膜細胞（上皮組織）が腫瘍性の増殖（悪性）をきたしている状態である．日本人の死因の第 1 位は悪性腫瘍である．それらのなかで胃がんは，2018（平成 30）年の時点で，死亡率・罹患率ともに，男性では第 2 位，女性では第 4 位である．食生活の欧米化の影響は大きく，欧米のがん発生の傾向に近づいており，統計上は，大腸がん，肝がん，乳がん，前立腺がんが増加し，胃がんは減少している．原因は不明だが，食塩過剰摂取やピロリ菌感染との関連が指摘されている．特有の症状はなく，進行すると，上腹部痛，心窩部圧迫感，体重減少，貧血などさまざまな症状が現れる．早期胃がんと進行胃がんに分類される（図 3.4，図 3.5）．

内視鏡による検査と生検により診断する．転移や深達度の診断には，超

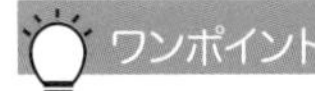

栄養指導のポイント

- 暴飲暴食を避ける．ゆっくり咀しゃくする．
- 胃内停滞時間が長い食品や調理法を避ける（てんぷら，フライ，繊維の多い野菜など）．
- カフェイン，アルコール，炭酸飲料は胃粘膜びらんを引きおこし潰瘍増悪因子となるので避ける．活動期は禁酒する．
- ストレス，過労を避け生活のリズムを整える．

ワンポイント

術後のケア

手術は病巣部切除，リンパ節郭清を行う．腸の動きが悪くなるため術翌日より離床を促す．

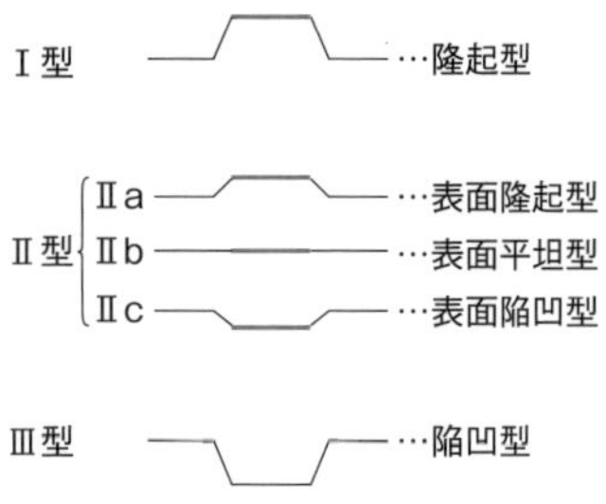

Ⅰ型 ⸺⸺ …隆起型

Ⅱ型 Ⅱa ⸺⸺ …表面隆起型
Ⅱb ⸺⸺ …表面平坦型
Ⅱc ⸺⸺ …表面陥凹型

Ⅲ型 ⸺⸺ …陥凹型

図 3.4　早期胃がんの肉眼的分類
Ⅰ型 隆起型，Ⅱ型 表面型，（Ⅱa 表面隆起型，Ⅱb 表面平坦型，Ⅱc 表面陥凹型），Ⅲ型 陥凹型.
日本胃癌学会 編，『胃癌取扱い規約』，金原出版（1999）より.

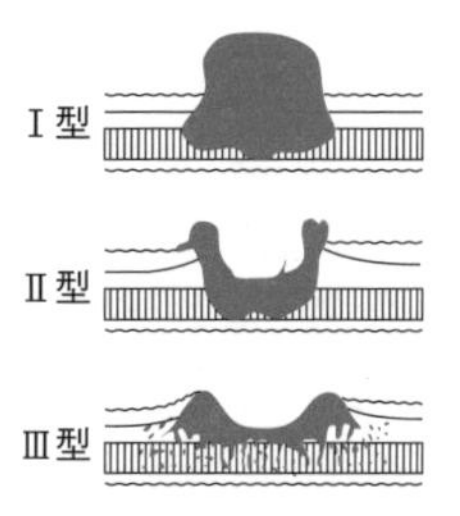

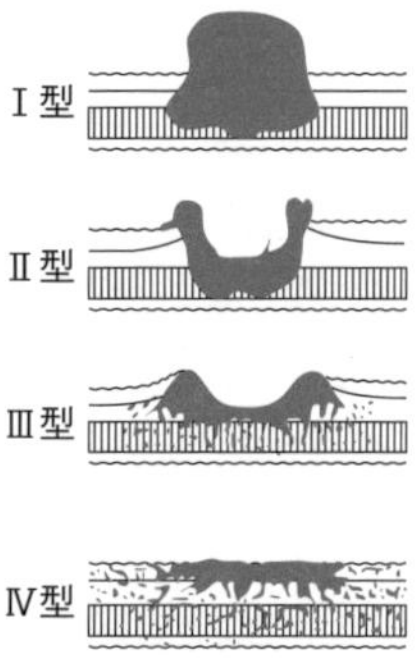

図 3.5　進行胃がんの肉眼的分類
Ⅰ～Ⅳ型の割面シェーマ：Ⅰ型 腫瘤型，Ⅱ型 潰瘍限局型，Ⅲ型 潰瘍浸潤型，Ⅳ型 びまん浸潤型.
日本胃癌学会 編，『胃癌取扱い規約』，金原出版（1999）より.

音波内視鏡，腹部超音波，CT などを施行する．また，腫瘍の範囲を確認するためには，消化管造影検査が有用である．早期発見・早期治療が原則である．かつては外科的切除が唯一の根治療法であったが，現在は，胃がん治療ガイドラインにもとづいて，進行度に応じた治療法が選択される．原則として，リンパ節転移の可能性がほとんどなく腫瘍が一括して切除できる大きさと部位にある場合には，内視鏡的粘膜切除術（EMR）が選択される．EMR が可能な範囲を超えている場合には，外科手術が選択される．また，切除不能の進行例や再発例・外科的切除が不十分であった場合には，化学療法が行われるが，胃がんに対する化学療法は発展途上にある．

【胃がんの食事療法】

基本：術前の栄養療法は，手術侵襲と術後の回復に必要なエネルギーと栄養素を確保することである．術前の栄養状態が良好で，経口摂取が可能であれば通常の食事とする．標準体重に比較して過剰体重の場合や，糖尿病が認められる場合には，過剰な栄養補給はマイナス効果となる．適正な栄養量を求めて，適正な栄養管理が必要である．

術前に，体重減少を認め，明らかな低栄養状態であれば，術後経過に大きく影響する．低栄養状態による術後合併症を防ぐことが，術前の栄養管理の基本である．患者は胃がんであることの告知により，食欲不振に陥る場合が多い．患者の状況をみきわめ，がんサポートチームとの連携を図る．

栄養評価：術前の栄養評価は，主観的包括的栄養評価（SGA：p. 6 参照）により行い，血清アルブミン値や予後栄養指数（PNI）値（p. 16 参照）などを用いて客観的評価を行う．通常，幽門側胃切除術が対象となる胃がん患者は，食事摂取が可能で栄養状態が良好である場合が多い．進行胃がん，胃全摘術が対象となる胃がん患者では，入院前から食事量の低下による体重減少を認める場合が多く，このような場合には，通常の食事に補助栄養剤を追加する．医療チームによる栄養評価は，低栄養状態にある患者をみきわめるために重要である．術前の口腔状態の悪い人に対しては，口腔内の評価を行い，咀しゃく可能な形態調整食により栄養管理を行う．

3 胃切除後症候群

胃切除後症候群とは，胃の切除範囲（切除量）により，胃の食物貯留機能，調節的排泄機能（幽門），逆流防止機能（噴門），消化機能（胃酸などの消化酵素分泌機能）などが失われた病態である．とくに，胃全摘や幽門側胃切除術後や胃全摘術後に発生することが多く，食後 30 分以内に発生する早期ダンピング症候群と，食後 2 ～ 4 時間経過してから発生する後期ダンピング症候群に分けられる．なお，単にダンピング症候群とよぶ場合には，早期ダンピング症候群を指す．

胃切除により，ペプシノーゲンや塩酸の分泌が低下（消失）したり，食べ物の停滞時間が短くなると，食物の消化・吸収に影響（小胃症候群・無胃症候群）が出現することはもちろんであるが，そのほかにも，手術にともなう迷走神経の切除や内分泌機能の低下，さらには切除した部分の再建方法により，さまざまな病態がおこりうる．

【術後の栄養療法】

胃がん患者の手術には，幽門側胃切除術，噴門側胃切除術および胃全摘術がある．術後の栄養指導のためには，いずれの術式であったかを把握することが重要である．胃がん術後の経口摂取スケジュールは，排ガスが認められ，術後5～6日目より飲水，流動食から開始し，段階的に分割食（1日5～6回に分割し，少量ずつ摂取する）とするのが一般的であったが，最近ではより早期の経口摂取を達成する試みがクリティカルパスに組み込まれている．体重が減少したことによる無力感など，多くの胃がん術後患者は食事摂取に対して不安を抱く．術後の不安を取り除くことがきわめて重要である．

ワンポイント

クリティカルパス
質の高い医療を提供するため，入院から退院までの検査，治療（リハビリを含む）などの計画を立てたものをクリティカルパスと称する．

食事が開始となった時点で，管理栄養士がベッドサイドで栄養指導を行う．その際には，姿勢や咀しゃくの意味，1回に食べる量について説明する．

幽門側胃切除：胃の幽門部を切除し，残った胃（残胃）は1/3程度の大きさとなる．術後の胃は動きが悪いため，食後すぐに横になると残胃に食べ物がたまり，胃もたれとなる．食事の際には背筋を伸ばし，食後は座位をとること，もしくは軽く歩くことを指導する．

噴門側胃切除術：胃の噴門部を切除した場合には，食道から胃に食べ物が流れ込む部分が狭くなる．咀しゃくが少ない場合や，早食い（噛む習慣がない）の場合には，残胃の入口に食べ物がつまりやすく，不快感をともなうため，その後の食事摂取に悪影響を及ぼす．このため，口腔内（歯の状態）を確認するとともに，咀しゃくの必要性とゆっくり食べることを指導する．食後の姿勢は幽門側胃切除術後に準じる．

胃全摘術後：胃の大きな役割の一つは食物の消化と，食べ物が一気に十二指腸に流れ込まないようにするサーバー機能である．胃全摘術後はサーバー機能がなくなる．一方，食後すぐに横になると食べ物が食道へ逆流する．食後の姿勢として，ベッドに少し角度をつけて休むよう指導する．

【術後の食事の標準的スケジュール】

① **流動食**　（幽門側胃切除術後2日目，噴門側胃切除術後または胃全摘術後5日目）

日本人は味噌汁や重湯（おもゆ），梅干を好むが，それだけでは必要エネルギー量の確保は困難である．高カロリースープ（ポタージュ）や補助栄養剤など

消化器疾患の病態と栄養管理

で補う必要がある．この時期には，少量ずつ分けて摂取することが重要である．

② **五分粥食**（幽門側胃切除術後 3 ～ 5 日目，噴門側胃切除術後または胃全摘術後 5 ～ 8 日目）

流動食の摂取に問題がなければ，五分粥食とする．食事の姿勢や咀しゃく，水分補給の指導に加え食後のダンピング（p. 29 参照）についての説明を行う．体重減少が著しい場合には，補助栄養剤を追加する．ダンピング症候群の予防のため，食間に摂取できるよう（保管が可能な）プリンやヨーグルトを提供する．ダンピング症候群が発生しなければ，間食は必要ない．

③ **全粥食**（幽門側胃切除術後 8 日目，噴門側胃切除術後または胃全摘術後 11 日目であるが，原則として患者の希望日）

五分粥食が 50 ～ 70%摂取できれば全粥食へのステップが可能となるが，あくまでも患者の希望に応じた食形態を提供することが重要である．あれもだめ，これもだめという指導では，患者自身の食生活に影響し，退院後の栄養改善にマイナスとなる．

ダンピング症状や術後合併症等により食事の標準的スケジュールが進まない場合には，再度の栄養アセスメントを行い，栄養状態に応じた個別対応が必要となる．

【退院に向けての食生活指導】

胃切除術後の患者の食事について，香辛料や酢，コーヒー，紅茶，アルコール，繊維を含む野菜，油脂類を禁止することや，消化のよいものを少量ずつ摂取しなければならないという根拠はない．とくに胃がん患者には，肉食を悪く思う人が多く，退院後の貧血の原因となる．

重要なポイントは次の 3 点である．ⅰ）食べ過ぎないこと（半年程度で，調子がよくなり食べ過ぎてしまう），ⅱ）体重を目安として間食を取り入れる，ⅲ）少量で栄養価の高い食材を選ぶ．

① **消化・吸収障害**：手術による迷走神経切除や内分泌機能の低下により，消化管の協調不全が発生することがある．さらに，切除した部分の再建方法による影響もある．ルーワイ法（図 3.6），ビルロート（Billroth）Ⅱ法（図 3.7）では，食物が十二指腸を通過せず，正常の通過経路とは異なる．これらの術後には，消化管ホルモンの分泌調節に異常をきたす．胃酸は消化液としてのみならず，消化酵素の活性化にも関与している．また，手術による迷走神経切除が原因となって消化管運動が低下したり，消化管ホルモンの分泌が変化したりすることも消化・吸収障害の要因となる．エネルギー産生栄養素（糖質，たんぱく質，脂質）のうち，とくに脂肪の吸収障害がおこりやすいのが特徴である．とくにビルロートⅡ法で発生しやすい．さらに，消化が不十分なままの栄養素が小腸に流れ込むと，下痢を引きお

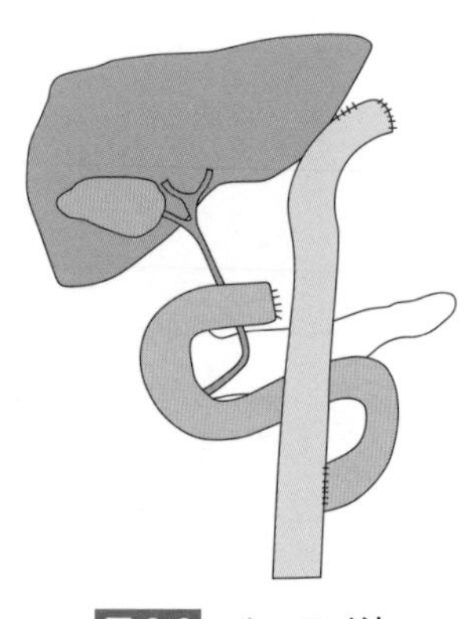

図 3.6　ルーワイ法

3章

こす.

② **貧血**：胃切除後の摂食障害や，胃酸（塩酸）分泌障害により鉄の吸収が障害されて，鉄欠乏性貧血（小球性貧血）がおこりやすくなる．また，胃切除により胃内因子の分泌（壁細胞から分泌される）が減少するため，回腸でのビタミン B_{12} の吸収が低下して赤芽球から赤血球への成熟が障害され，巨赤芽球性貧血（大球性貧血）がおこりやすくなる．なお，ビタミン B_{12} は肝臓に多量に蓄えられているため，巨赤芽球性貧血は胃切除後 3 ～ 5 年経過してから出現することが多い．血液検査により貧血の原因を調査し，鉄欠乏性貧血には鉄剤，巨赤芽球性貧血にはビタミン B_{12} の投与を行う．

③ **ダンピング症候群（早期・後期）**：早期ダンピング症候群は，通常よりも濃い食物が急速に小腸に流れ込み，流れ込んだ食物の浸透圧のほうが血液中の浸透圧よりも高いために，水分が腸のなかの食物のほうに移動することにより発生する．すなわち，一時的な循環血液量減少状態である．症状として，腹部膨満感や下痢などの消化管症状と，動悸，立ちくらみ，めまい，悪心などの全身症状がみられる．これらの症状は，安静により 10 分程度で改善する．その予防には，時間をかけてゆっくりと食事をすること，食事を少量ずつとすること（1 日 5 ～ 6 回程度に分けること）が効果的である．

後期ダンピング症候群は，食べ物が急速に小腸に流入することによるインスリン過剰分泌により発生する．すなわち低血糖である．症状として，発汗，脱力感，立ちくらみ，めまいなどがみられる．なお後期ダンピング症候群は，胃全摘による発生率が高く，ビルロートⅠ法よりビルロートⅡ法やルーワイ法による発生率が高い．その予防には，早期ダンピング症候群と同様に，時間をかけてゆっくりと食事をすること，食事を少量ずつとすることが効果的である．また低血糖症状の緩和には，糖質の補給（砂糖，あめやチョコレートの補食，グルコースの静脈注射）を行う．

④ **逆流性食道炎・残胃胃炎**：p. 22 参照.

⑤ **輸入脚症候群**：胃切除術の施行時にビルロートⅡ法による消化管の再建を行った場合，十二指腸部分は盲端（輸入脚という）となり，溜まった胆汁が逆流したり，輸入脚のなかで腸内細菌が増殖して吸収前の栄養素を消費したり，あるいは細菌が胆汁を分解して栄養素の吸収を阻害したりしてしまうことがある．なお，輸入脚症候群を軽減するために輸入脚と空腸を側々吻合（そくそくふんごう）することをブラウン（Braun）吻合（図 3.8）とよぶ．

⑥ **骨障害**：胃切除により胃酸分泌が低下すると，カルシウム（Ca）とビタミン D の吸収障害がおき，それを補うために骨からカルシウムが溶けだす．そのために骨塩量が低下して骨粗鬆症（こつそしょうしょう）や骨軟化症につながる．カルシウムの吸収はおもに十二指腸と上部空腸で行われるため，胃切除後術の

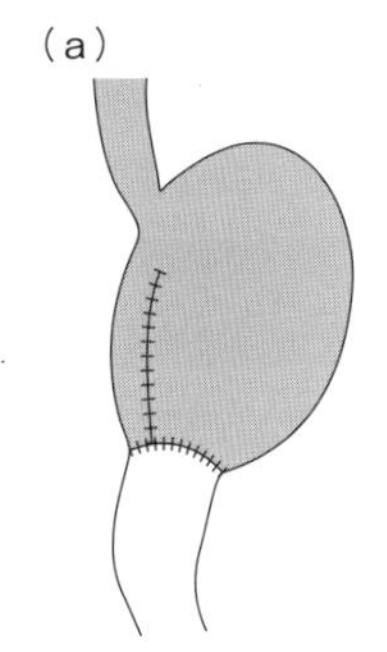

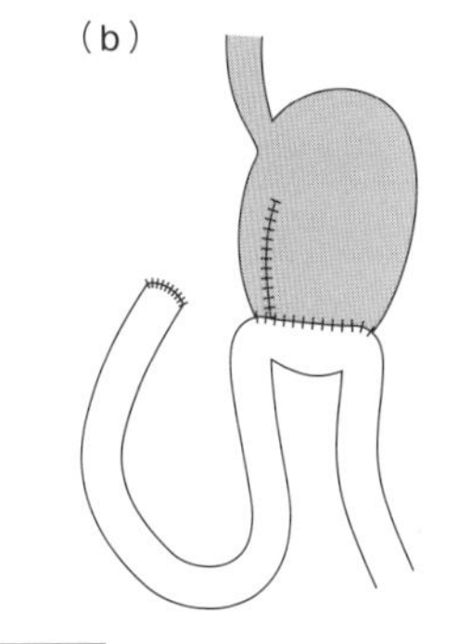

図 3.7 （a）ビルロートⅠ法，（b）ビルロートⅡ法

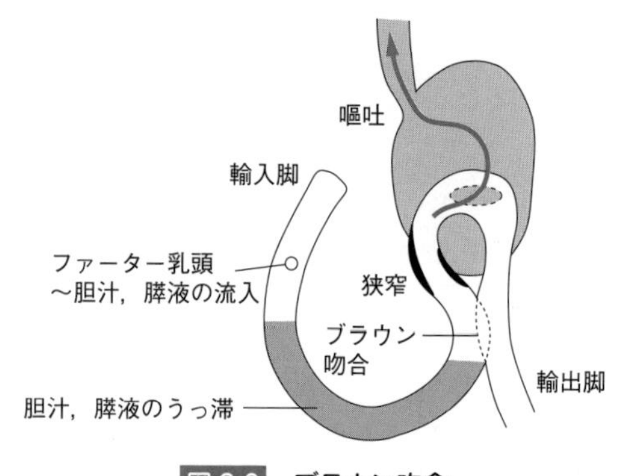

図 3.8　ブラウン吻合

施行時に，ビルロートII法やルーワイ法を用いると，骨障害がおこりやすいと考えられるが，相反する報告もみられる．カルシウムとビタミンDは，経口投与により補充する．

⑦ **胆石症**：胃切除術時に迷走神経を切断してしまうと，術後に胆のう収縮能が低下し，胆石を生じやすくなる．これを回避するため，手術時に予防的に胆のうを摘出することがある．

4 腸の疾患

小腸は，食物に含まれる栄養素の消化・吸収を行う大切な部分である．小腸では，栄養素を効率よく吸収するため，図 3.9 に示すように，表面積が広くなるように，輪状ひだ，絨毛，微絨毛の構造をとっている．全体で約 200 m^2（皮膚の面積の 100 倍）の広さになる．

絨毛を構成する細胞には消化酵素が存在し，消化と同時に栄養素は吸収され，血管およびリンパ管内へ運び込まれる．

大腸は，水分吸収の場，糞便形成の場として重要である（図 3.10）．その

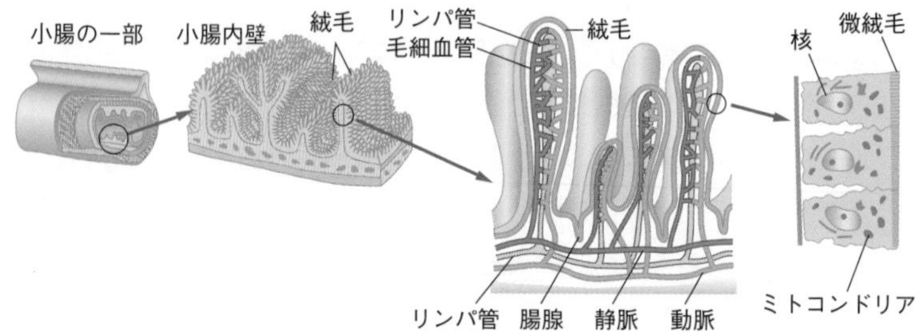

図 3.9　小腸壁の構造

小腸の壁の内面には多くのひだがあり，長さ約 1 mm の**絨毛**がぎっしり分布している．さらに絨毛表面は**微絨毛**で覆われている．このように，小腸の内壁は表面積が広く，消化された食物が効率よく吸収できるようになっている．
『ニューステージ生物図表』，浜島書店（2019）より．

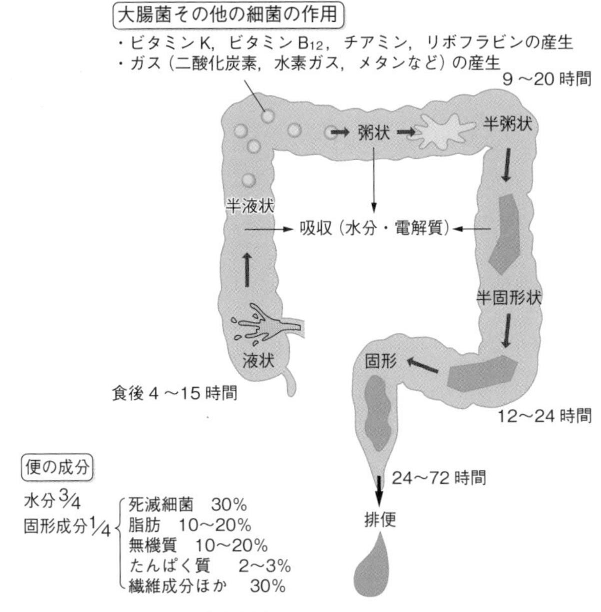

図 3.10　大腸の構造

機能異常は，便秘や下痢の症状となって現れる．

大腸の機能には，以下のものがある．

i）消化されなかった食物残渣から水分を吸収し，便として排泄する．

ii）腸内細菌がつくりだす（ビタミンK，葉酸）などを吸収する．

iii）便をためておく（12 時間以上）．

（1）急性腸炎―感染性腸炎・薬剤性腸炎―

急性腸炎とは，感染性腸炎，薬剤性腸炎などを含む疾患である．感染性腸炎は，腸管に病原微生物（細菌やウイルスなど）が感染して増殖することにより引きおこされる疾患である．経口摂取された病原微生物の胃での殺菌が不十分だと，急性胃腸炎（下痢，嘔吐）が発生しやすい．これにより，水分喪失・栄養吸収障害をきたす．細菌性感染には，腸チフス，パラチフス，サルモネラ菌，ブドウ球菌，ウェルシュ菌，コレラ，赤痢，病原性大腸菌などによるものがある．また，ウイルス性感染には，ロタウイルス，アデノウイルス，小型球状ウイルスなどによるものがある．自然治癒することが多いため，脱水症状があれば補液するなど，対症療法が中心となる．赤痢などの感染では，抗菌剤を使用する．なお，止痢（しり）剤などの薬は腸管内容物を停滞させ，腸管内に発生した毒素の吸収が促進される可能性があるため，原則として用いない．一方，乳酸菌製剤や整腸剤は積極的に使用する．

薬剤性腸炎とは，薬剤（抗菌剤や NSAIDs など）の使用が誘引となって発生する疾患である．広域抗菌剤を使用した場合に菌交代現象によりクロストリジウム菌（*C. difficile*, CD）が異常増殖して発生する抗菌剤起因性腸炎は，CD が産生する毒素により腸管粘膜が障害されて，下痢，腹痛，発熱などの症状が現れる．重症化すると偽膜性腸炎に至り，血性下痢がみられるようになる．NSAIDs による腸炎は，腸管粘膜にびらんや潰瘍により，下痢，腹痛，血便をきたす．いずれも薬剤の中止と対症療法により軽快するが，偽膜性腸炎では CD に対する薬物療法（抗菌剤）を施行する．

(2) 炎症性腸疾患

消化管の粘膜に慢性の炎症または潰瘍（粘膜が欠損すること）を引きおこす原因不明で難治性の疾患の総称を炎症性腸疾患（IBD）という．

① **クローン病**：口腔から肛門までの（消化管のさまざまな部位の）粘膜に，炎症や潰瘍がおこる疾患である．小腸の末端部が好発部位で，非連続性の病変（病変と病変の間に正常部分が存在すること）が特徴である．遺伝的因子，環境因子（ウイルスや細菌などの微生物感染，腸内細菌叢の変化，食餌性抗原など）などが複雑に関与し，免疫系に異常が生じていると考えられている．男性 20 〜 24 歳，女性 15 〜 19 歳に多い．男女比は約 2：1 である．環境因子としては食生活が大きく影響し，動物性たんぱく質や脂肪を多く摂取しているほどクローン病にかかりやすいと考えられている．

症状はきわめて多彩で，侵された病変部位（小腸型，小腸・大腸型，大腸型）によって異なる．特徴的な症状は，腹痛と下痢で，半数以上の患者にみられる．さらに，発熱，下血，腹部腫瘤，体重減少，全身倦怠感，貧血などの症状もしばしば現れる．またクローン病は，瘻孔（ろうこう），狭窄，膿瘍などの腸管の合併症や，関節炎，虹彩炎，結節性紅斑，肛門部病変などの腸管以外の合併症も多く認められる．症状からクローン病を疑ったら，一般的な血液検査，糞便検査，さらに消化管 X 線造影検査，内視鏡検査を施行する．検査のなかでも，消化管の病変をみつけだすのに X 線造影検査（注腸造影，小腸造影），大腸内視鏡検査といった消化管の検査が重要である．

原因が不明であるため，根本的な治療法がないのが現状である．患者自身がクローン病を正しく理解して治療を受ければ，寛解し，それを維持することが可能である．腸管に生じた炎症を抑えて症状を和らげ，かつ栄養状態を改善するため，急性期や増悪期には栄養療法と薬物療法を組み合わせた内科的治療が主体となる．内科的には治療できない腸閉塞，穿孔，大量出血などが生じた場合には，消化管切除などの外科的治療が行われる．

【クローン病の食事療法】

基本：薬物療法と食事療法を併用して，寛解を維持することを目指す．基本は，栄養状態を維持し，炎症の再燃（活動期に陥ること）を予防することである．

栄養評価：身体計測（体重，% IBW，BMI，TSF，AMA など），血清アルブミン値などにより，総合的に栄養状態を評価する．活動期には，下痢や発熱，食事摂取量の不足などで急速に低栄養状態となるため，半減期が短いトランスフェリン，プレアルブミン，レチノール結合たんぱく質などのラピッドターンオーバープロテイン（RTP）が栄養状態の評価に優れている．電解質に異常をきたすため，ナトリウム，カリウム，塩素，マグネシウムなども測定する．炎症の状態は，C 反応性タンパク（CRP）血小板，白血球などで把握する．

栄養ケア：著しい低栄養や，重篤な病変，狭窄や瘻孔など高度な合併症を認め腸管が使用できない場合は絶食とし，中心静脈栄養法とする．消耗性疾患であるため，十分なエネルギー量が必要である（表 3.2）．炎症反応が安定し，腸管の使用が可能であれば中心静脈栄養から成分栄養剤に切り替える．成分栄養剤は経鼻投与とする．成分栄養剤は浸透圧が高いため，時間をかけてゆっくりとかつ十分なエネルギー量を投与する．成分栄養剤は，上部消化管で吸収され，下部消化管には負担をかけないため，腸管の安静が保たれやすい．一方，脂質含有量が 1 %以下であるため，長期に投与する場合には，必須脂肪酸の欠乏がおこる．そのため，別に脂肪乳剤の静脈投与が必要となる．

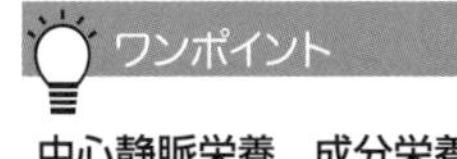

中心静脈栄養，成分栄養剤
（p. 222 参照）

寛解期には，食事と成分栄養剤を組み合わせ，スライド方式により食事量を調節する（図 3.11）．食事のみで必要エネルギー量を確保すると腸管への負担が増して再燃率は高くなる．寛解期においても成分栄養剤を継続して寛解の維持を図る．炭水化物は効率のよいエネルギー源であり，食事の 60%以上を多糖類（主食）とする．たんぱく質は抗原となりうるため，そのおもな補給は成分栄養剤によるものとし，食事からの摂取は 0.6 g/kg/日とする．脂質は摂取量が 30 g/日を超えると再燃率が高くなるため，30 g/日未満とする．食事は低残渣・低脂肪食が基本である．全体的な食事の量が多くなると再燃率が高くなるため，必要エネルギー量の 50%を成

表 3.2 クローン病の栄養量の目安

エネルギー	35 ～ 40 kcal/kg（理想体重）/日 経静脈栄養や成分栄養剤併用時はこれらを含める
たんぱく質	1.5 ～ 1.8 g/kg（理想体重）/日 経静脈栄養や成分栄養剤併用時はこれらを含める
脂質	20 ～ 30 g/日
食物繊維	10 ～ 15 g/日
ビタミン・ミネラル	食事摂取基準量以上が必要

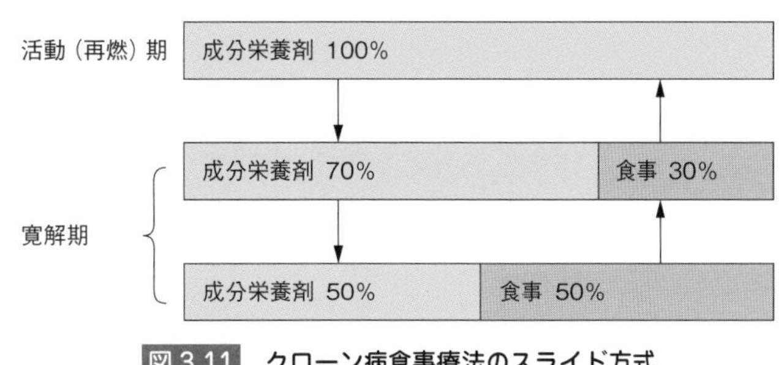

図 3.11 クローン病食事療法のスライド方式

分栄養剤による摂取とするが，成分栄養剤は経口摂取しにくく，必要性について十分説明することが重要である．なお，寛解期も，脂肪乳剤の定期的な静脈投与が必要である．

因果関係は不明であるが，ストレスとの関連が示されており，栄養指導に際して，家庭や職場でのストレスについても把握する必要がある．

② **潰瘍性大腸炎**：大腸の粘膜に限局して，炎症や潰瘍がおこる疾患である．遺伝的因子と環境因子が複雑に関与し，なんらかの抗原が消化管の免疫担当細胞を介して大腸の局所での過剰な免疫応答を引きおこしていると考えられている．男性 20 ～ 24 歳，女性 25 ～ 29 歳に多いが，若年者から高齢者まで広く発症する．男女比は 1：1 である．毎年増加の一途をたどっている．

特徴的な症状は，下痢（下血をともなう場合とともなわない場合がある）と腹痛である．病変は直腸から連続的に発生して上行性（口側）に広がる性質があり，最大で直腸から結腸全体に広がる．この病気は病変の広がりや経過などにより以下のように分類される．

ⅰ）病変の広がりによる分類：全大腸炎，左側大腸炎，直腸炎
ⅱ）病期の分類：活動期，寛解期
ⅲ）重症度による分類：軽症，中等症，重症，激症
ⅳ）臨床経過による分類：再燃寛解型，慢性持続型，急性激症型，初回発作型

一般に，軟便が初発症状である．しだいに血性の便をともない，痙攣（けいれん）性の腹痛と頻回の排便となる．下痢は徐々にあるいはまったく突然にはじまることもあるが，重症化すると，発熱，体重減少，貧血などの全身症状を引きおこす．また，腸管以外の合併症として皮膚病変，眼病変，関節痛がみられる．小児では成長障害がみられることもある．

診断は，症状の経過と病歴などを聴取することからはじまる．最初に，血性の下痢を引きおこす感染症と区別することが必要である．下痢の原因となる細菌やほかの感染症の有無を検査し，鑑別診断を行う．その後，X 線検査や大腸内視鏡検査により，炎症や潰瘍がどのような形態で，大腸のどの範囲まで及んでいるかを調べる．さらに生検（大腸粘膜の一部を採取）により，病理学的診断を行う．

治療については，クローン病と同様に寛解とその維持を目指す．

【潰瘍性大腸炎の食事療法】

基本：重症および劇症では絶食とし，経静脈栄養とするが，クローン病のように成分栄養剤を用いた厳しい食事療法ではない．炎症が安定すれば半消化態栄養剤と食事を併用し，十分なエネルギー量とたんぱく質の補給を行う．

栄養評価：クローン病に準じる．

レベルアップへの豆知識

クローン病の薬物療法

おもに 5-アミノサリチル酸製剤，副腎皮質ステロイド薬や 6-MP やアザチオプリンなどの免疫抑制剤が用いられる．緩解を維持するために，5-アミノサリチル酸製剤や免疫抑制剤が使われる．最近では，栄養療法，5-アミノサリチル酸製剤，副腎皮質ステロイド薬などによる治療が効かない症状の重い患者や瘻孔のある患者に対して，抗 TNF-α抗体が使用されることもある．

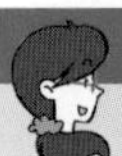

レベルアップへの豆知識

クローン病の外科治療

著しい狭窄や穿孔，膿瘍などを経過中に生じ，内科的治療でコントロールできない場合には手術を要する．手術はできるだけ腸管を温存するために小範囲切除や狭窄形成術が行われる．一般には，再燃・再発を繰り返し慢性化する．完全な治癒は困難であり，症状が安定している時期（寛解）をいかに長く維持するかが重要となる．長い経過の間で手術をしなければならない場合も多く，手術率は発症後 5 年で 33.3%，10 年で 70.8%と報告されている．さらに手術後の再手術率も 5 年で 28%と高率であるため，再燃・再発予防が重要である．診断後 10 年の累積生存率は 96.9%である．

栄養ケア：エネルギー量は 35 ～ 40 kcal/kg/日とするが，肥満が認められる場合には，適宜調整する（表 3.3）．潰瘍性大腸炎では，たんぱく質は抗原性を示さないため，制限しない（1.2 ～ 1.8 g/kg/日とする）．また，脂質制限の明確な根拠はない．30 ～ 40 g/日程度とし，状態を評価しながら増減する．n-6 系脂肪酸は炎症を促進し，n-3 系脂肪酸は炎症を抑制するため，魚油（青背魚，まぐろなど）の摂取が推奨される．寛解期には，食物繊維を取り入れることで再燃の予防が期待される．水溶性食物繊維やオリゴ糖などを取り入れることが望ましい．

表 3.3　潰瘍性大腸炎の栄養量の目安

エネルギー	35 ～ 40 kcal/kg（理想体重）/日
たんぱく質	1.2 ～ 1.8 g/kg（理想体重）/日
脂質	30 ～ 40 g/日
食物繊維	10 ～ 15 g/日
ビタミン・ミネラル	食事摂取基準量以上が必要

クローン病と同様にストレスとの関連が示されており，栄養指導に際しては，家庭や職場でのストレスについても把握する必要がある．むやみに厳しい食事制限は必要なく，正しい食習慣を継続できるよう指導する．

③ **下痢**：下痢には，原因により次の 3 種類がある．

ⅰ）浸出性下痢：水分の吸収障害によっておこる．

ⅱ）分泌性下痢：水分の分泌亢進によっておこる．

ⅲ）運動機能性下痢：大腸の運動亢進によっておこる．

【下痢の食事療法】

基本：腸管の安静を保ち，適切な薬物療法と十分なエネルギー量および水分の補給が基本である．潰瘍性大腸炎やクローン病など炎症性腸疾患による下痢の場合には，その疾患への対処を行う．

栄養評価：身体測定や血清アルブミン値などの通常の栄養評価に加えて，頻回の下痢による脱水の有無を評価する．尿量，クレアチニン，尿酸値，ナトリウム，カリウム，などを確認する．脱水や浮腫が認められる場合，みかけの体重変化をともなうため，注意が必要である．

栄養ケア：

1）**浸出性下痢**　原則は絶食であり，経静脈栄養とする．基礎疾患の治療を優先させる．腸管の症状が安定したら経腸栄養剤を用い，乳酸菌やビフィズス菌含有の栄養剤，水溶性食物繊維を取り入れる．

2）**分泌性下痢**　毒素が原因の場合，水分，電解質補給が第一選択である．胃酸分泌亢進が原因の場合には，アルコール，カフェイン，炭酸飲料，香辛料などを控える．膵液や胆汁の分泌不足による脂肪吸収障害が原因の場

レベルアップへの豆知識

潰瘍性大腸炎の内科的治療

内科的治療にはおもに以下のものがある．

ⅰ）**5-アミノサリチル酸（5-ASA）製剤**：5-ASA 製剤には従来からのサラゾスルファピリジンと，その副作用を軽減するために開発された改良新薬のメサラジンがある．経口や直腸から投与され，持続する炎症を抑える．これにより，下痢，下血，腹痛などの症状は著しく減少する．5-ASA 製剤は軽症から中等症の潰瘍性大腸炎に有効で，再燃予防にも効果がある．

ⅱ）**副腎皮質ステロイド薬**：経口や直腸からあるいは経静脈的に投与される．中等症から重症の患者に用いられ，強力に炎症を抑えるが，再燃を予防する効果は認められない．

ⅲ）**血球成分除去療法**：薬物療法ではないが，血液中から異常に活性化した白血球を取り除く治療法で，LCAP（白血球除去療法），GCAP（顆粒球除去療法）がある．副腎皮質ステロイド薬で効果が得られない重症や難治性患者の活動期の治療に用いられる．

ⅳ）**免疫抑制剤**：これらの薬剤には，アザチオプリンや 6-メルカプトプリン，最近ではシクロスポリンがある．基本的には，5-ASA 製剤や副腎皮質ステロイド薬に無効か効果不十分な患者と副腎皮質ステロイド薬が中止できない患者，いわゆる難治性潰瘍性大腸炎に使用される．

合には，脂肪を制限し，中鎖脂肪酸（MCT）を利用する．

3）**運動機能性下痢**　腸管の刺激となる冷たいものや，脂肪，不溶性食物繊維，香辛料，炭酸飲料を控える．

4）**高齢者の下痢**　加齢による腸粘膜の委縮や胃酸分泌低下，腸管内の細菌叢のバランスが乱れることによりおこる．咀しゃく機能の低下による不消化も原因となるため，柔らかく，易消化の食事とし，ビフィズス菌や乳酸菌を含む水分補給を積極的に行う．

5）**経腸栄養施行による下痢**　経腸栄養剤による下痢の原因のほとんどが，投与速度が速すぎることである．投与速度は 20 ～ 40 mL/時から除々に速度を上げ，最大でも 100 mL/時とする．浸透圧が低い栄養剤を選択する方法もある．

いずれの場合にも，脱水予防が必要である．栄養摂取基準は，基礎疾患によるものを参照とする．

④ **便秘**：便秘には，原因により次の 3 種類がある．

i）弛緩性便秘：長期臥床（がしょう）などによる大腸全体の機能低下によっておこる．

ii）痙攣性便秘：分節運動亢進により排便量が少なくなるためにおこる．

iii）直腸性便秘：排便習慣の乱れによっておこる．

【便秘の食事療法】

基本：病態に応じた食事によって便秘の改善を図る．器質的疾患（大腸がんなど）を除外することが基本である．ライフスタイルや食生活だけでなくストレスも誘因となるので，これらについても把握する必要がある．

栄養評価：食事量や食事回数（規則性），食事時間，食物繊維摂取量，水分摂取量など食生活状況を調査する．排便習慣や運動習慣も把握する必要がある．低栄養状態であることはまれであるが，下剤の濫用により電解質異常を認める場合がある．

栄養ケア：

食事摂取基準を目安とする．食物繊維は 25 g/日以上を目標とし，水分を十分に摂取する．

1）**弛緩性便秘**　腸管運動が低下しているため，不溶性食物繊維量を増やし，適度の脂肪を摂取する．十分な水分摂取，起床時の冷水や牛乳の摂取，運動を勧める．

2）**痙攣（けいれん）性便秘**　腸管への刺激を軽減させるため，アルコール，カフェイン，香辛料などは控える．不溶性食物繊維を減らし水溶性食物繊維を多くする．

いずれの場合もビフィズス菌，オリゴ糖などを用いての腸内環境を整える工夫が必要である．また，ストレスを解消する方法など，生活面のアドバイスも必要である．

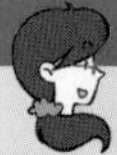

レベルアップへの豆知識

潰瘍性大腸炎の外科治療

次のようなケースでは手術（外科治療）の対象となることがある．

i）大量出血がみられる場合
ii）中毒性巨大結腸症（大腸が腫れ上がり，毒素が全身に回ってしまう）
iii）穿孔（大腸が破れる）
iv）がん化またはその疑い
v）内科的治療に反応しない重症例
vi）副作用のためステロイドなどの薬剤を使用できない場合

手術は大腸全摘が基本である．以前は人工肛門を設置する手術が行われていたが，現在では肛門を温存する手術が主流である．この手術は大腸を取り除いたあと，小腸で便をためる袋をつくって肛門につなぐ方法である．この手術方法で患者の QOL（quality of life）は飛躍的に向上する．一般には，内科的治療によって炎症はおさまり，症状も消失する（寛解）が，再び症状が発現（再燃）し，再燃と寛解を繰り返す．一般に発症時の症状が重いほど，炎症の範囲は広いほど手術率が高くなる傾向にある．また，発病してから 10 年以上経過した症例では，大腸がんを合併する危険性が高くなるため，定期的な大腸検査を受ける必要がある．

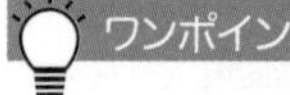

ワンポイント

中鎖脂肪酸

中鎖脂肪酸（medium chain triglyceride, MCT）は，炭素数が 6 ～ 12 の脂肪酸からなるオイルで，パーム油，ココナッツオイル，牛乳，母乳に含まれる．膵リパーゼを必要とせずに加水分解されて吸収される．一般の油，長鎖脂肪酸（LCT．炭素数 18 程度）よりも吸収能力が大きく，門脈経由で肝臓に取り込まれ，エネルギー源として利用されるという生理的特性がある．

3 章

表 3.4　不溶性食物繊維を多く含む食品

食品名	1 食分（g）	繊維量（g）
干しがき	70（2 個）	8.9
いんげんまめ	30	4.8
だいず	30	4.6
ひじき	10	4.3
干ししいたけ	10（2 個）	3.8
おから	40	3.4
切干だいこん	20	3.4
たけのこ	70	2.3
納豆	50	2.2
ごぼう	50	1.7
玄米	90	1.6

「日本食品標準成分表 2020 年版（八訂）」（1 食はおおよその目安）より算出.

表 3.5　水溶性食物繊維を多く含む食品

食品名	1 食分（g）	繊維量（g）
もも	200（1 個）	1.2
洋なし	150（中 1 個）	1.1
さといも	100（中 2 個）	0.8
じゃがいも	100（中 1 個）	0.6
りんご	150（中 1 個）	0.5
乾燥プルーン	30	1.0
梅干し	20（中 1 個）	0.3

「日本食品標準成分表 2020 年版（八訂）」（1 食はおおよその目安）より算出.

● 食物繊維について

食物繊維（表 3.4，表 3.5）には，水に溶けにくい不溶性食物繊維と，水に溶ける水溶性食物繊維がある．食事量が少なく，腸の蠕動運動が少ない場合も便秘になる．このような場合には，便の量を増やす必要がある．不溶性食物繊維は腸内で水分を吸収し，便のかさを増やし，排便を促進する．

水溶性食物繊維は，腸内の善玉菌を増やし，腸内環境を整える．また便の水分を適度に保持し，排便を促進する．

⑤ **過敏性腸症候群（IBS）**：おもに大腸の運動および分泌機能の異常でおこる病気の総称である．検査を行っても炎症や潰瘍など目にみえる異常が認められないにもかかわらず，下痢や便秘，消化管ガスの過多による下腹部の張りなどの症状がおこっている．腸の動きをコントロールする自律神経の異常や，精神的不安，過度の緊張などが引き金となったり，暴飲暴食や，アルコールの多量摂取などが誘引となったりする．症状を改善するため，これらの要因の解消が必要である．

【過敏性大腸症候群の食事療法】

栄養評価：炎症性腸疾患や感染性腸炎，大腸がんなどの器質的疾患を除外することが重要である．体重減少や，低たんぱく血症，貧血などはみられないことが特徴である．

栄養ケア：食事摂取基準に準じる．下痢，便秘の栄養ケア（p. 36 参照）．精神的要因を解決することがケアの中心であり，食事制限の必要はない．暴飲暴食を避け，規則正しい食生活を指導する．ラクトース（乳糖）不耐症などが存在している場合には，ラクトース制限が必要である．

⑥ **大腸がん**：大腸粘膜細胞（上皮組織）が腫瘍性の増殖をきたしている状態である．日本人の大腸がんは増加傾向にある．早期大腸がんに，症状はほとんどない．進行大腸がんの症状は，出血や便通異常などである．早

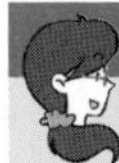

レベルアップへの豆知識

シンバイオティクス
(synbiotics)

プロバイオティクスとプレバイオティクスを組み合わせたものをいう．1995 年，ギブソン（Gibson）[1] らによって提唱された．プロバイオティクスが乳酸菌，ビフィズス菌，納豆菌などの生菌が腸内菌叢バランスの改善，プレバイオティクスは腸内善玉菌の増殖を促進したり，有害菌の増殖を抑制したりする．この 2 つを組み合わせることにより，双方の機能がより効果的に宿主の健康に有利にはたらく．

1）Gibson, G. R., Roberfroid, M. B., "Dietary modulation of the human colonic microbiota: introducing the concept of prebiotics", *J. Nutr.*, **125**(6), 1401(1995).

> レベルアップへの豆知識
>
> **大腸がんの治療**
>
> **内視鏡治療**：リンパ節転移がなく，一括して切除可能と診断されたものは，ポリペクトミー（内視鏡的粘膜切除，EMR）を施行する．
>
> **外科的治療**：内視鏡的切除可能な限界を超えたものは外科的治療（大腸切除＋リンパ節郭清（かくせい）＋腸管再建）を行う．
>
> **肝転移に対する治療**：肝切除，化学療法，熱凝固療法（マイクロ波・ラジオ波による）を行う．
>
> **肺転移に対する治療**：肺切除，化学療法を行う．
>
> **補助科学療法**：進行例や再発の危険性が高いと判断された症例には，化学療法を施行する．
>
> **切除不能例・再発例**：切除不能例・再発例には化学療法を考慮する．

期発見のためには，便潜血検査と大腸内視鏡検査が重要である．進行がんの深達度判定のために，注腸造影検査を施行する．

5 肝臓の疾患

栄養素のうち，グルコースとアミノ酸は，小腸の毛細血管に吸収されたあと，門脈を経て，肝臓に運び込まれる．グルコースは，グリコーゲンとして貯蔵され，血糖値が低下すると，再びグルコースに分解されて全身へ送られる．アミノ酸は，必要なたんぱく質に合成されて，血液成分として全身へ運びだされる．

栄養素のうち脂質は，小腸のリンパ管に吸収されたあと，胸管を経て左鎖骨下静脈から血液中に流入する．肝動脈から肝臓に送られた脂質は，アポタンパク質とよばれるたんぱく質に包まれたリポタンパク質（図 3.12，図 3.13，図 3.14）の形につくり変えられ，血液中を流れて必要とされる組織に運ばれる．

肝臓には，そのほかの役割として，ⅰ）有毒な物質の解毒，ⅱ）たんぱく質分解で生じたアンモニアの処理（尿素への変換，すなわちオルニチン回路；図 3.15），ⅲ）不要になったホルモンの不活化，ⅳ）胆汁の合成（脂肪の分解を助ける），ⅴ）熱の産生（体温の約 12%）などがある．

なお，肝臓で合成された胆汁は，一時的に胆のうに貯留・濃縮されて，十二指腸に分泌され，脂肪を水に溶けやすくする（乳化）作用をもつ．

① **急性肝炎**：おもにウイルス（A/B/C/D/E 型など）感染が原因でおこる急性びまん性の肝障害である．感染経路は A/E 型が経口，B/C/D 型は経血液である．なお，B 型肝炎ウイルスの感染経路としては，性交渉が大部分を占めている．潜伏期間は平均的に 3 ～ 8 週間であるが，B/C 型では 6 カ月に及ぶ場合もある．自覚症状としての前駆症状（前ぶれの症状）は，感冒様症状（発熱や頭痛など）である．肝障害が出現すると，黄疸，食欲不振，悪心，嘔吐，全身倦怠感などの症状が現れる．感染したウイルスの種類によって経過が異なり，A/E 型は一過性に経過して慢性化することはない（急性 B 型肝炎は自然治癒する傾向が強い）が，B 型のなかには慢性の経過をたどるものもある．C 型は高率に慢性化する．D 型についての詳細は不明である．

黄疸が認められる場合には，安静臥床が第一である．安静臥床により，肝臓への血流を促して，肝障害の改善を期待する．急性肝炎の極期には食欲不振が著明となるが，この時期のたんぱく質摂取は肝細胞に負担となるため，糖質を中心とする食事を提供する．B 型肝炎ウイルスの感染予防は，その感染経路を遮断することであり，輸血用血液および血液製剤のウイル

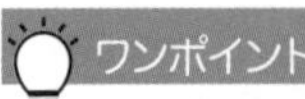

オルニチン回路

たんぱく質の分解によって有害なアンモニアが生じる．ほ乳類などでは，これを肝臓で毒性の少ない尿素に変換する．このときの反応経路をオルニチン回路という．

$$2NH_3 + CO_2 + H_2O \xrightarrow[3ATP \quad 3ADP]{} CO(NH_2)_2 + 2H_2O$$

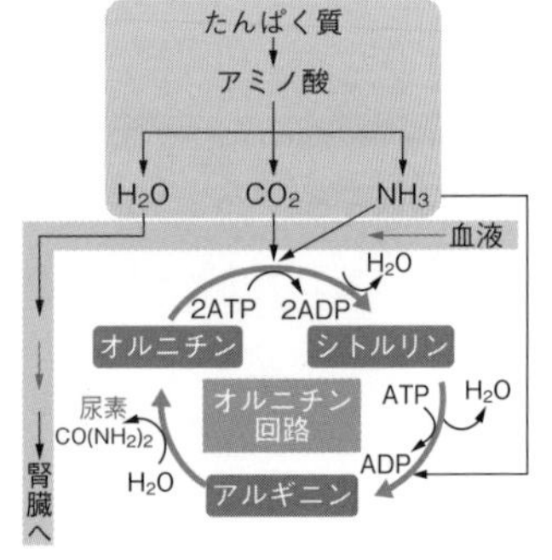

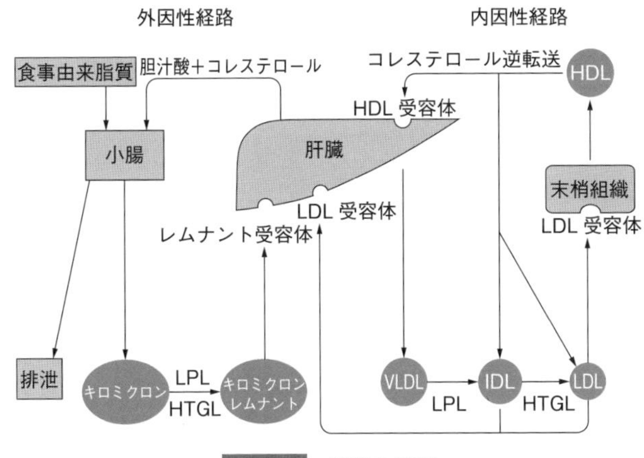

図 3.12　肝臓の機能

赤い丸印がリポタンパク質である．
LDL：低比重リポタンパク質，HDL：高比重リポタンパク質，IDL：中間比重リポタンパク質，VLDL：超低比重リポタンパク質，LPL：リポタンパク質リパーゼ，HTGL：肝性トリグリセライドリパーゼ．
小腸から吸収される脂質の95%はトリグリセライド（TG）のため，キロミクロン・キロミクロンレムナントは，TGを多く含む．また，肝臓から血液中に放出される超低比重リポタンパク質（VLDL）は，末梢組織にコレステロールを運ぶものであり，コレステロールを多く含む．なお，末梢組織にコレステロールを届けたあとの高比重リポタンパク質（HDL）のなかのコレステロールは微量となっている．

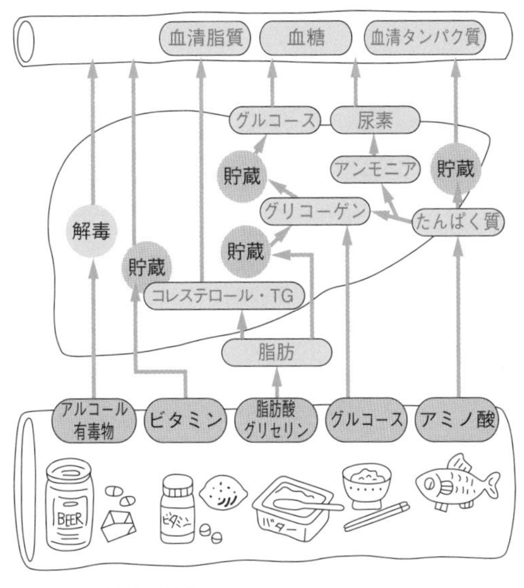

図 3.13　栄養素・老廃物の代謝

ス検査，またはワクチン接種が有効である．

C型肝炎ウイルスに感染すると約70%の人が持続感染者（慢性肝炎）となり，その30～40%が肝硬変に進展する．肝硬変となると年間7%の確率で肝がんへと進行する．C型肝炎ウイルスに対するワクチンはできていない．感染予防のためには，他人の血液に触れないことが大切である．

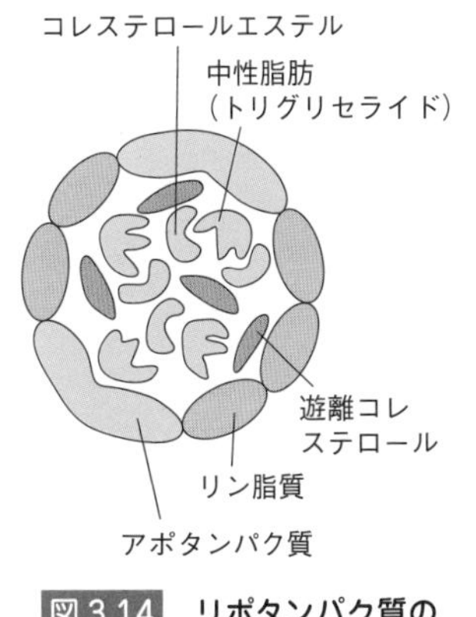

図 3.14　リポタンパク質の構成成分

【急性肝炎の食事療法】

基本：治療の基本は安静臥床，栄養療法である．急性期と回復期に分けて行う．急性期，回復期とも可能であれば経口摂取とする．

栄養評価：AST，ALT，総ビリルビン値，血清アルブミン値などを測定するとともに，飲み物も含めた栄養摂取量の調査を行う．

栄養基準：

	急性期	回復期
エネルギー量（kcal/kg*1/日）	25～30	30～35
たんぱく質（g/kg*1/日）	1.0～1.2	1.2～1.5
脂肪/エネルギー比（%）	15～25*2	

＊1　標準体重．　＊2　高度の黄疸をともなう場合は，脂肪摂取制限が必要である．
肥満が認められる場合は調整が必要である．

栄養ケア：経口摂取により必要量が充足できる場合には，経口摂取とする．

急性期（極期）には，発熱，全身倦怠感，食欲不振，悪心などの症状のため，経口摂取のみでは必要な栄養量を補給することが困難な場合が多い．このような場合には，低脂肪経腸栄養剤や，補助栄養食品を用いる．これらも摂取できない場合には，糖質を主体とした経静脈栄養法を併用する．急性期には，安静時エネルギー消費量は亢進しているが，安静臥床を基本とするため，必要エネルギー量は，病態を確認しながら決定する．一般的には，たんぱく質摂取は障害肝へ負担となるため，60 g/日以下にとどめる．また，胆汁の生成障害，腸肝循環の障害をともなうため，脂肪摂取制限が必要といわれているが，明確なコンセンサスはない．

慢性期（回復期）には，食欲が回復するため，食事は普通食でよい．安静臥床を解除し，離床をすすめる．障害肝の再生に必要な十分なエネルギー量とたんぱく質量の摂取が求められるが，過剰な栄養投与は脂肪肝発症の原因（医原性）となるため，必要以上の経腸栄養剤や経静脈栄養は控える．脂肪の消化吸収は慢性期でも十分でないことがある．脂肪摂取後の下痢の有無を確認し，消化不良であれば脂肪を制限する．しかし，過度の脂肪制限は栄養障害を引きおこすため，注意が必要である．バターやマヨネーズなどは，乳化された状態であるため利用するとよい．

② **慢性肝炎**：AST・ALT などの肝細胞から逸脱する酵素が，6 カ月以上にわたり上昇を続けているものを慢性肝炎という．その 95%以上は B/C 型である．肝硬変に移行すると，肝がんの発生リスクが上昇する．

治療の目的は，肝硬変への進展防止である．B型肝炎には，その重症例や遅延例（長びく場合）に対して，抗ウイルス薬を投与する．遺伝子型により治療効果が異なるため，遺伝子型を確認して治療法を決定する．インターフェロン・核酸アナログ（ウイルス増殖抑制薬）を用いる．C 型肝炎の最も根本的な治療は，C 型肝炎ウイルスを体内から排除することである．以前はインターフェロンを用いた治療が行われていたが，現在はほとんどインターフェロンフリーの飲み薬による治療を行っている．また，2019 年 2 月には，重度の非代償性肝硬変でも内服可能な薬が登場した．抗ウイルス薬は非常に高価であるが，肝がんの合併がない場合は医療費助成を受けることが可能なため，自己負担は少額である．インターフェロン・リバビリン（ウイルス増殖抑制薬）を用いる．

【慢性肝炎の食事療法】

基本：患者の多くには自覚症状がなく，食事摂取が可能であるため，食事療法に関する関心は低い．また，肝臓病は高エネルギー・高たんぱく食という考えも根強く，過剰栄養による肥満や耐糖能異常をともなう場合も少なくない．数十年後に肝硬変に移行する場合があるため，慢性肝炎の時期から肝硬変を視野にいれた食生活の自己管理ができるよう指導する．適正体重を維持できるよう，家族も含めて指導が必要である．

栄養評価：AST，ALT，γ-GTP，プロトロンビン時間，総ビリルビン値，血清鉄，フェリチン，血小板などを測定する．血清アルブミン値やコレステロール値は肝障害により影響を受けるので，栄養状態は身体計測（身長，体重，BMI，% IBW，TSF，AMC）により把握する．栄養摂取量の調査においては，微量元素やミネラルも評価することが望ましい．飲酒者では，飲酒量を的確に評価する必要がある．

栄養基準：高エネルギー量・高たんぱく質にする必要はない．慢性肝炎では耐糖能異常を合併しやすいため，高エネルギー量により肥満をきたさないようにする．鉄が活性酸素を発生させるため，総鉄摂取量を 6 〜 7 mg/日以下にすると肝機能が改善するといわれている．

	安定期の慢性肝炎	肥満患者
エネルギー量（kcal/kg*/日）	30 〜 35	25 〜 30
たんぱく質（g/kg*/日）	1.2 〜 1.5	1.0 〜 1.5
脂肪/エネルギー比（%）	20 〜 25	15

急性増悪期は急性肝炎急性期に準じる．
食物繊維を推奨する．
ビタミン・ミネラルの不足がないようにする．鉄は 6 〜 7 mg/日以下．

栄養ケア：インターフェロン療養中には，食欲低下がみられることがある．また，アルコール多飲者（アルコール性慢性肝炎患者）は低栄養状態に陥りやすい．このような場合には，肝臓に対する栄養の重要性を説明し，生活習慣の改善を含めた個別の栄養指導が必要となる．

③ **肝硬変・肝不全**：慢性肝障害の末期状態である．肝硬変の多くはウイルス性慢性肝炎によるものであり，10%がアルコール性である．そのほか，自己免疫性や NASH によるものなどがある．

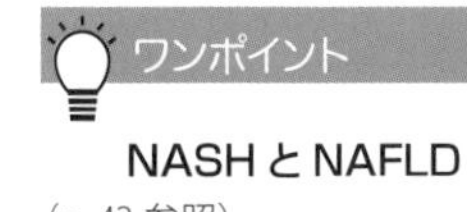

NASH と NAFLD

（p. 43 参照）

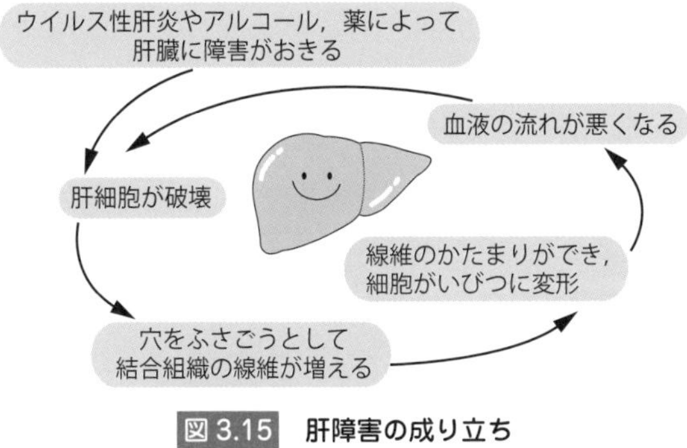

図 3.15 肝障害の成り立ち

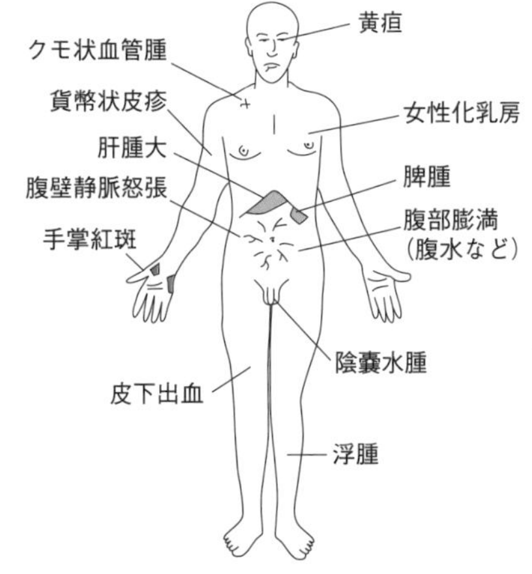

図 3.16 肝硬変の症状，徴候

石田　均ほか 編著，『臨床医科学入門』，光生館（2007）より．

消化器疾患の病態と栄養管理

肝機能障害により，さまざまな症状がでる（図 3.16）．肝硬変，肝不全の特効薬はなく，栄養療法は患者の予後を改善する唯一の方法である．多くの場合，治療は肝細胞の炎症の沈静化を目標とする．規則正しい生活を実践し，便秘・過労を避ける必要がある．基本的には，日本病態栄養学会ガイドラインに従って，食事療法を行う．また，症例によっては肝臓移植の適応となる．

【肝硬変・肝不全の食事療法】

栄養評価：肝細胞の機能低下により血清アルブミン値，コリンエステラーゼ，コレステロール値が低下する．血清アルブミン値が 3.0 g/dL 以下になると，膠質浸透圧が低下し，腹水が出現する．この場合，身体測定による栄養評価には注意が必要である．非代償期には，血清総ビリルビン値が上昇する．肝硬変では，AST ＞ ALT となり，血小板数が減少する．非代償期は AST，ALT の上昇は軽度となるが，AST/ALT は 1 以上となる．

肝発がん抑制を視野に入れた肝硬変の栄養療法：

- 食事摂取基準を目安とする
- 1 日あたりのエネルギー　REE × 1.3
  IBW × 25 ～ 35 kcal/kg/日
  《耐糖能異常がある場合は 25 kcal/kg/日》
- 分解食（1 日 4 回）　約 200 kcal の LES
- 1 日あたりのたんぱく質　IBW × 1.0 ～ 1.5 kcal/kg/日（BCAA 製剤含む）
  《たんぱく不耐症　0.5 ～ 0.7 kg/ 日 + BCAA 高含有肝不全用経腸栄養剤》
- 禁酒
- 塩分　5 ～ 7 g/日
- 肝不全用経腸栄養剤を用いて分割食や LES を行う場合はエネルギー，たんぱく質が過剰にならないように注意する．

日本消化器病学会，日本肝臓学会 編，『肝硬変診療ガイドライン 2020　改訂第 3 版』，p. 20，南江堂（2020）より筆者作成．

栄養ケア：肝硬変診療ガイドライン 2020 に示された内容となる（図 3.17）．アルブミン値 3.5 g/dL 以下，Child-Pugh 分類（図 3.18）が B または C，サルコペニアの有無（図 3.19）のうちいずれかが認められる場合，就寝前の軽食（late evening snacks，LES）を取り入れた食事療法，指導を開始する．いずれも認められない場合でも，BMI が 18.5 kg/m^2 未満であれば，**血清分枝鎖アミノ酸**（BCAA）含有食品を含めた食事指導を開始する．代償期には，エネルギー消費量が増大し，一晩の絶食により肝臓に貯蔵されたグリコーゲンが枯渇する．そのために，就寝前に 200 kcal 程度の LES が必要である．増大したエネルギー消費に対し，不足のないエネルギー摂取が重要であるが，耐糖能異常がみられる場合には，調節が必要である．

血清アルブミン値の低下がみられる場合には，たんぱく質代謝異常が存在していると考えられる．これは BCAA が減少し，**芳香族アミノ酸**（AAA）が増加している状態である．このような場合には BCAA 療法の適応となる

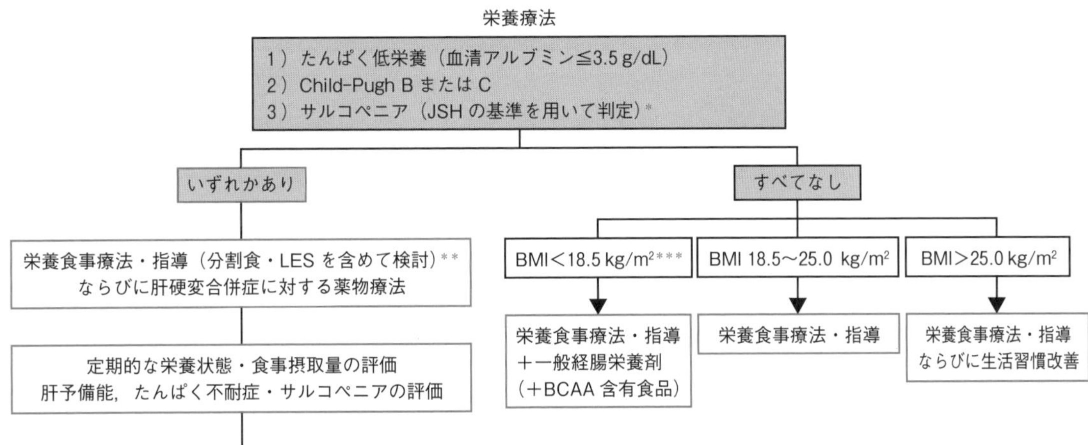

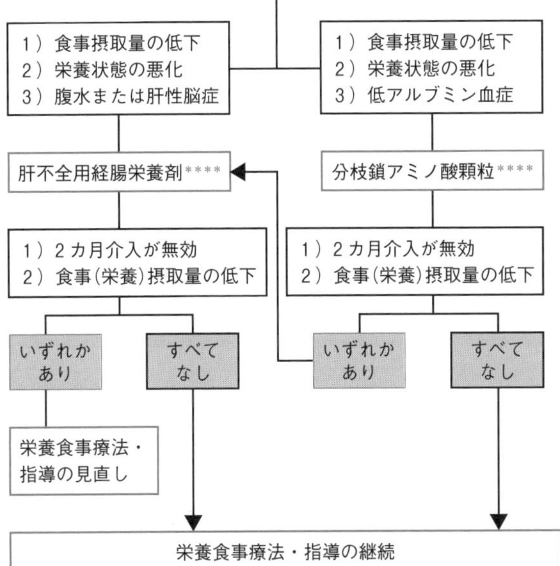

*: 栄養状態の評価については gold standard となる方法はなく，栄養摂取の状態や体組成の評価，血液生化学的な計画を用いて総合的に行う．
エネルギー低栄養評価には非たんぱく呼吸商（npRQ）が推奨されているが，日常診療で用いられることは少ない．%AC（Arm circumference）＜95 と早朝空腹時遊離脂肪酸（FFA）＞660 μEq/L が，npRQ＜0.85 の指標となる．栄養学的な介入後などの動的評価には FFA が適するが，肝硬変の栄養評価における FFA の測定は保険適用外である．
肝細胞がん（切除，RFA，塞栓，動注，化学療法など）や静脈がん（EIS, EVL, BRTO など）の治療を行う際には，より積極的に栄養食事療法・指導を行い，たんぱく・エネルギー低栄養の改善を目指す．
サルコペニアの判定は日本肝臓学会（JSH）の基準を用いて行う．筋力に関しては握力を評価する．骨格筋量の評価には bioelectrical impedance（BIA 法）あるいは CT による第3腰椎（L3）レベルの測定で得られた骨格筋指数を用いる．各測定法は，それぞれが利点と欠点を有する．
**: エネルギー必要量を設定し，分割食（1日3〜5回の食事）や就寝前軽食（LES），BCAA 含有食品による介入などの栄養食事療法・指導を行う．定期的に栄養評価を行い，栄養状態や食事量の改善を認めない場合，腹水・肝性脳症などの合併症を認めた場合，低アルブミン血症の改善を認めない場合は，速やかに肝不全用経腸栄養剤や分枝鎖アミノ酸顆粒の投与をたんぱく不耐症に注意しながら開始する．
***: BMI＜18.5 kg/m² はたんぱく・エネルギー低栄養やサルコペニアの高危険群であるため，定期的に栄養評価を行い，一般経腸栄養剤や BCAA 含有食品による介入を行う．
****: 肝不全用経腸栄養剤の効能効果は「肝性脳症をともなう慢性肝不全患者の栄養状態の改善」，分枝鎖アミノ酸顆粒の効能効果は「食事摂取量が十分にもかかわらず低アルブミン血症を呈する非代償性肝硬変患者の低アルブミン血症の改善」である．血清アルブミン値が 3.5 g/dL 以下の低アルブミン血症が適用対象となる．
分枝鎖アミノ酸製剤を 2 カ月以上投与しても低アルブミン血症の改善が認められない場合，あるいは 1 カ月の介入で食事（栄養）摂取量や BTR（BCAA to tyrosine ratio）に改善が認められない場合は，重症化予防のために，ほかの治療に切り替えるなど適切な処置を行う必要がある．

図 3.17　肝硬変の栄養療法

日本消化器病学会，日本肝臓学会 編，『肝硬変診療ガイドライン 2020　改訂第 3 版』，p. xix，南江堂（2020）より許諾を得て転載．
参照先の必要な記述（CQ/BQ）を一部省略．実際に使用する際には，必ず原典を参照すること．

（図 3.20）．BCAA 療法に用いる栄養剤は，患者の食事摂取量により使い分けが必要となる（表 3.6）．脳症出現時には，たんぱく質過剰による高アンモニア血症を予防するため，軽度たんぱく質制限食とし，BCAA 療法を併用する（図 3.21）．

非代償期には，腹水による腹部膨満感や，黄疸，肝性脳症などにより，十分に食事が摂取できない場合が多い．患者の嗜好を考慮し，肝不全用経腸栄養剤や分枝鎖アミノ酸製剤を含めた総合的な栄養管理が必要である．

評点	1点	2点	3点
肝性脳症	なし	軽度（Ⅰ・Ⅱ）	昏睡（Ⅲ以上）
腹水	なし	軽度	中度量以上
血清ビリルビン値（mg/dL）*	2.0 未満	2.0 ～ 3.0	3.0 超
血清アルビミン値（g/dL）	3.5 超	2.8 ～ 3.5	2.8 未満
プロトロンビン時間活性値（%）	70 超	40 ～ 70	40 未満
国際標準化（INR）**	1.7 未満	1.7 ～ 2.3	2.3 超

*：血清ビリルビン値は，胆汁うっ滞（PBC）の場合は，4.0 mg/dL 未満を 1 点とし，10.0 mg/dL 以上を 3 点とする．

**：INR：international normalized ratio

各項目のポイントを加算し，その合計点で分類する

class A　5 ～ 6 点
class B　7 ～ 9 点
class C　10 ～ 15 点

〔Pugh, R. N. et al., *Br. J. Surg.* **60**, 646-649（1973）を参考に作成〕

図 3.18　Child-Pugh 分類

日本消化器病学会，日本肝臓学会 編，『肝硬変診療ガイドライン 2020　改訂第 3 版』，p. xxiv，南江堂（2020）より許諾を得て転載.

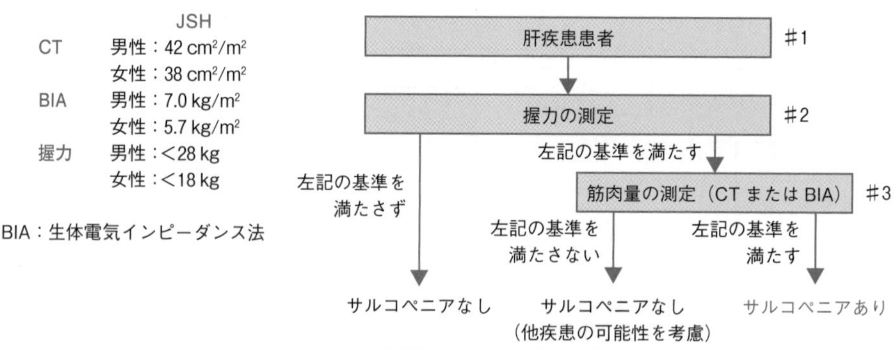

図 3.19　肝疾患におけるサルコペニアの判定基準（第 2 版）

1．肝疾患関連のサルコペニアは，肝疾患患者において筋肉量の減少と筋力低下を来した状態と定義する.

2．握力測定に関しては，スメドレー式握力計を用いた新体力テストに準ずる.

3．CT 面積は第三腰椎（L3）レベルの筋肉量を原則として採用する．今回のデータは筋肉量計測ソフトを用いて導かれたデータを採用した．筋肉量計測ソフトをもたない施設においては簡易法として L3 レベルでの腸腰筋の長軸×短軸の左右合計（カットオフ値：男性 6.0 cm^2/m^2，女性 3.4 cm^2/m^2）や manual trace 法による Psoas muscle index（カットオフ値：男性 6.36 cm^2/m^2，女性 3.92 cm^2/m^2）を用いてもよい．これらのカットオフ値は今後の検討により変更がありうる.

日本肝臓学会 編，『肝疾患におけるサルコペニア判定基準（第 2 版）』，(2021) https://www.jsh.or.jp/medical/guidelines/jsh_guidlines/sarcopenia.html（2021 年 1 月参照）より.

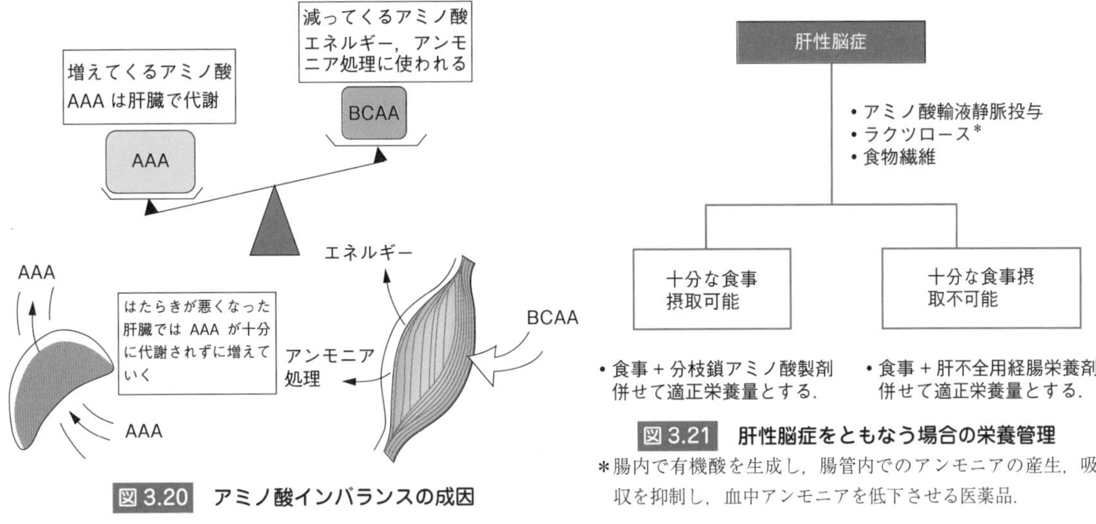

図 3.20　アミノ酸インバランスの成因

図 3.21　肝性脳症をともなう場合の栄養管理

＊腸内で有機酸を生成し，腸管内でのアンモニアの産生，吸収を抑制し，血中アンモニアを低下させる医薬品．

例題

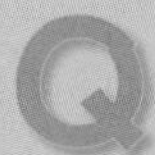

肝硬変に関する記述である．正しいのはどれか．

(1) 長期にわたりアルコールを過剰に摂取しても，肝硬変にはならない．
(2) 肝硬変ではインスリン抵抗性が認められ，そのため糖質の利用が高まる．
(3) たんぱく質の異化亢進の原因として，血中分枝鎖アミノ酸の増加と芳香族アミノ酸の減少があげられる．
(4) 腹水の治療は，利尿剤投与，塩分制限および水分制限が基本で，時にアルブミン補給を行うことがある．
(5) 肝性脳症の予防には，血中アンモニア濃度，上昇を防ぐために高たんぱく食とする．

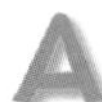

(4)

(1) アルコール性肝炎は肝硬変になることもある．
(2) 肝硬変ではインスリン抵抗性が認められ，糖質の利用が低下する．
(3) 肝硬変では，血中分枝鎖アミノ酸（BCAA）の低下，芳香族アミノ酸（AAA）が増加する．
(4) 肝硬変では，低アルブミン血症による膠質浸透圧低下から，細胞外液が移動するため，一時的にアルブミンを静注することがある．
(5) 高たんぱく食は血中アンモニアを増加させる．

表 3.6　肝不全用経腸栄養剤と分枝鎖アミノ酸製剤

	肝不全用経腸栄養剤		分枝鎖アミノ酸製剤
商品名	アミノレバン EN®	ヘパン ED®	リーバクト顆粒®
用量	3 包/日 150 g	2 包/日　160 g	3 包/日　12 g
エネルギー	630 kcal	620 kcal	48 kcal
たんぱく質	40.5 g	22.4 g	12 g
BCAA	18.2 g	10.9 g	12 g
フィッシャー比	38	61	100

NAFLD
non-alcoholic fatty liver disease

NASH
non-alcoholic steatohepatitis

④ **脂肪肝（NAFLD，NASH を含む）**：エネルギー源となる栄養素の過剰摂取による．脂肪肝は，アルコール性と非アルコール性に分けられる．肥満を基盤に進行するのが**非アルコール性脂肪性肝疾患**（NAFLD）である．NAFLD は脂肪肝の状態にとどまっているものだが，脂肪肝にとどまらず，脂肪性肝炎にまで至っているものを**アルコールによらない脂肪性肝炎**（**非アルコール性脂肪肝炎**，NASH）である．肥満者の増加にともない，わが国の NAFLD 有病率は 20 ～ 30%であると推定されている．NAFLD のうちの約 10%は NASH であり，90%は単純性脂肪肝（病的に問題にはならないもの）と推定されている．NASH は，C 型肝炎，アルコール性肝炎についで頻度の高い肝疾患である．中年以降の女性に多く，徐々に進行して肝硬変に至る．肝硬変は肝臓がんの発生原因となる．

NASH の診断は，次の i）～iii）のとおりである．

i）非飲酒者である（エタノール換算で男性 30 g/日以下，女性 20 g/日以下）．

ii）肝組織像が脂肪性肝炎を呈す．

iii）ほかの肝障害の原因を認めない．

NASH の 30 ～ 60%に，インスリン抵抗性による肥満，糖尿病，脂質異常症，高血圧症の合併が 30 ～ 60%に認められる．自覚症状のない例が多く，あったとしても軽い全身倦怠感，易疲労感，右季肋部痛程度である．健康診断の結果などから疑っていくのが妥当である．NASH の確定診断は，肝生検でのみ可能である．NASH は肝臓におけるメタボリックシンドローム状態である．NAFLD を放置しないことは NASH への進展防止につながる．NAFLD の根本には「肥満」が存在するため，肥満の予防・改善が重要であることはいうまでもない．

【脂肪肝（NAFLD，NASH を含む）の食事療法】

栄養評価：身体計測により BMI や% IBW，TSF，AMC を求める．ALT ＞ AST を認めるが，アルコール性脂肪肝では ALT ＜ AST となる．コリンエステラーゼ，TG，コレステロール，γ-GTP が上昇し，アルコール性ではγ-GTP が著明に上昇する．

摂取基準：わが国では，低栄養による脂肪肝は少ない．原疾患として糖尿病や脂質異常症などがあればその治療を優先する．NASH の栄養管理は脂肪肝に準じる．

肝病変	エネルギー量（kcal/kg*/日）	たんぱく質（g/kg*/日）	脂肪/エネルギー比（%）
軽症（肥満なし）	25 ～ 30	1.0 ～ 1.5	20 ～ 25
中等度（肥満なし）	20 ～ 25	1.0 ～ 1.5	20 ～ 25
重症または高度肥満	20	1.2	20%以下

＊標準体重．
あくまでも目安であり，肝病変，肥満の有無により調整する．
アルコール性脂肪肝は禁酒とする．
ビタミン・ミネラルは十分に摂取する．
塩分を制限する．

栄養ケア：脂肪肝の食事療法はきわめて重要である．栄養状態，食事摂取状況，食習慣を確認し，問題点を改善する．

過剰栄養性脂肪肝，高度肥満をともなう脂肪肝では，減量による適正体重の維持が重要である．急激に体重を減少させるのではなく時間をかけて減量に努める．砂糖，菓子，ジュースなどに含まれる単糖類や二糖類は肝臓に TG の蓄積をおこしやすいため制限する．アルコール性脂肪肝には長期間の大量飲酒者が多く，ビタミンやミネラルなどの栄養素が不足していることがあるため，献立に工夫が必要である．

⑤ **肝臓がん**：原発性肝がん（その 95%は肝細胞がん）のほとんどは，肝硬変を中心とするなんらかの慢性肝障害に合併する．早期発見が大切であり，腫瘍マーカーとよばれる血液中の物質の測定や，腹部超音波検査，CT や MRI などの画像検査を組み合わせて診断を行う．治療は，肝機能および腫瘍の数や大きさなどの条件が許すかぎり，病変の切除が第一選択である．また，肝臓は，さまざまな悪性腫瘍の転移がみられる臓器である．このようながんを，転移性肝がん（消化器系のがんの血行性転移が多い）という．転移性肝がんにおいて，多数の転移巣が認められても，できるかぎり病変の切除を目指す．

6 胆のう，膵臓の疾患

① **胆石症**：胆石には，その成分により以下の 3 種類がある．また，部位により，肝内結石，胆のう結石，総胆管結石がある．

ⅰ）コレステロール石：コレステロールを 70%以上含むもの．

ⅱ）色素石：ビリルビンカルシウム石・黒色石

ⅲ）そのほかのまれな石

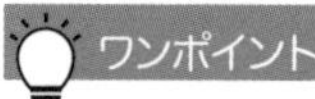

妊娠回数の多い女性に胆石が多い

• 妊娠中に胆道が圧迫されて，胆汁の流れが悪くなる．
• 女性ホルモンの分泌量の変化．

胆石症は女性に多く，とくに妊娠回数の多い女性に多く発症することがわかっている．また，ダイエットなどによる急速な体重減少とリバウンドを繰り返す人に多いのも特徴である．胆石には，3 つの主要な自覚症状がある．疝痛（せんつう），発熱，黄疸であり，これらがそろった場合を胆石発作という．なお，無症状の場合を無症状結石，胆石の存在を誘因とする胆道系の疼痛をもつものを，有症状結石という．無症状結石では，経過中に有症状になる可能性は 1 ～ 2 %程度であり，原則として胆のう摘出は行わない．また，胆のう内に胆石をもつ場合の胆のうがん発生率は，胆石をもたない場合と同等であり，胆石をもつ症例に対する予防的胆のう摘出は特別な場合を除いて必要ない．有症状結石，すなわち食後や夜間に心窩部・右季肋部・右背部痛が持続する場合には，胆のう内圧を低下させるための薬物療法を行う．また，胆のう胆石を除去する方法としては，腹腔鏡的胆のう摘出術が主流である．総胆管結石症の治療としては，内視鏡的乳頭切開術（EST）または内視鏡的乳頭バルーン拡張術（EPBD）を施行したあとに，経乳頭的に結石を取りだす方法がある．肝内結石の場合には，胆汁性肝硬変をきたしやすいこと，5 ～ 10%で胆管がんを合併していることから，原則として肝切除が施行される．

【胆石症の食事療法】

基本：胆石による疝痛発作を誘発させない，胆石の生成を促進させない，胆汁の排泄を促すことが食事療法の基本である．

栄養評価：AST，ALT，ALP，γ-GTP などの肝酵素が上昇する．ALP は胆汁中に排泄されるため，その上昇により胆汁経路の異常が把握できる．ビリルビンが上昇すると黄疸がみられる．炎症がある場合には，白血球数の増加，CRP が陽性となる（図 3.22）．

身体計測により肥満の有無を確認する．脂質異常症や糖尿病を合併している場合には，これらに関連した検査項目も評価する．

栄養基準：急性には，炎症を抑制するために絶食とし，経静脈栄養法を施行する．症状が軽減している回復期には，糖質を主体とする流動食（重湯，果汁，野菜スープなど）から開始する．十分に症状が安定するまでは胆のうの収縮刺激の強い脂肪を制限し，症状が安定してもこの時期の脂肪は

3 章

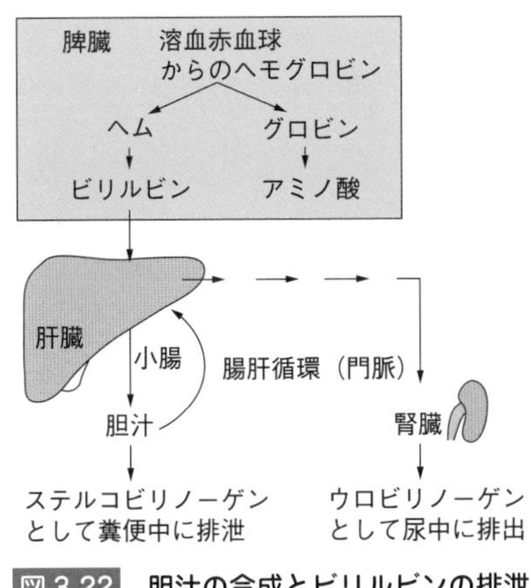

図 3.22　胆汁の合成とビリルビンの排泄

10 ～ 20 g/日を超えないようにする．不足する栄養素は経静脈栄養法により補う．

急性期から回復期を経て疝痛が消失している安定期には，食事によって症状を悪化させないことが重要である．エネルギー量は徐々に増やし，脂肪の大量摂取は避ける．無症状結石に対しては普通食でよい．発作を恐れるあまり，むやみに脂肪を制限をすると，必須脂肪酸の不足をきたして胆汁の排泄を低下させるため，適量の脂肪摂取が必要である．

急性期	絶食・経静脈栄養管理
回復期	糖質主体の流動食　　脂肪は 1 日 10 ～ 20 g 以下
安定期	エネルギー 20 kcal/kg から徐々に増加する．脂肪は 20 ～ 30 g/日 たんぱく質 1 ～ 1.2 g/kg
無症状結石	食事摂取基準に準じる普通食．大量脂肪摂取はさける アルコール制限，食物繊維を十分摂取する

あくまでも目安であり，病状に応じて調整する．

栄養ケア：肥満は胆石発作をおこすリスクを上昇させる．暴飲暴食や欠食などの生活習慣を改め，頻回食とし，適正体重を目指す．便秘は腸管内圧を上昇させて胆石発作を誘因するため，食物繊維の積極的な摂取による便通改善も重要である．

② **胆のう炎・胆管炎**：胆汁の排泄経路のどこかに閉塞が生じて胆汁の流出が停滞し，二次的な感染症が発生したものを胆のう炎・胆管炎という．

結石がおもな要因だが，がんによる場合もある．治療は，胆石症の治療方針にしたがう．また，黄疸がみられる場合には，胆のう・胆管ドレナージを施行して，全身状態の管理を優先する．

【胆のう炎の食事療法】

基本：胆のうへの細菌感染により発症する．急性胆のう炎の約 90%が胆

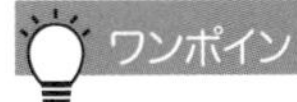

ワンポイント

ウロビリノーゲン

胆汁として腸管内に排泄されたビリルビンが，腸内細菌により分解されてできたものがウロビリノーゲン（urobilinogen）である．大半は便とともに体外に排泄されるが，一部は腸管から再び吸収されて血液中に流れ，肝臓に戻る途中で尿中にも排泄される．

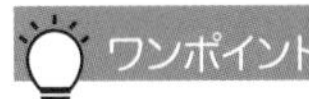

ワンポイント

ステルコビリノーゲン

再吸収されず腸管内に残ったウロビリノーゲンが，さらに腸内細菌により変化（還元）した物質をステルコビリノーゲン（stercobilinogen）という．

ワンポイント

ドレナージ

体内にたまっている余分な水や血液を体外に排出することをいう．ここでは胆のうや胆管にチューブを挿入して，停滞している胆汁を体外に排出することをいう．

石を合併している．最近では，抗生物質により予後は著しく改善されている．食事中の脂肪を制限して適正な抗生物質を投与するが，改善しない場合には，経皮経肝胆のうドレナージで膿をともなう胆汁を排除する．

栄養ケア：胆石症に準じる．

③ **黄疸**：黄疸には，その要因により 3 種類ある．

1）溶血性黄疸：溶血が肝細胞の処理能を超えた場合に現れる．

2）閉塞性黄疸：胆石や腫瘍により胆道が閉塞した場合に現れる．

3）肝細胞性黄疸：肝細胞障害により肝細胞機能が低下した場合に現れる．

④ **急性膵炎**：膵臓の内部および周囲に急性病変を生じた病態である．致命的経過をたどる重症例を除き，一般的には可逆性で，臨床的回復後約 6 カ月すると，膵臓は機能的・形態的にほぼもとに戻る．膵臓は，最も強力な消化酵素を分泌する臓器である．消化酵素が活性化すると，膵臓の自己消化がおこる．膵臓には，外分泌細胞とともに，ランゲルハンス島（内分泌細胞）も存在するため，内分泌機能が傷害されると，糖尿病をきたす．

要因は，アルコール性（40%），胆管結石による閉塞（25%），特発性（20%）などである．約 15%が重症化し，重症化（表 3.7，コラム中）した場合の致命率は 9 %に及ぶ．

急性膵炎では，きわめて強い疼痛を生じ，それにともない，呼吸循環機能に障害をきたすことがあるため，十分な除痛が必要である．軽度の疼痛であれば，非ステロイド抗炎症薬（NSAIDs）が使用可能であるが，基本的には中等症以上の疼痛には使用しない（プレショック時には NSAIDs の使用は禁忌）．

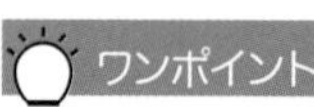

疼痛に対する薬剤

中等症以上の疼痛に対しては，ブプレノルフィン（レペタン®），ペンタゾチン（ソセゴン®）を用いる．

膵臓局所において大量の水分が滲出液として失われるため，血管内の水分が極端に減少する可能性がある．そのため，輸液による循環動態の安定，すなわち，血圧，脈拍（発症前と同程度）の維持と適正な尿量を確保する必要がある．適切な循環血液量や血圧は尿量と密接に関連し，尿量を測定して，最低でもおおむね 1 mL/kg/時間を確保する．

病態は，膵酵素による自己消化である．炎症は膵臓にとどまらず，膵組織の傷害により過剰に産生された液性因子を介して全身に及ぶことがある．したがって，重症例では全身への炎症の波及と臓器障害の合併を阻止し，さらにはすでに合併している臓器障害を適切に治療する必要がある．異所性に活性化されたたんぱく質分解酵素の活性の抑制と，血液凝固および血小板凝集を抑制し，播種性血管内凝固症候群（DIC）や多臓器不全（MOF）への進行を阻止する目的でたんぱく質分解酵素阻害薬を発症早期から大量（常用量の 2 倍程度から DIC の際に使用する量）にかつ持続的に投与する．このような薬剤の投与は，急性膵炎発症後，早ければ早いほど有効である．

軽症例では，比較的早期から経口摂取が可能となる．水分補給や脂肪を制限した流動食を投与する．重症例では，絶食とし，中心静脈栄養法が施

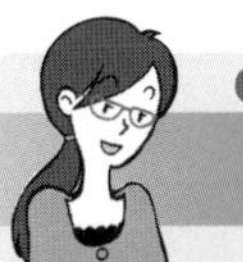

Column

重症急性膵炎

予後因子（1）が1項目，あるいは予後因子（2）が2項目以上陽性のものを重症急性膵炎とし，重症急性膵炎例では，予後因子（3）を含めた各予後因子の陽性項目の点数の合計を算出し，それを重症度スコアとする．重症度判定は原則として入院48時間以内に行い，以後，経時的に検索して行う．

急性膵炎と診断されれば，すみやかに入院治療とする．血圧，脈拍数，呼吸数，体温，尿量などのモニタリングが必須で，静脈の確保と十分な輸液，必要に応じた呼吸管理を行いながら，重症度判定，成因検索などを進めて，重症と判定すれば，適切な高次医療機関へ転送する．つねに重症化を念頭に置き，最初の2～3日間は全身的な集中管理と治療が必要である．

表3.7　急性膵炎の重症度判定基準

予後因子（1）
ショック，呼吸困難，神経症状，重症感染症，出血傾向，Ht ≦ 30%，BE ≦ −3 mEq/L，BUN ≧ 40 mg/dL（または Cr ≧ 2.0 mg/dL）　各2点

予後因子（2）
LDH ≧ 700 IU/L，PaO_2 ≦ 60 mmHg，Ca ≦ 7.5 mg/dL，FBS ≧ 200 mg/dL，TP ≦ 6.0 g/dL，Plt ≦ 10 × 10^4/mm^3，PT ≧ 15秒，CT Grade ≧Ⅳ　各1点

予後因子（3）

SIRS 診断基準の陽性項数 ≧ 3	2点
年齢 ≧ 70歳	1点

行される．

【急性膵炎の食事療法】

基本：循環動態の維持など，十分な輸液による全身管理が優先される．循環動態が安定すれば経腸栄養が第一選択となり，瘻孔が存在する場合や経腸栄養開始によって病態が不安定となる場合には，中心静脈栄養法の適応となる（表3.8）．

表3.8　急性膵炎患者に対する経静脈・経腸栄養の施行ガイドライン

- 急性および慢性膵炎患者が経口からのエネルギー摂取を5～7日間にわたり十分に摂取できない懸念を有する場合に，栄養障害の予防あるいは治療を目的として栄養療法を用いる．
- 膵炎患者に栄養療法を実施する場合，経腸栄養が望ましい投与経路である．経静脈栄養法よりも経腸栄養法を優先して用いる．
- 経静脈栄養は，栄養療法が適応となる膵炎患者で，経腸栄養が施行できない症例に使用する．
- 経静脈用脂肪乳剤は血清 TG 濃度が 400 mg/dL 以下に維持されている場合は，急性膵炎患者に安全に投与できる．

日本静脈経腸栄養学会 監修．JSPEN., **26**（1），別冊 2002年1～2月．大塚製薬・大塚工場，(2007)，p. 78 より．

栄養評価：急性期には，血清・尿中アミラーゼが上昇し，数日間で急速に正常化する．血清リパーゼはアミラーゼより遅れて上昇してから正常化する．膵臓から分泌されるたんぱく質分解酵素であるトリプシンも上昇する．インスリンの分泌の低下による血糖値の上昇を生じる．重症例では，エネルギー代謝の亢進や体たんぱく質の異化の亢進がみられる．白血球，C 反応性たんぱく（CRP）値は高値となる．

食生活調査を施行し，アルコールや脂肪の摂取量，暴飲暴食の有無などを確認する．

栄養ケア：

1）経腸（経管）栄養

低脂肪の成分栄養剤を空腸に投与することは，膵炎の増悪の原因とはならない．膵臓の安静を保つためには，十二指腸より先の上部空腸への経腸（経管）栄養が原則である．低濃度（0.33 kcal/mL），低速度（25 mL/時）から開始し，1 kcal/mL，50 mL/時（1200 kcal/日）までは膵臓への刺激は少ない．ただし病態や検査データを確認しながら適宜増減する．

2）中心静脈栄養

インスリンの分泌低下およびインスリン抵抗性のため高血糖となるため，血糖値のチェックとインスリンの投与が必要である．体たんぱく質の異化亢進を抑制するため，分枝鎖アミノ酸（BCAA）製剤を投与する．脂肪製剤の静脈投与は膵外分泌作用がないため，エネルギー源として有用である．ただし，TG ＞ 400 mg/dL の場合には，脂肪製剤の投与により膵炎が増悪するため，使用を避ける．

3）軽症・中等症

維持輸液（ソリタ T3 など）に加えて，膵酵素阻害薬，H_2 ブロッカーなどを併用する．病態が 1 週間以内に回復するような軽症の場合には，積極的な栄養療法を行う必要はない．

4）回復期

経腸（経管）栄養は，経口摂取の前治療として有効である．経口摂取の開始は，血中膵酵素の正常化後 3 日以上安定しているかを確認しながら慎重に行う．経口摂取は，水分摂取から開始し，徐々に漸増する．低脂肪食（脂肪量約 10 g/日以下）から開始する．MCT（中鎖脂肪酸）は胆汁酸欠乏下でも吸収されるため，MCT オイルを調理に用いると，エネルギー源として有効である．

5）安定期

膵炎の再燃予防，栄養障害の改善，膵臓の機能回復を目標とし，脂肪は 20 ～ 30 g/日以下とする．バター，牛乳，鶏卵などは，乳化された状態であるため，膵外分泌への刺激が少なく利用しやすい．

レベルアップへの豆知識

急性膵炎の輸液

急性膵炎の輸液は初期には細胞外液（アセテートリンゲルあるいはラクテートリンゲルなど）を末梢輸液ルートから注入する．通常成人では健常時に 1 日水分量として 1500 ～ 2000 mL（30 ～ 40 mL/kg）必要で，急性膵炎時にはこの 2 ～ 4 倍量（60 ～ 160 mL/kg）が必要とされる．なお，重症度は刻々変化するため，当初は軽症であっても十分な輸液を行う．最初の 6 時間ほどはとくに大量の輸液（1 日量の約 1/2 ～ 1/3）が必要である．軽症例では輸液投与量と速度を減量する．輸液速度や量が過剰であると，とくに心肺腎機能低下患者や高齢者では肺水腫をきたす可能性があり，血圧，脈拍，尿量，中心静脈圧などを指標にして調節する．中心静脈圧 8 ～ 10 cmH_2O，時間尿量 50 mL 以上を目安に輸液量を調節する．中等症から重症の急性膵炎で，体重 60 kg の患者では 1 日輸液量は約 3600 ～ 9600 mL/日，6 時間量約 1200 ～ 4800 mL となる．

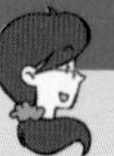

レベルアップへの豆知識

使用する抗菌剤

重症例では早期から予防的に抗菌剤を使用する．使用する抗菌剤は，抗菌スペクトラムが広く，膵への移行のよいカルバペネム系のイミペネム（チエナム®），メロペネム（メロペネム®），ニューキノロン系のシプロフロキサチン（シプロキサン®），β-ラクタマーゼ阻害薬配合広域ペニシリン系（ユナシン S®）などの抗菌剤が望ましいとされる．また，胆管炎の合併があれば，第二世代以降のセフェム系も推奨される．

栄養基準：

	エネルギー（kcal）	たんぱく質（g）	脂　質（g/日）	
急性期	絶　　食			経静脈栄養
回復期（やや回復） （かなり回復）	800 ～ 1200 1200 ～ 1500	50 ～ 60 60 ～ 70	10 以下	
安定期	1500 ～ 2000	60 ～ 80	初期は 20 以下，30 以下	

あくまでも目安であり，病状に応じて調整する．

⑤ **慢性膵炎**：急性膵炎の反復から膵臓の線維化に至り，消化酵素を含む膵液がうっ滞している病態であり，膵臓の外分泌・内分泌機能が低下する．このような変化は，持続的な炎症やその遺残により生じ，多くは不可逆性である．慢性膵炎では，腹部の疼痛や圧痛などの外分泌症候，血糖値の上昇などの内分泌症候が典型的であるが，無痛性あるいは無症候性の例も存在する．慢性膵炎の成因は，アルコール性，特発性，胆石性である．男性ではアルコール性が，女性では特発性が最も多い．

慢性膵炎の初期には，膵臓機能は比較的保たれており，血中・尿中の膵酵素の上昇をともなう上腹部痛が主症状である．進行すると膵組織が破壊され疼痛は軽減し，血中膵酵素上昇もみられなくなるとともに，膵外分泌機能の低下による消化吸収障害や，内分泌機能低下による糖代謝障害が出現する．腹痛は，一般に難治性で，その持続や程度はさまざまである．慢性膵炎では，重炭酸塩分泌が低下することから，上部小腸管腔内 pH も低下し，消化酵素が活性化されず，胆汁酸が沈殿して脂肪の消化が障害される．消化吸収障害は，まず脂質の消化吸収の障害（脂肪下痢）から出現し，次いで，たんぱく質の消化吸収が低下する．なお，糖質の消化吸収障害はほとんどみられない．

慢性膵炎が進行して，膵外分泌組織の線維化が高度になると，膵内分泌組織（ランゲルハンス島）まで破壊され，インスリンを分泌する β 細胞が減少して，膵性糖尿病（その他の特定の機序や疾患によるもの）を発症する．このとき，インスリンを分泌する β 細胞だけでなく，グルカゴンを分泌する α 細胞も減少しているため，1 型糖尿病のように血糖の変動が不安定（低血糖をおこしやすく回復しにくい高血糖が持続する）になることがある．大量飲酒者において膵性糖尿病の発症率が高い．

治療は，疼痛に対する対症療法と，憎悪（再燃）を予防するための日常生活の管理や薬物療法が中心である．なお，増悪時には，急性膵炎に準じた治療を行う．

疼痛の原因が膵管内圧や膵組織内圧の上昇と膵酵素の異所性（膵組織内）の活性化によると考えられる場合には，膵外分泌の抑制と膵管閉塞因子の除去，さらには膵酵素活性を抑制する治療が必要である．抗コリン薬

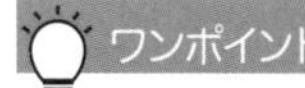

膵臓の機能

- 外分泌機能：栄養素の消化酵素を分泌する．
- 内分泌機能：血糖値を調節するインスリン，グルカゴンなどのホルモンを分泌する．

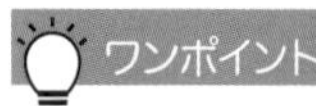

慢性膵炎における腹痛の原因

たんぱく質分解酵素の異所性活性化による自己消化，膵管および膵組織内圧の上昇，あるいは膵内の神経の傷害・変性などの膵内の異常によるものと，消化性潰瘍や十二指腸狭窄，さらには消化不良による腸内細菌の過剰出現による鼓腸（こちょう）など慢性膵炎の合併症による膵外の異常によるものなど多源性である．

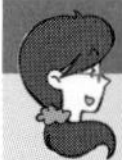

レベルアップへの豆知識

膵石症の治療

膵管口切開術あるいはドレナージチューブを留置して，膵炎の進展・増悪因子を除去する．主膵管内に形成された膵石に対しては，体外衝撃波（ESWL）あるいは膵管鏡下レーザー砕石により膵石を破砕・除去する．

を投与して迷走神経系を介する膵外分泌酵素の産生を抑制したり，オッディ（Oddi）筋を弛緩させて膵管・胆管内圧を低下させたり，たんぱく質分解酵素阻害薬で膵酵素を阻害したりして，膵炎の増悪と進展を防止する．

膵性糖尿病は，一般にインスリン治療が必要である．とくに大量飲酒者では食生活が不規則であり，グリコーゲン蓄積量が低下しているため，低血糖がおこりやすい．低血糖をおこさない程度の血糖コントロールを目標とするしかない．

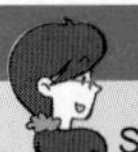

レベルアップへの豆知識

慢性膵炎の疼痛

慢性膵炎の疼痛は長期間持続するため，精神的に不安定であったり，心因的要因によって疼痛が惹起されることもあり，マイナートランキライザーの投与も有効である．通常量の3～4倍の消化酵素剤の補充を行う．消化酵素が胃酸やペプシンで加水分解され失活するのを防止するために食事と一緒に投与し，さらに，消化酵素剤が胃から小腸へ食物と同時に排出されるように直径1 mm前後の小顆粒製剤を用いる．慢性膵炎では重炭酸塩分泌が低下しており，上部小腸内のpHが上昇しないことから，ヒスタミン H_2 受容体拮抗薬やプロトンポンプ阻害剤（PPI）を併用して胃酸分泌を抑制し，消化酵素が失活しないようにする．胃酸分泌の抑制は，慢性膵炎にしばしば合併する消化性潰瘍の疼痛に対しても有効である．

レベルアップへの豆知識

SU剤（sulfonylurea剤）

膵臓の内分泌組織（ランゲルハンス島）のβ細胞に作用して，インスリンの分泌を促進させる薬．代表例として，オイグルコン®（ダオニール®），グリミクリン®，アマリール® がある．

【慢性膵炎の食事療法】

基本：膵外分泌に対する負荷を減らすため，飲酒や過食などの生活習慣を改善することが重要で，禁酒・禁煙とし，コーヒーや香辛料を制限する．腹痛が著しい場合には，脂肪だけではなくたんぱく質も制限する．脂肪は症状に応じて30～40 g/日，たんぱく質は0.5～0.8 g/kg標準体重に制限する．急性増悪を繰り返す場合には，食事摂取による疼痛誘発を避けるため1回の食事量を少なくし，1日に4～5回摂取するよう指導する．

病期は，代償期（摂食時の腹痛症状があるが日常生活に支障をきたす機能障害がない）と，非代償期（膵機能の不可逆的な低下による消化吸収障害や耐糖能異常をきたす）非代償期に分けられる．両者の病態が重複しているものの比較的軽度の腹痛と耐糖能異常が併存する時期を移行期という．慢性膵炎の治療は，はじめに疼痛対策，次に糖尿病のコントロール，さらに消化不良の改善である．疼痛に対しては鎮痛剤を投与するが，禁酒ならびに食事療法による生活管理が治療の前提である．アルコールが原因となっている場合には，禁酒ができなければ進行性・難治性の経過をたどるため，社会生活復帰が困難となる．膵外分泌機能の補充療法として，大量の消化酵素剤を投与する．

栄養ケア：

1）代償期

急性再燃期には急性膵炎と同様の治療が必要である．腹痛が強ければ脂肪制限を施行するが，1日あたりの脂肪摂取量が適切であっても，食事量の偏りから1回量が多ければ膵炎を悪化させることがある．胃酸分泌を亢進させるコーヒー，アルコール，香辛料は控える．食事摂取による腹痛の誘発がなければ食事制限は必要でない．ただし，脂質異常症が原因である膵炎の場合には，脂肪制限を中心とした食事療法を行う．たんぱく質は傷害された膵臓の再生修復に必要であるため，フィッシャー比を考慮した良質のたんぱく質を80 g/日程度摂取することが望ましい．

ワンポイント

フィッシャー比

（p. 160参照）

2）非代償期

急性膵炎の安定期に準じる．非代償期には，脂肪摂取後に腹痛を誘発することは少ないので脂肪制限を緩和し，膵性糖尿病と消化吸収不良栄養障害に対する栄養療法を主体に行う．

3）消化吸収不良栄養障害

膵外分泌の予備能は大きく，膵酵分泌量が正常の約 10%以下になってはじめて脂肪便が出現する．わが国においては，脂肪摂取量が少ないため，慢性膵炎においても脂肪便（脂肪性下痢）が出現することはまれであり，軽度の便通異常が存在する程度である．むしろ下痢の出現と血糖コントロールを重視するあまり，過度の食事制限を行い低栄養状態をきたさないよう，注意する必要がある．とくに飲酒者は不規則な食生活であることが多く，低血糖をおこしやすい．食事療法は，それぞれの病態での膵機能に応じた適切な治療を行うことが重要である．

栄養基準：

	エネルギー（kcal）	たんぱく質（g/日）	脂　質（g/日）	
急性再燃期	急性膵炎と同様			経静脈栄養
代償期（腹痛あり）	1500 ～ 1800	80	30 ～ 35	
非代償期	1500 ～ 2000	80	40 ～ 45	糖尿病に準じた栄養療法

あくまでも目安であり，病状に応じて調整する．

⑥ **膵臓がん**：ほかの消化器系のがんに比べ，発見されにくい．2018 年の膵臓がんによる死亡率は，男性 4 位，女性 3 位であった．膵臓がんは発症しても症状が出にくく，早期に発見されることは少ない．食欲不振や急な血糖値上昇などがみられたら，疑う必要がある．

練習問題

→ p. 40〜p. 42 参照

1 65 歳男性．40 歳のときに健康診断で C 型慢性肝炎といわれたが，自覚症状がないため放置していた．1 週間前より腹部膨満感が出現し，体重が 8 kg 増加したので病院を受診し，入院となった．眼球結膜に黄疸を認め，下腿に浮腫を認めた．羽ばたき振戦を認めた．早朝空腹時呼吸商は 0.78 であった．

① この患者の入院時の血液検査結果について，正しい記述はどれか．

（1）血清アルブミン値が高値
（2）血中アンモニア値が低値
（3）血小板数が低値
（4）プロトロンビン時間の短縮

② この患者の入院時の栄養治療計画に関する記述である．誤っているのはどれか．

（1）食塩制限
（2）分枝鎖アミノ酸製剤を使用する
（3）高たんぱく食にする
（4）食物繊維の多い食品の摂取
（5）Late Evening Snack を取り入れる

→ p. 48〜p. 55 参照

2 胆のう・膵臓疾患について関する記述である．誤っているのはどれか．

（1）胆石症は 40 〜 50 歳代の肥満女性に多い．
（2）胆石症は胆汁の排泄を促すことが食事療法の基本である．
（3）胆のう炎の再発予防期（無症状）の脂肪摂取は 30 〜 50 g/日に制限するのが望ましい．
（4）急性膵炎の栄養療法を実施する場合，経静脈栄養より経腸栄養法が望ましい．
（5）慢性膵炎の非代償期には，脂肪摂取量の制限を緩和するのが望ましい．

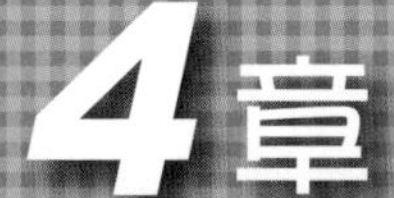

4章 代謝性疾患の病態と栄養管理

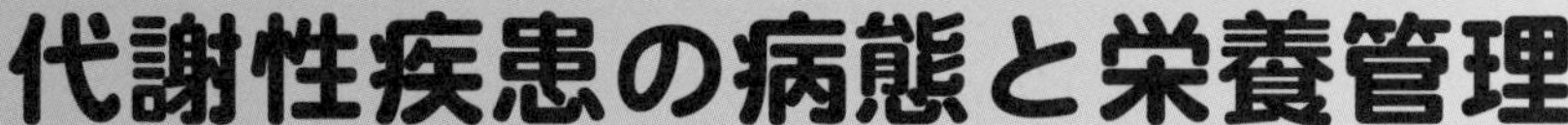

CHAPTER GUIDANCE & KEYWORD

4章で学ぶこと

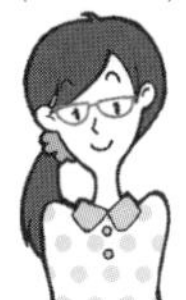

この章では糖質代謝に関係する糖尿病，脂質代謝に関係する脂質異常症，核酸代謝異常に関係する高尿酸血症（痛風）と，それらの原因となる肥満（症），メタボリックシンドロームについて学びます．これらの疾患には生活習慣がかかわっており，動脈硬化症疾患の誘因となっています．一方，先天性代謝異常症は，各種の酵素欠損やそれらの機能異常により生じます．すべての代謝異常性疾患の治療は，食事療法が基本です．各疾患における食事の摂り方などについて重要ポイントを学びましょう．

4章のキーワード

□ インスリン分泌不全　□ インスリン抵抗性　□ バランス食　□ 食後血糖　□ 食品交換表　□ 食物繊維　□ カーボカウント　□ 血中コレステロール　□ 中性脂肪　□ 動脈硬化　□ 内臓脂肪蓄積　□ 飽和脂肪酸　□ n3-系多価不飽和脂肪酸　□ トランス脂肪酸　□ 一価不飽和脂肪酸　□ 生活習慣　□ プリン体　□ 血清尿酸値　□ 肥満症　□ 高度肥満症　□ 超低エネルギー食　□ 食行動　□ 行動療法　□ フェニルアラニン　□ 分枝鎖アミノ酸

1 糖尿病

糖尿病とは，血糖値（血液中のグルコース濃度）が慢性的に高くなることにより，太い動脈の硬化（動脈硬化）による合併症や，細い動脈の硬化による合併症（糖尿病合併症）をきたす病態である．血糖値は，健康な人では常に一定範囲内に調節されている（図4.1）．グルコースは，脳をはじめとする身体のすべての器官の主要なエネルギー源であるが，血糖値の上昇（高血糖）は，さまざまな合併症を引きおこす．

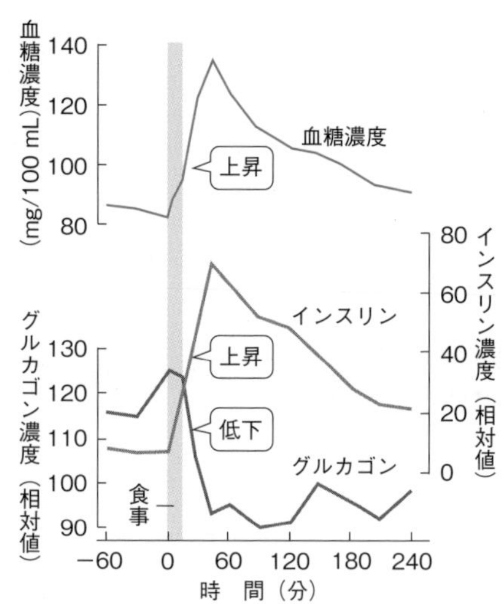

図 4.1　血糖値とホルモンの関係

『ニューステージ生物図表』, 浜島書店 (2019) より.

血糖値の上昇（高血糖）とは，血液中のグルコースが，細胞のなかに入っていかない状態（細胞レベルでのエネルギー欠乏）である．細胞レベルでグルコースがまったく利用できなければ糖尿病昏睡をおこす．また，持続的な高血糖は，動脈硬化に加えて糖尿病合併症も引きおこす．糖尿病治療においては，これらの予防が重要であり，発生してしまった病態の治療は困難なものが多い．ほかの生活習慣病と同じように，糖尿病そのものを予防することが重要である．糖尿病の発症予防には，運動やバランスのよい食事が大切である．また，糖尿病の早期発見と治療効果の判定は，さまざま検査を組み合わせて施行する（図 4.2）．

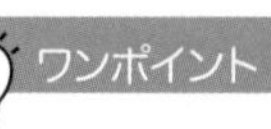

糖尿病合併症

(p. 62 参照)

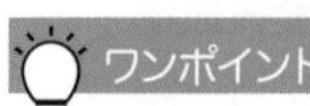

糖尿病関連の検査

(p. 60 参照)

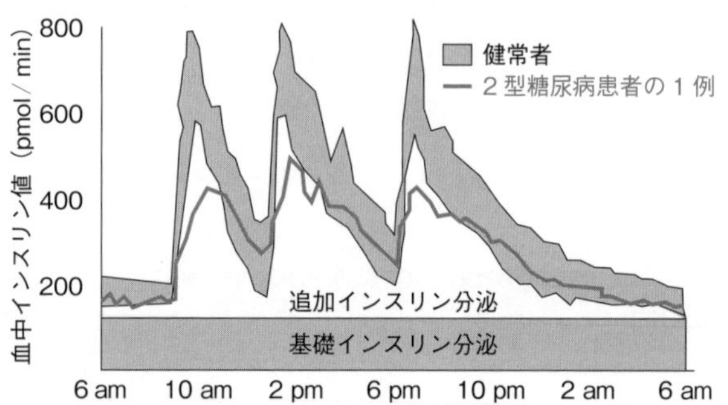

図 4.2　2 型糖尿病患者のインスリン分泌：生理的インスリン分泌との比較

K. S. Polonsky et al., *N. Engl. J. Med.*, **318** (19), 1231 (1988) を一部改変.

2019（令和元）年に実施された国民健康・栄養調査によると，わが国の 20 歳以上の国民において糖尿病が強く疑われる者の割合は，男性 19.7%，女性 10.8%である．年齢が高いほどその割合が高いのが特徴である．食事療法は，すべての糖尿病患者において治療の基本であり，出発点でもある．食事療法の実践により，糖尿病状態が改善され，動脈硬化や糖尿病合併症の進展リスクは低下する．また，糖尿病の食事療法には個別対応が必要である．

(1) 糖尿病の分類

糖尿病は，次のように分類される．

Ⅰ．1型糖尿病：膵β細胞の破壊，通常は絶対的インスリン欠乏に至る．
 A．自己免疫性
 B．特発性
Ⅱ．2型糖尿病：インスリン分泌低下を主体とするものと，インスリン抵抗性が主体で，それにインスリンの相対的不足をともなうものがある．
Ⅲ．そのほかの特定の機序・疾患によるもの
 A．遺伝的因子として遺伝子異常が同定されたもの
  ① 膵β細胞機能にかかわる遺伝子異常
  ② インスリン作用の伝達機序にかかわる遺伝子異常
 B．ほかの疾患，条件にともなうもの
  ① 膵外分泌疾患
  ② 内分泌疾患
  ③ 肝疾患
  ④ 薬剤や化学物質によるもの
  ⑤ 感染症
  ⑥ 免疫機序によるまれな病態
  ⑦ その他の遺伝的症候群で糖尿病をともなうことが多いもの
Ⅳ．妊娠糖尿病

(2) 糖尿病の診断

糖代謝異常の判定：糖尿病診断のフローチャート（図 4.3）および判定基準を示す（表 4.1）．糖尿病の診断は，高血糖が持続している状態を証明することによって医師が行う．別の日に行った検査で糖尿病型が再確認できれば，糖尿病と診断する．ただし，初回検査と再検査の少なくとも一方で必ず血糖値の基準を満たしていなければならず，HbA1c のみの反復検査による診断は不可である．血糖値と HbA1 c を同時に測定し，ともに糖尿病型であることが確認されれば，初回検査のみで糖尿病と診断する．血糖値が糖尿病型を示し，かつ次のいずれかが認められる場合にも，初回検査だけで糖尿病と診断する（1型糖尿病が疑われる場合は別途）．

1）口渇，多飲，体重減少といった糖尿病の典型的な症状

2）確実な糖尿病網膜症

血糖調節のメカニズムを図 4.4 に示す．血糖値を上昇させるホルモンにはグルカゴンやアドレナリンなど，多数存在するが，血糖値を低下させるホルモンはインスリンのみである．

(3) 1型糖尿病

1型糖尿病では，自己免疫あるいは特発性（原因不明）の機序による膵β細胞の破壊が生じて，絶対的インスリン欠乏に陥っている．高血糖が持続すると，昏睡（こんすい）をきたす．日本人の糖尿病の1〜5％程度がこのタイプで

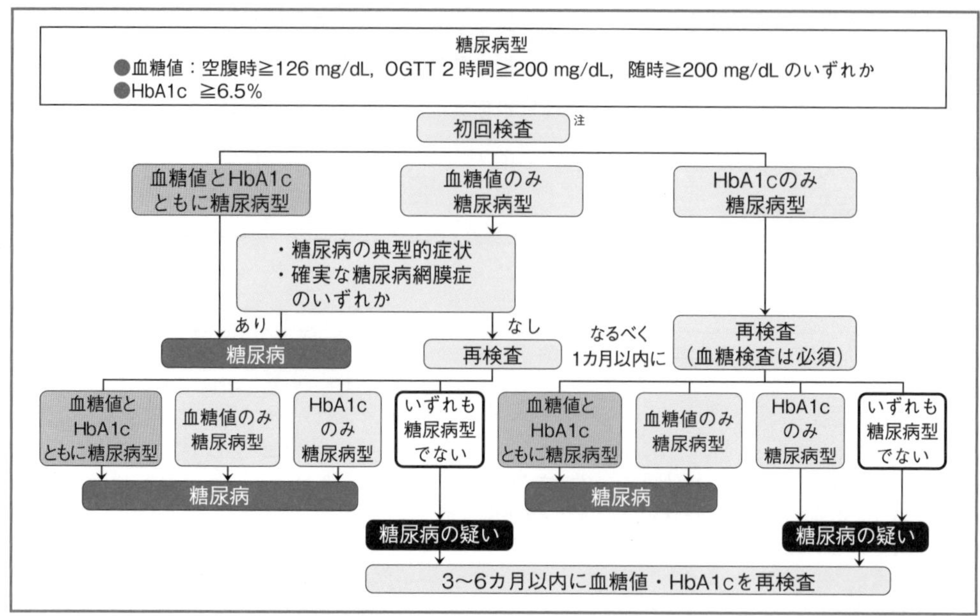

図 4.3　糖尿病の臨床診断フローチャート

注：糖尿病が疑われる場合は，血糖値と同時に HbA1c を測定する．同日に血糖値と HbA1c が糖尿病型を示した場合には，初回検査だけで糖尿病と診断する．
日本糖尿病学会糖尿病診断基準に関する調査検討委員会：糖尿病の分類と診断基準に関する委員会報告（国際標準化対応版），糖尿病，**55**，494（2012）より一部改変．
日本糖尿病学会 編著，『糖尿病治療ガイド 2020-2021』，文光堂（2020）より．

表 4.1　空腹時血糖値および 75 gOGTT による判定区分と判定基準

	血糖測定時間			判定区分
	空腹時		負荷後 2 時間	
グルコース濃度（静脈血漿）注1)	126 mg/dL 以上	または	200 mg/dL 以上	糖尿病型
	糖尿病型にも正常型にも属さないもの			境界型
	110 mg/dL 未満	および	140 mg/dL 未満	正常型注2)

注 1）血糖値は，とくに記載のない場合には静脈血漿値を示す．
注 2）　正常型であっても 1 時間値が 180 mg/dL 以上の場合は 180 mL/dL 未満のものに比べて糖尿病に悪化する危険が高いので，境界型に準じた取り扱い（経過観察など）が必要である．また，空腹時血糖値が 100 ～ 109 mg/dL は正常域ではあるが，「正常高値」とする．この集団は糖尿病への移行や OGTT 時の耐糖能障害の程度からみて多様な集団であるため，OGTT を行うことが勧められる．
日本糖尿病学会糖尿病診断基準に関する調査検討委員会：糖尿病の分類と診断基準に関する委員会報告（国際標準化対応版），糖尿病，**55**，494（2012）より一部改変．
日本糖尿病学会 編著，『糖尿病治療ガイド 2020-2021』，文光堂（2020）より．

ある（欧米では 50%の国もある）．小児（若年者）の発症がほかの年代に比較して高いことは確かであるが，高齢者でも発症する．

診断は，血中あるいは尿中 C ペプチドを測定し，内因性インスリン（自分の膵臓が分泌可能なインスリン）の分泌低下を証明することによる．また，発症前後で抗 GAD 抗体や抗 IA-2 抗体などの自己抗体が陽性であるこ

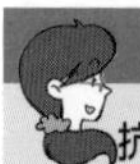
レベルアップへの豆知識

抗 GAD 抗体と抗 IA-2 抗体

1 型糖尿病患者の血液中には，抗 GAD 抗体や抗 IA-2 抗体の存在が確認されることが多い．ともに，膵ランゲルハンス島に対する自己抗体であり，抗 GAD 抗体は発症初期の 1 型糖尿病で陽性率が高い．また，抗 IA-2 抗体は 1 型糖尿病発症前に血液中に出現することがあり，発症予測に有用と考えられる．

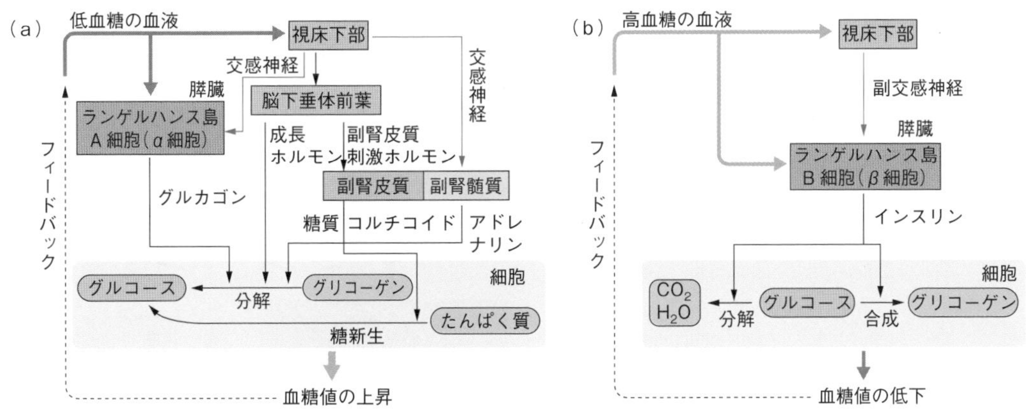

図 4.4　血糖値の調節（ヒト）

ヒトの血糖値は，標準値が 1 dL あたり 100 mg である．(a) 低血糖から正常へ，(b) 高血糖から正常へ．

低血糖：70 mg/dL 以下．この状態が続くと，疲労感・発汗・痙攣（けいれん）などがおこり，意識を失う．

高血糖：170 mg/dL 以上．この状態が続くと，糖尿やのどの渇きが生じ，細菌抵抗性が低下する．

『ニューステージ生物図表』，浜島書店（2019）より．

とも診断の一助となる．

1 型糖尿病は，生きるためにインスリン治療（現状ではインスリン注射）が絶対的に必要である．血糖コントロールが不安定な場合には，インスリン持続皮下注入ポンプを用いる方法もある．食事療法，運動療法を行うが，インスリン治療をやめることはできない．なお，現在，1 型糖尿病を根治できる唯一の方法は，膵臓移植，膵島移植である．

(4) 2 型糖尿病

2 型糖尿病の病態は，インスリン作用不足による高血糖の持続である．図 4.5 のように，インスリン分泌低下とインスリン抵抗性は，いずれも遺伝因子に影響を受ける．また，インスリン抵抗性は，過食（とくに脂質の割合の多い食事），肥満，運動不足，ストレスなどの環境因子，および年齢の影響を受ける．

診断は，糖尿病の診断基準にしたがう．2 型糖尿病であることは，1 型およびその他の特定の機序・疾患によるものでないことが前提である．

生活習慣の改善を含む食事療法・運動療法が基本であるが，必要に応じて，経口糖尿病薬などの内服による血糖値の正常化を目指す．2 型糖尿病であっても，インスリン注射による血糖コントロールを行い，積極的に血糖値を正常化することも合併症の進展を防止するために重要である．

(5) 妊娠と糖尿病

妊娠中の糖代謝異常には，妊娠後に血糖値が上昇した妊娠糖尿病（GDM）と，妊娠前から糖尿病であった人が妊娠した糖尿病合併妊娠があ

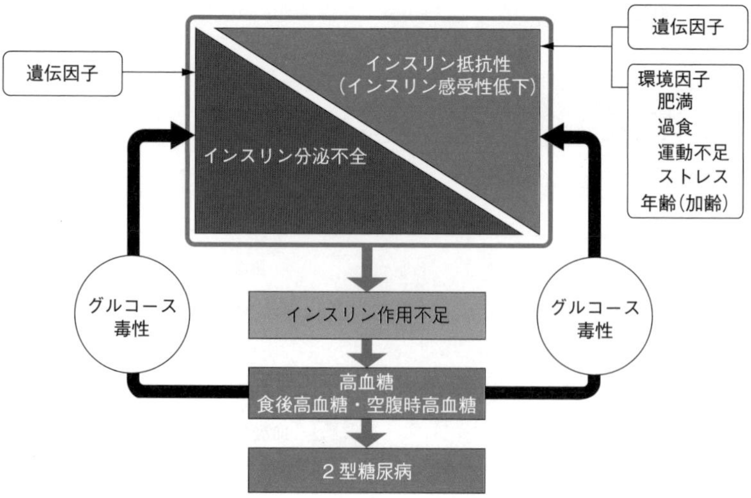

遺伝因子
インスリン抵抗性
（インスリン感受性低下）
遺伝因子
環境因子
肥満
過食
運動不足
ストレス
年齢（加齢）
インスリン分泌不全
グルコース毒性
インスリン作用不足
グルコース毒性
高血糖
食後高血糖・空腹時高血糖
2型糖尿病

図 4.5 2型糖尿病の発症機序

る．すなわち，妊娠糖尿病は，妊娠中に発見された糖代謝異常であり，糖尿病合併妊娠は，妊娠前から存在していた糖尿病である．なお，妊娠糖尿病の診断基準は通常の基準とは異なる（図 4.6）．妊娠中の糖代謝異常は，たとえ非妊娠時なら糖尿病との診断に至らない血糖値の上昇であっても，胎児の過剰発育がみられたり，周産期においてさまざまなリスクが高まったり，また，産後に糖尿病を発症するリスクが高いことなどから，妊娠中のみならず産後も経過観察が必要である．

妊娠糖尿病の診断は，75 g 経口ブドウ糖負荷試験で確定するが，図 4.6 に示したとおり通常の糖尿病の判定よりも厳しい．

妊娠中の糖代謝異常の治療の基本は食事療法であり，妊婦に対して十分な栄養を付加し，適正な体重増加を目指す．一方，妊娠前，妊娠中，周産期，授乳期の血糖コントロールは厳格に行う必要があり，薬物療法にはインスリンを使用する．

ワンポイント

経口ブドウ糖負荷試験

OGTT（oral glucose tolerance test）．糖尿病診断法の一つ．糖尿病が疑われる患者に，短時間に一定量のグルコース水溶液を飲んでもらい，一定時間経過後の血糖値の値から，糖尿病かどうか判断する方法．単に糖負荷試験ともいう．

(6) 高齢者の糖尿病

高齢者の糖尿病は，認知症，鬱（うつ）病，ADL 低下，サルコペニア，転倒，骨折，フレイル，尿失禁，低栄養などをきたしやすい．また，高齢者では，肝臓の予備能低下による薬剤の副作用や，心臓の予備能低下による水分過多に注意が必要である．さらに，高齢者では，血糖値が低下しても無自覚であったり，突然，重症低血糖となったりすることが少なくない．認知症を合併している場合には，血糖コントロール（図 4.7）の難渋や，夏場の脱水にも注意が必要である．

(7) 糖尿病合併症

糖尿病合併症には，急性合併症と慢性合併症がある．糖尿病性昏睡，低

1）妊娠糖尿病 gestational diabetes mellitus（GDM）
75g OGTT において次の基準の 1 点以上を満たした場合に診断する ① 空腹時血糖値≧92 mg/dL (5.1 mmol/L) ② 1 時間値≧180 mg/dL (10.0 mmol/L) ③ 2 時間値≧153 mg/dL (8.5 mmol/L)
2）妊娠中の明らかな糖尿病 overt diabetes in pregnancy[注1]
以下のいずれかを満たした場合に診断する ① 空腹時血糖値≧126 mg/dL ② HbA1c 値≧6.5% ＊随時血糖値≧200 mg/dL あるいは 75g OGTT で 2 時間値≧200 mg/dL の場合は，妊娠中の明らかな糖尿病の存在を念頭に置き，①または②の基準を満たすかどうか確認する[注2]
3）糖尿病合併妊娠 pregestational diabetes mellitus
① 妊娠前にすでに診断されている糖尿病 ② 確実な糖尿病網膜症があるもの

図 4.6　妊娠糖尿病の診断基準

注 1）妊娠中の明らかな糖尿病には，妊娠前に見逃されていた糖尿病と，妊娠中の糖代謝の変化の影響を受けた糖代謝異常，および妊娠中に発症した 1 型糖尿病が含まれる．いずれも分娩後は診断の再確認が必要である．

注 2）妊娠中，とくに妊娠後期は妊娠による生理的なインスリン抵抗性の増大を反映して糖負荷後血糖値は非妊娠時よりも高値を示す．そのため，随時血糖値や 75 g OGTT 負荷後血糖値は非妊娠時の糖尿病診断基準をそのまま当てはめることはできない．

これらは妊娠中の基準であり，出産後は改めて非妊娠時の「糖尿病の診断基準」にもとづき再評価することが必要である．

日本糖尿病・妊娠学会，糖尿病と妊娠，**15**(1)，1 より．

血糖，急性感染症が急性合併症，虚血性心疾患，脳梗塞，慢性動脈閉塞症（壊疽）などの大血管障害（太い動脈の障害）と糖尿病の三大合併症（細小血管障害：糖尿病神経障害，糖尿病網膜症，糖尿病腎症）が慢性合併症にあたる．HbA1c などを参考にした，長期にわたる厳格な血糖コントロールが重要である．たとえ食前血糖値が良好でも，食後血糖値の上昇は大血管障害のリスクを高めるため，厳格なコントロールが必要である．

●大血管障害（糖尿病によりおこりやすくなる合併症）
　動脈硬化 → 心筋梗塞，脳梗塞，閉塞性動脈硬化症

●細小血管障害（糖尿病特有の合併症）
　糖尿病網膜症：網膜の微小血管の障害 → 新生血管 → 眼底出血 → 失明
　糖尿病腎症：糸球体血管の障害 → 糸球体ろ過能の低下 → たんぱく尿 → 腎不全
　糖尿病神経障害：神経栄養障害 → 末梢知覚神経麻痺 → 運動神経麻痺 → 自律神経麻痺

(8) 糖尿病の治療目標（血糖コントロール）

血糖コントロールの目標は「健康な人と変わらない日常生活（QOL）の

患者の特徴・健康状態注1)		カテゴリーI ①認知機能正常 かつ ②ADL自立		カテゴリーII ①軽度認知障害～軽度認知症 または ②手段的ADL低下，基本的ADL自立	カテゴリーIII ①中等度以上の認知症 または ②基本的ADL低下 または ③多くの併存疾患や機能障害
重症低血糖が危惧される薬剤(インスリン製剤，SU薬，グリニド薬など)の使用	なし 注2)	7.0%未満		7.0%未満	8.0%未満
	あり 注3)	65歳以上75歳未満 7.5%未満(下限6.5%)	75歳以上 8.0%未満(下限7.0%)	8.0%未満(下限7.0%)	8.5%未満(下限7.5%)

治療目標は，年齢，罹病期間，低血糖の危険性，サポート体制などに加え，高齢者では認知機能や基本的ADL，手段的ADL，併存疾患なども考慮して個別に設定する．ただし，加齢にともなって重症低血糖の危険性が高くなることに十分注意する．

図 4.7　高齢者糖尿病の血糖コントロール目標

注1）認知機能や基本的ADL（着衣，移動，入浴，トイレの使用など），手段的ADL（IADL：買い物，食事の準備，服薬管理，金銭管理など）の評価に関しては，日本老年医学会のホームページ（https://www.jpn-geriat-soc.or.jp/）を参照する．エンドオブライフの状態では，著しい高血糖を防止し，それにともなう脱水や急性合併症を予防する治療を優先する．

注2）高齢者糖尿病においても，合併症予防のための目標は7.0％未満である．ただし，適切な食事療法や運動療法だけで達成可能な場合，または薬物療法の副作用なく達成可能な場合の目標を6.0％未満，治療の強化が難しい場合の目標を8.0％未満とする．下限を設けない．カテゴリーIIIに該当する状態で，多剤併用による有害作用が懸念される場合や，重篤な併存疾患を有し，社会的サポートがともなしい場合などには，8.5％未満を目標とすることも許容される．

注3）糖尿病罹病期間も考慮し，合併症発症・進展阻止が優先される場合には，重症低血糖を予防する対策を講じつつ，個々の高齢者ごとに個別の目標や下限を設定してもよい．65歳未満からこれらの薬剤を用いて治療中であり，かつ血糖コントロール状態が図の目標や下限を下回る場合には，基本的に現状を維持するが，重症低血糖に十分注意する．グリニド薬は，種類・使用量・血糖値等を勘案し，重症低血糖が危惧されない薬剤に分類される場合もある．

【重要な注意事項】糖尿病治療薬の使用にあたっては，日本老年医学会 編，「高齢者の安全な薬物療法ガイドライン」を参照すること．薬剤使用時には多剤使用を避け，副作用の出現に十分注意する．

日本糖尿病学会 編著，『糖尿病治療ガイド 2020-2021』，文光堂，p. 100，図 16 より．

維持，健康な人と変わらない寿命の確保」である（図 4.8）．

糖尿病患者それぞれの特性を考慮して，治療目標を個別に設定する（図 4.9）．一般的には，細小血管障害の発症予防や進展抑制には HbA1c 7.0％未満が望ましい．低血糖の発生がない場合には，可能なかぎりより厳格な血糖コントロールを目指す．血糖コントロールに指標には，HbA1c のほか，グリコアルブミン（GA），1,5-アンヒドログルシトール（1,5-AG）などを用いる．なお，妊娠中の血糖コントロールや高齢者の血糖コントロールには，きめ細かな注意が必要である．先述のとおり，食後高血糖は大血

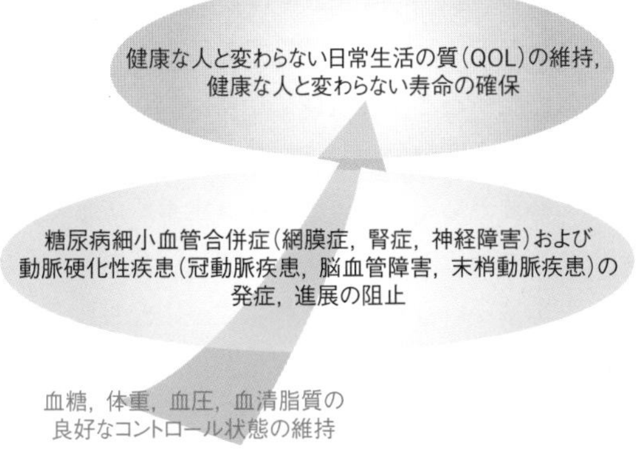

健康な人と変わらない日常生活の質（QOL）の維持，
健康な人と変わらない寿命の確保

糖尿病細小血管合併症（網膜症，腎症，神経障害）および
動脈硬化性疾患（冠動脈疾患，脳血管障害，末梢動脈疾患）の
発症，進展の阻止

血糖，体重，血圧，血清脂質の
良好なコントロール状態の維持

図 4.8　糖尿病治療の目標

日本糖尿病学会 編著，『糖尿病治療ガイド 2020-2021』，文光堂，p. 24，図 6 より．

	コントロール目標値[注4]		
目標	血糖正常化を目指す際の目標[注1]	合併症予防のための目標[注2]	治療強化が困難な際の目標[注3]
HbA1c(%)	6.0未満	7.0未満	8.0未満

治療目標は年齢，罹病期間，臓器障害，低血糖の危険性，サポート体制などを考慮して個別に設定する．

図 4.9　血糖コントロール目標

注 1）適切な食事療法や運動療法だけで達成可能な場合，または薬物療法中でも低血糖などの副作用なく達成可能な場合の目標とする．

注 2）合併症予防の観点から HbA1c の目標値を 7 % 未満とする．対応する血糖値としては，空腹時血糖値 130 mg/dL 未満，食後 2 時間血糖値 180 mg/dL 未満をおおよその目安とする．

注 3）低血糖などの副作用，その他の理由で治療の強化が難しい場合の目標とする．

注 4）いずれも成人に対しての目標値であり，また妊娠例は除くものとする．

日本糖尿病学会 編著，『糖尿病治療ガイド 2020-2021』，文光堂，p. 27，図 7 より．

管障害のリスクを高めるため，血糖測定は食前にかぎらず，食後にも積極的に行うべきである．

食事療法，運動療法，行動療法，薬物療法を組み合わせて，血糖コントロールおよび体重，血圧，脂質などの管理を行う．なお，インスリン療法は，決して経口糖尿病薬による改善が不十分な症例に対する最終手段ではなく，厳格な血糖コントロールを達成するため，早期に導入すべきである．

高齢者の糖尿病であっても，高血糖の持続は若年，壮年者と同等に大血管障害と細小血管障害のリスクとなる．さらに，高齢者では空腹時血糖値が正常域にあっても，食後血糖値（または 75 g 経口ブドウ糖負荷試験の 2 時間値）が高値となることがしばしばあるため，食後血糖値を把握することが大切である．高齢者糖尿病の血糖コントロール目標を参考にして，個人の生活背景やQOLなどにより配慮して治療するが，合併症の発症および進展のリスクが若年，壮年者と同等であることを忘れてはならない．

小児では，大人と比べると1型糖尿病が多い．しかし，中学生以降の年代では，肥満とともに2型糖尿病が増加する．1型糖尿病では，インスリン療法が絶対的に必要である．2型糖尿病は食事療法と運動療法を基本とするが，薬剤による血糖コントロールが必要な場合も多くみられる．食事療法に1型と2型の違いはなく，いずれも成長にともなう十分な栄養の摂取が必要である．なお，肥満をともなう2型糖尿病では，肥満の改善のために5～10％程度のエネルギー制限が必要となる場合もある．

【糖尿病の食事療法】

基本：糖尿病の食事療法の目的は，血糖コントロールを良好にして，動脈硬化と糖尿病合併症の発症・進展を予防し，健康な人と変わらない日常生活を送る（QOLを保つ）ことである．患者が生涯にわたり食事療法を続けるためには，患者に寄り添った栄養指導が必要である．

- 過不足なく適正エネルギー量を摂取する．
- 炭水化物，たんぱく質，脂質のバランスを適正に保つ．
- 欠食や夜食をなくし，1日3食の規則正しい食習慣を身につける．
- 食塩の摂取量を控える．
- 食物繊維を多く含む食品の摂取を心がける．

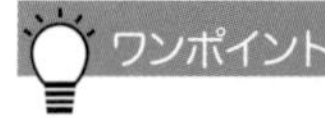

食物繊維

食物繊維は2種類に大別される．水溶性食物繊維は，小腸における栄養素の吸収を遅くするため，食後の血糖上昇を緩やかにする．また，コレステロールを吸着して体外に排泄する作用や，ナトリウムの排泄を促進する作用もある．昆布，わかめ，こんにゃく，大麦などに多く含まれる．もう一つの，不溶性食物繊維は，大腸を刺激して便通を促進する．豆類，きのこ，果物，海藻などに含まれる．

栄養評価：栄養評価のためには，次のような情報や結果を入手することが重要である．

① 患者情報：家族歴，身長，体重，体重変化の経緯，喫煙歴，運動習慣，身体活動量など

② 食事調査：食事摂取内容，食事時間，エネルギー摂取量，炭水化物摂取量，たんぱく質摂取量，脂質摂取量，食物繊維摂取量，食塩摂取量など

③ 臨床検査：血液検査（血糖値，HbA1c，血清コレステロール値，BUN，Crなど），尿検査（尿糖，尿ケトン，たんぱく尿など），血圧，インスリン分泌能など

栄養基準：

1）エネルギー摂取量

適正エネルギー量は，標準体重 × 身体活動量で計算する．

●標準体重

65歳未満	身長（m）×身長（m）× 22
65～74歳（前期高齢者）	身長（m）×身長（m）× 22～25
75歳以上（後期高齢者）	身長（m）×身長（m）× 22～25

●身体活動量

軽い労作（大部分が座位の静的動作）25～30 kcal

普通の労作（座位中心だが立位の作業，通勤や買い物での歩行，家事，軽い運動などを含む動作）30 ～ 35 kcal

重い労作（移動や立位の多い仕事，活発な運動習慣などがある）35 kcal 以上

2）たんぱく質摂取量

適正エネルギー量の 20%以内とする．糖尿病腎症を合併している場合には，標準体重あたり 0.8 ～ 1.0 g/kg とする．

3）脂質摂取量

適正エネルギー量の 25 ～ 30%とする．食事中の脂質が 25%をこえる場合には，飽和脂肪酸の摂取量を減らし，多価不飽和脂肪酸の摂取量を増やす．高コレステロール血症を合併している場合には，コレステロール摂取量を 200 mg/日以下とする．

4）食塩摂取量

日本人の食事摂取基準（2020 年版）に示された量とする（男性 7.5 g/日，女性 6.5 g/日）．高血圧，糖尿病腎症を合併している場合には，6 g/日未満とする．

5）食物繊維摂取量

20 ～ 25 g/日とする．

6）ビタミン・ミネラル

日本人の食事摂取基準（2020 年版）に示された量とする．

栄養ケア：インスリン作用不足の状態で炭水化物を過剰摂取すると，高血糖となる．このとき，炭水化物を著しく制限すると，たんぱく質や脂質の摂取割合が高くなってしまう．たんぱく質の過剰摂取は，心血管疾患の発生リスクを上昇させる．また，インスリン抵抗性は，内臓脂肪の蓄積によりおこることから，肥満に気をつけ，食事のバランスを適切に保つ必要がある．

栄養指導：

1）エネルギー摂取量の適性化

1 日あたりのエネルギー摂取量と，1 日あたりのエネルギー消費量（散歩や家事，通勤などの活動量）を一致させる．肥満を防止する．肥満があり，減量が必要な場合の身体活動量には，軽い労作の係数を用いる．現体重が標準体重を大幅に上まわっている場合には，普通の労作の係数を用いてエネルギー摂取量を決定し，長期に実行可能な数値を設定する．高齢者のエネルギー摂取量の決定には，フレイル予防を考慮して，身体活動量より大きい係数を用いる．とくに，後期高齢者（75 歳以上）においては，ADL の低下に注意して数値を決定する．なお，高齢者であっても重度の腎機能低下がない場合には，たんぱく質の摂取不足に注意する．

Column

食品交換表の使い方

たとえば，エネルギー摂取量 1600 kcal，炭水化物 55%の食事の摂り方をみてみよう．

食品交換表では 80 kcal ＝ 1 単位となっている．表 1 ～ 6 と調味料の単位を 3 食に配分することにより，主食・主菜・副菜をバランスよく摂取することができる．表では，1600 kcal/日の食事で炭水化物を 55%とした場合のそれぞれの食品群の単位を示している．炭水化物は，表 1（主食）のほかに，表 2（果物），表 4（牛乳），表 6 の野菜にも含まれている．炭水化物は，概算では，果物 1 単位に 19 g，牛乳 1.5 単位 200 cc に 10 g，野菜 1 単位（360 g）に 17 g 含まれており，このとき主食（飯）を 1 食分 150 g（450 g/日）とすることにより，1600 kcal（炭水化物 55%）に合わせることができる．めしの代わりに，菓子パンや砂糖を多く使った菓子類や甘い間食を摂取しないようにし，炭水化物の摂り過ぎを防ぐ．

	表 1	表 2	表 3	表 4	表 5	表 6	調味料	合　計
単　位	9 単位	1 単位	5 単位	1.5 単位	1.5 単位	1.2 単位	0.8 単位	20 単位
1 単位の炭水化物量	18 g	19 g	1 g	7 g	0 g	14 g	12 g	―
炭水化物量	162 g	19 g	5 g	10.5 g	0	16.8 g	9.6 g	223 g （55.8 %）
具体的な食品量	めし 450 g	果物 60 ～ 250 g	卵 50 g（1 単位） 魚 30 ～ 100 g（1 単位） 肉 60 ～ 120 g（2 単位） 豆腐 100 g（1 単位）	牛乳 180 cc	植物油 15 g	野菜 360 g	砂糖 10 g 味噌 12 g	

単位配分は，日本糖尿病学会 編・著：糖尿病食事療法のための食品交換表，第 7 版，日本糖尿病学会協会・文光堂，2013，p. 17 より．

2）バランスのよい食事の摂り方

エネルギー産生栄養素（三大栄養素）の割合は，炭水化物 50 ～ 60%，たんぱく質 20%以下とし，残りを脂質とする．これらの比率は，合併症の有無などを考慮して調節する．炭水化物の比率を 50%または 55%とする必要がある場合には，体たんぱく質の異化亢進を避けるために，たんぱく質摂取量が 1.2 g/kg 以上となってしまう．腎症 3 期以降の患者では，腎機能低下の進展に注意が必要となる．バランスよく食品を選ぶために，日本糖尿病学会の「糖尿病食事療法のための食品交換表」を参考にするとよい．**食品交換表**では食品に含まれる栄養素により，Ⅰ群：炭水化物を多く含む食品「表 1（穀類・イモ類・炭水化物の多い野菜など），表 2（果物）」，Ⅱ群：たんぱく質を多く含む食品「表 3（魚介類・大豆製品・卵・チーズ・肉類など），表 4（牛乳とチーズを省く乳製品）」，Ⅲ群：脂質を多く含む食品「表 5（油脂・多脂性食品など）」，Ⅳ群：ビタミン・ミネラルを多く含む食品「表 6（野菜，海藻，こんにゃくなど）」に分けている．それぞれの「表」のなかで食品を交換することにより，バランスのとれた食事を組み

4 章

立てることができる（コラム参照）．食品を計量する習慣をつけることにより，外食時にも応用できるように目安を把握するとよい．

3）食後血糖の是正

エネルギー産生栄養素（炭水化物，たんぱく質，脂質）と血糖値との関係は，摂取した炭水化物の100%が血糖となり，たんぱく質では50%，脂質では10%が血糖になるということである．これらの栄養素の摂取後に，血糖値は，炭水化物では約1時間，たんぱく質では約3時間，脂質では約8～10時間で最高値に達する．炭水化物のなかの単純糖質の量が多いと食後の血糖は上昇しやすく，**食物繊維**（とくに水溶性食物繊維）が多いと，血糖の上昇が緩やかになる．**難消化性でんぷん**を多く含む食品を摂取すると，食後血糖値の上昇が緩やかになる．難消化性でんぷんは，玄米・雑穀米＞七分づき米＞五分づき米＞白米の順に多く，白パンより玄米パンやライ麦パンに多く含まれる．また，冷めたゆでジャガイモや冷めたご飯にも多く含まれる．食後30分から血糖値上昇が大きくなるため，よく噛んで口のなかの食べ物がなくなってから次の食べ物を口に運ぶなど早食い習慣の是正を指導するとよい．

ワンポイント

難消化性でんぷん

小腸で消化・吸収されずに大腸に達するでんぷん成分を，難消化性でんぷん（RS）という（食物繊維と類似している）．RSは，食品中に含まれているものに加え，でんぷんの老化によっても生成されるため，糊化度が低下すると，含有量が高くなる．

4）炭水化物の摂り方

通常はエネルギー摂取量の50～60%とする．必要に応じて炭水化物をエネルギー摂取量の50%まで制限する場合もあるが，必ず医師と相談する．エネルギー摂取量とともに1日3食に均等に配分する．**カーボカウント**を利用する．食事中の炭水化物量を計算し，血糖コントロールに利用する方法である．カーボカウントは，1型糖尿病においてとくに有用である．カーボカウントの方法には，**基礎カーボカウント**と**応用カーボカウント**の2つがある．カーボカウントは，炭水化物，たんぱく質，脂質などを適正に摂取するための方法であり，糖質のみを制限しようとする「糖質制限食」とは異なる．

ワンポイント

基礎カーボカウントと応用カーボカウント

基礎カーボカウントは，1日の糖質量を3食に均等に配分し，1食に食べる糖質量をコントロールする方法．応用カーボカウントは，基礎カーボカウントを理解したうえで，インスリン投与量と食品の糖質量を合わせて血糖をコントロールする方法である．1型糖尿病や2型糖尿病でインスリン治療を行っている患者に適応となる．

5）規則正しい食事時間

バランスのよい食事による血糖のピークは，食後2時間である．食後4～5時間で食前の血糖に戻る．規則正しい食事時間とすることが理想である．仕事などで食事が不規則な場合には，食事と食事の間隔を考慮して，食事時間を決めるとよい．インスリン分泌促進作用のある薬剤を使用している場合には，低血糖の発現に注意する．食事の間隔が長い場合には，1日のエネルギー摂取量のうちの一部を間食として摂るとよい．また，活動量が日常より多くなる場合には，増加した活動量に見合った分のエネルギー摂取量をプラスすることも必要となる．

6）合併症を防ぐ食事

高血圧症や糖尿病腎症の予防のために減塩する．薄味の献立とする．脂質異常症の予防のために，コレステロールや飽和脂肪酸を多く含む食品の

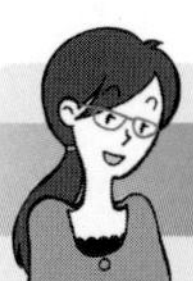

Column

シックデイの食事の摂り方

糖尿病患者が，感染症，消化器疾患，ストレスなどを併発し，発熱・下痢・嘔吐などにより血糖コントロールを乱すことがある．これをシックデイ（sick day）という．食事や水分の乱れをともなうため，いくつかの注意が必要である．

- 食欲不振のために食事量は低下するが，血糖値は高くなることが多い．一方，食事摂取量の低下や薬剤の作用による低血糖にも注意が必要である．
- 脱水を予防するため，1000 ～ 1500 mL/日の水分補給を目安とする．
- 食事においては，必ず糖質補給を行う．お粥，うどんなどの消化のよい献立を活用する．シックデイにおいては，果物，ジュース，味噌汁，スープなどを活用して絶食にならないようにする．
- インスリンを使用している場合には，食事が摂れなくても，自己判断によるインスリン中断はせず，必ず主治医に相談する．

摂取量が多くならないようにする．食後血糖値の上昇を抑制するため，食物繊維を多く含む野菜を毎食取り入れる．シックデイに対応した食事を理解しておく（コラム参照）．

(9) 膵島移植（組織移植）・膵臓移植（臓器移植）

現在，1 型糖尿病の根治可能な唯一の方法は，膵島移植または膵臓移植である（図 4.10）．

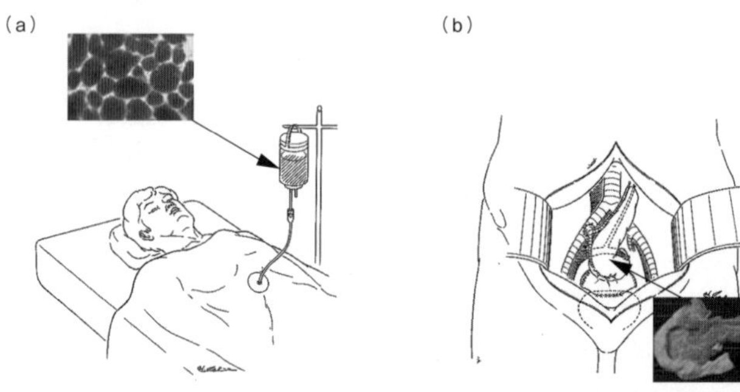

図 4.10 (a) 膵島移植，(b) 膵臓移植の違い

(a) 肝臓の血管内に点滴で移植するため，手技は簡単で，負担も軽く安全である．移植した膵島の機能が廃絶しても摘出の必要はなく，繰り返して移植することも可能，(b) 開腹手術により膵臓全体を移植し，血管と血管，膵臓と膀胱をつなぐことが必要となる．

膵・膵島移植研究会 編，『膵島移植を知っていますか？ー糖尿病の根治を目指してー』，日本膵・膵島移植研究会ワーキンググループ膵島移植班事務局出版（2000）より．

2 脂質異常症

脂質異常症は，**血中のコレステロール（LDL-C）値**や**中性脂肪（トリグリセライド，TG）値**，HDL-C 値が異常を呈する疾患である．ほとんどは無症状である．食事中の摂取したコレステロールは小腸から吸収され，体内のコレステロールの 20 ～ 30%を占める．体内のコレステロールの 70 ～ 80%は肝臓で合成される．過剰なコレステロールは，動脈壁内膜下に蓄積する．

中性脂肪は炭水化物を過剰摂取しても肝臓で合成され，過剰な中性脂肪の多くは脂肪細胞の細胞質におもに**内臓脂肪**として蓄積する（肥満）．

LDL-C および TG が高いほど，また HDL-C が低いほど冠動脈疾患の発症頻度は高い．脂質異常症の診断は，空腹時採血による．なお，食後採血や TG が 400 mg/dL 以上の場合には，Non-HDL-C を用いて診断する（表 4.2）．

脂質異常症が動脈硬化を進展させ，狭心症，心筋梗塞などの冠動脈疾患の発症増加と密接に関連している．また，高血圧，糖・尿酸代謝異常など，ほかの動脈硬化危険因子も合併しやすいため，さらに健康を害する可能性を増大させる．一方，肥満に合併する脂質異常症は，減量により改善するものが多い．実際には食生活の改善やその継続が難しく，食事療法による改善率は平均的に総コレステロールで 10%，中性脂肪で 20%程度であるという報告がある．

表 4.2　脂質異常症の診断基準（空腹時採血）*

LDL コレステロール	140 mg/dL 以上	高 LDL コレステロール血症
	120 ～ 139 mg/dL	境界域高 LDL コレステロール血症**
HDL コレステロール	40 mg/dL 未満	低 HDL コレステロール血症
トリグリセライド	150 mg/dL 以上	高トリグリセライド血症
Non-HDL コレステロール	170 mg/dL 以上	高 non-HDL コレステロール血症
	150 ～ 169 mg/dL	境界域高 non-LDL コレステロール血症**

＊10 時間以上の絶食を「空腹時」とする．ただし，水やお茶などカロリーのない水分の摂取は可とする．

＊＊スクリーニングで境界域高 LDL-C 血症，境界域高 non-HDL-C 血症を示した場合は，高リスク病態がないか検討し，治療の必要性を考慮する．

- LDL-C は Friedewald 式（TC-HDL-C-TG/5）または直接法で求める．
- TG が 400 mg/dL 以上や食後採血の場合は，non-HDL-C（TC-HDL-C）か LDL-C 直接法を使用する．ただし，スクリーニング時に高 TG 血症をともなわない場合は，LDL-C との差が +30 mg/dL より小さくなる可能性を念頭に置いてリスクを評価する．

日本動脈硬化学会 編，『動脈硬化性疾患予防ガイドライン 2017 年版』，日本動脈硬化学会（2017），p.26 より．

食生活（食事・運動）のうち，運動療法が劇的にLDL-Cを改善するわけではない．一方，TGについては，運動療法がインスリン抵抗性の改善を介してTGを低下させるため，すでに蓄積しているTGを減少させることができるなど，LDL-Cに比べて効果が現れやすい．

「動脈硬化性疾患予防ガイドライン2017年版」には，脂質異常症患者の管理目標が表4.3のように示されている．

適正体重の維持は，脂質異常症の改善に有効であり，ひいては動脈硬化性疾患の発症を予防できる．なお，高齢者等においては，サルコペニアや低栄養状態にならないよう注意が必要である．

薬物療法としては，スタチンのLDL-C改善効果が明らかにされている．食事・運動療法と並行して，薬物療法を積極的に行う（表4.3）．とくに前期高齢者におけるスタチン治療には，冠動脈疾患の予防および心原性脳梗塞の一次予防効果が期待される．なお，後期高齢者に対するこれらの予防効果については明らかにされていないため，個別に対応する．

表4.3　リスク区分別脂質管理目標値

治療方針の原則	管理区分	脂質管理目標値（mg/dL）			
		LDL-C	Non-HDL-C	TG	HDL-C
一次予防 まず，生活習慣の改善を行ったあと薬物療法の適用を考慮する	低リスク	＜160	＜190	＜150	≧40
	中リスク	＜140	＜170		
	高リスク	＜120	＜150		
二次予防 生活習慣の是正とともに薬物治療を考慮する	冠動脈疾患の既往	＜100 （＜70）*	＜130 （＜100）*		

*家族性高コレステロール血症，急性冠症候群のときに考慮する．糖尿病でもほかの高リスク病態を合併するときはこれに準じる．一次予防における管理目標達成の手段は非薬物療法が基本であるが，低リスクにおいてもLDL-Cが180 mg/dL以上の場合は薬物治療を考慮するとともに，家族性高コレステロール血症の可能性を念頭においておくこと．まずLDL-Cの管理目標値を達成し，その後non-HDL-Cの管理目標値の達成を目指す．これらの値はあくまでも到達努力目標値であり，一次予防（低・中リスク）においてはLDL-C低下率20～30%，二次予防においてはLDL-C低下率50%以上も目標値となりえる．

日本動脈硬化学会 編，『動脈硬化性疾患予防ガイドライン2017年版』，日本動脈硬化学会（2017），p. 54より．

【脂質異常症の食事療法】

基本：脂質異常症は，食事療法により改善が期待される．伝統的な日本食は冠動脈疾患の予防に有効であるので，日本食の回数を増やす．内臓脂肪を減少させることでインスリン抵抗性からの脂質の合成促進の抑制が期待できるため，過食を抑え，適正体重を維持する．飽和脂肪酸を多く含む肉の脂，動物性の脂（牛脂，ラード，バター），乳製品の摂取を控える．トランス脂肪酸を多く含むハードマーガリンやショートニングなどの摂取を控える．n-3系脂肪酸を多く含む魚やn-6系脂肪酸を多く含む大豆の摂取を

4章

増やす．食物繊維，とくに水溶性食物繊維には LDD-C 値を低下させる作用があるので，未精製穀類，野菜，海藻，きのこの摂取を増やす．果物の摂取は冠動脈疾患や脳卒中リスクを低下させる可能性が高い一方で，果糖の摂り過ぎは動脈硬化性疾患のリスクを高めるので，糖質含有量の少ない果物を適度に摂取し，果糖を含む加工食品の大量摂取を控える．食塩の過剰摂取は血圧を上昇させて動脈硬化を促進することから，食塩を多く含む食品の摂取を控える．アルコールの過剰摂取は血圧を高め，肝臓で中性脂肪を亢進させるので控える．

栄養評価：栄養評価のためには，次のような情報や結果を入手することが重要である．

① 食生活状況：食事摂取内容，食事摂取量，食事回数，エネルギー摂取量，コレステロール摂取量，飽和脂肪酸摂取量，栄養バランスなど．

② 生活状況調査：食事時間，喫煙，運動習慣．

③ 身体計測：身長，体重，体脂肪分布の評価（内臓脂肪蓄積面積，皮下脂肪厚）．

④ 臨床検査：血清脂質値（LDL-C，HDL-C，中性脂肪）．

栄養基準：指示エネルギーは 25 ～ 30 kcal/kg 標準体重 / 日（※肥満をともなう場合は肥満・肥満症を参照）とし，食物繊維摂取量を 25 g 以上を目標とする．エネルギー産生栄養素バランス比は，炭水化物 50 ～ 60 %，たんぱく質 15 ～ 20 %，脂質 20 ～ 25 %とする．コレステロールは 200 mg 未満を目標に，**飽和脂肪酸**は 4.5 %以上，7.0 %未満とする．**n-3 系多価不飽和脂肪酸**摂取量を増やし，**トランス脂肪酸**は 1 %エネルギー未満に留めることが望ましい．血圧管理のために，食塩 6 g/ 日未満，アルコール摂取量 25 g/ 日以下に抑える．

栄養ケア：LDL-C 値の上昇にともない，動脈硬化の進行による冠動脈疾患の発症率や死亡率が上昇する一方，HDL-C 値の上昇にともない，冠動脈疾患の発症率が低下する．動脈硬化を防ぐには，LDL-C 値だけでなく，血圧と血糖のコントロール，禁煙や運動習慣の育成など，包括的改善が必要である．食事療法による効果は，コレステロール値では 2 カ月以上，TG では 1 週間以上で徐々に現れる．危険因子を改善する食事として，高 LDL-C 血症予防には適正エネルギー摂取とし，飽和脂肪酸摂取量，コレステロール摂取量，トランス脂肪酸摂取量に気をつける．高 TG 血症予防には，適正体重を維持するために炭水化物エネルギー比率を低めに設定し，アルコール，果物および果糖の過剰摂取を防止し，n-3 系不飽和脂肪酸の摂取量を増やすことが望ましい．高カイロミクロン血症の予防には，脂肪エネルギー比率を 15%以下とする．このとき，中鎖脂肪酸を多く含む食品を利用する．低 HDL-C 血症の予防には，トランス脂肪酸の摂取量を減らし，適正体重維持のために炭水化物エネルギー比率を低めに設定する．

栄養指導：

1）指導内容

脂質異常症は自覚症状がほとんどないため，食事療法に対する意識を高めることが大切で，食習慣とあわせて，喫煙や運動習慣などについての情報収集が必要である．長期にわたるアルコール多飲，高脂肪食や高糖質食などの食習慣の改善と継続可能な運動指導も合わせて行う．具体的な食事指導として，脂肪を多く含む洋食よりも，減塩に気をつけた日本食を勧める．糖尿病や腎疾患などの合併症がある場合には，それぞれに合わせた栄養指導を行う（各章参照）．

2）エネルギー摂取量

エネルギー産生栄養素の過剰摂取は，肝臓におけるコレステロール合成を増大させるため，エネルギー摂取量を適正化して，適正体重を維持する．エネルギー摂取量は，身体活動量をもとに算出し，軽い労作 25 ～ 30 kcal，普通の労作 30 ～ 35 kcal，重い労作 35 kcal 以上とする（糖尿病と同じ）．主食を減らしてその分のエネルギー量を菓子類とする悪い食習慣は，飽和脂肪酸の過剰摂取となるので改める必要がある．1 日 3 食とし，炭水化物，たんぱく質，脂質それぞれの摂取量が偏らないよう，エネルギー比率を考慮したバランスのよい食事の摂り方を工夫する．食事回数を減らすと，体内のコレステロール合成が増大するため，欠食しないようにする．

3）炭水化物の摂り方

低 GI（**グリセミックインデックス**）食，低 GL（**グリセミックロード**）食を活用する．未精製穀類などの GI 値や GL 値の低い食品は，肥満，中性脂肪値，空腹時血糖値，HDL-C 値の改善効果があるといわれている．炭水化物のなかでもショ糖や果糖の摂取は中性脂肪の上昇につながるため，果物の摂取量にも気をつける必要がある．果糖を含むジュースやソフトドリンクの多量飲用は，動脈硬化性疾患のリスクを増大させる．食物繊維には，腸管での脂肪吸収を抑制するはたらきがある．とくに水溶性食物繊維は，胆汁酸の排泄を促進し，コレステロールの吸収を抑制するため，LDL-C を改善する．食物繊維の多い海藻，きのこ，野菜などの摂取を増やすよう指導する．勧められる食品には，麦飯，雑穀米，イモ類などがある．避けたほうがよい食品には，果汁 100%ジュース，菓子パンなどがある．

4）たんぱく質の摂り方

植物性たんぱく質のうち，大豆に含まれるイソフラボンには LDL-C を低下させるはたらきがある．大豆や大豆製品の摂取割合を高めることが望まれる．動物性たんぱく質のうち，不飽和脂肪酸は魚類に多く含まれる．一方，飽和脂肪酸は肉類や乳製品に多く含まれるので，肉類は脂身の少ないものを選び，魚の割合を多くするような献立とすることが望ましい．ただし，魚類の内臓や魚卵にはコレステロールが多く含まれているため，注

ワンポイント

グリセミックインデックス

基準食に対して各食品の摂取後の血糖上昇を示す指標．基準食のブドウ糖，白米，食パンを 100 とした場合に，各食品の摂取後の血糖値の上昇を相対値として表した値である．GI 値が低いほうが消化吸収に時間を必要とするということになり，摂取後の血糖値の上昇が緩やかになると判断できる．低 GI 食には魚・肉などのたんぱく質，乳製品，豆類，海藻類，そばなどがある．

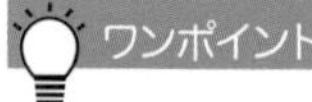

グリセミックロード

食品に含まれる炭水化物の重量に GI 値をかけて 100 で割った値．空腹時にブドウ糖を 50 g 摂取したときの 2 時間後までの血糖変動曲線が描く面積を 100 として，それぞれの食品の GI 値が求まる．GI 値と食品の利用可能炭水化物の積が GL であり，1 食分の食品に含まれる炭水化物量を考慮して計算されたものであり，ある食品を 1 食分食べたときに，どの程度血糖値が上昇するかがわかりやすくなっている．

意が必要である．勧められる食品には，大豆，納豆，枝豆，まぐろ，さんま，いわし，ぶりなど青背の魚，ささみ，皮なし鶏モモ肉，鶏ムネ肉，豚ヒレ肉などがある．避けたほうがよい食品には，スモークレバー，豚バラ肉，牛バラ肉，プロセスチーズ，すじこ，いくら，たらこ，白子などがある．

5）脂質の摂り方

飽和脂肪酸の過剰摂取は，インスリン抵抗性の悪化や，LDL-C 上昇を招くため，脂身の多い肉類やひき肉，バターやラード，生クリームや洋菓子などを控えることが望ましい．トランス脂肪酸の過剰摂取は，酸化 LDL-C の上昇と HDL-C の低下を助長するため，人工的に合成されたトランス脂肪酸を多く含む菓子類の摂取を控える．**一価不飽和脂肪酸**を多く含む植物油や n-3 系多価不飽和脂肪酸を多く含む魚類，n-6 系多価不飽和脂肪酸を多く含むリノール油などの使用頻度を多くする．しかしながら，先にも述べたとおり，魚類の内臓や魚卵にはコレステロールを多く含むものが多いため注意する．勧められる食品には，オリーブオイル，ごま油，魚油，大豆油，さんま，いわし，鯖などがある．避けたほうがよい食品には，ベーコン，ラード，生クリーム，アイスクリームなどがある．

6）食塩摂取量

減塩習慣により，血圧管理を適正にすることで，動脈硬化のリスクを低下させる．料理に使用する調味料を控えるため調理指導が重要である．

7）アルコール摂取量

アルコールの過剰摂取は，TG の上昇につながるため，1 日のアルコール摂取量を 25 g 以下とする．これは，ビール 650 cc（中瓶 1 本），日本酒 180 cc（1 合程度）に相当する．

8）ビタミン・ミネラルの摂り方

ビタミンやミネラルは抗酸化作用のあるビタミン C や E，脂肪の代謝に関係するビタミン B_{12}，動脈硬化予防作用のある葉酸などを多く摂るよう指導する．

9）生活習慣の改善

喫煙習慣を改める．身体活動不足に注意し，中等度以上の有酸素運動を毎日合計 30 分以上実施する．適正体重を維持する．アルコールの過剰摂取を控える．

3 核酸代謝異常・肥満・メタボリックシンドローム

(1) 高尿酸血症・痛風

尿酸は水に溶けにくい（血液中の尿酸濃度が 7.0 mg/dL を超えると溶けきれなくなる）ため，**高尿酸血症**が持続すると，関節・腎（尿路系）で尿酸塩結晶が形成され，白血球の貪食作用による激しい炎症が引きおこされる．とくに，関節に結晶が沈着して炎症をおこしたものを，痛風とよぶ．

尿酸の産生と排泄は，それぞれ 700 mg/日である．尿酸の素となる内因性プリン体は DNA・RNA の分解，外因性プリン体は食物の分解によって増加する．すなわち，内因性プリン体は自身の細胞障害などによる産生過剰（激しい運動，外傷，貧血，飢餓，悪性腫瘍など）により，外因性プリン体はプリン体を多く含む食品の過剰摂取〔欧米型の食生活，ビール（酵母）などの飲酒〕によって増加する．

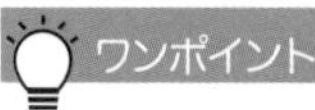

プリン体

細胞のなかの核酸を構成する成分の一つ．ほとんどすべての食品に含まれるが，レバーなどの内臓類や肉エキスなどに多く含まれる．

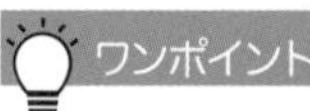

高尿酸血症

血清尿酸値 7.0 mg/dL を超えた状態をいう．その成因から生産過剰型と排泄低下型に分類される．血清尿酸値 7.0 mg/dL 台では食事療法が主体であり，8.0 mg/dL 以上では薬物療法が導入される．

「高尿酸血症・痛風治療のガイドライン改訂第 3 版」によると，無症候性高尿酸血症患者食事療法（習慣性飲酒を含む）による尿酸値低下（痛風発作の抑制）は認められなかった．なお，肥満をともなう場合には，内臓脂肪の蓄積と尿酸値の上昇に相関が，体重の減少と尿酸値の低下にも相関が認められた．したがって，高尿酸血症における食事療法の目的は，肥満の解消，すなわち摂取エネルギー量の適正化である．なお，アルコール摂取量の増加にともなって，尿酸値の上昇，痛風発作頻度の増加が認められるため，アルコール制限は重要である．

【高尿酸血症（痛風）の食事療法】

基本：外因性**プリン体**の合成につながる食品の摂取を適正化するとともに，肥満を是正することが基本である．なお，急激な減量は，体内のケトン体合成を増加させ，尿酸排泄を抑制するため，エネルギー摂取量をゆっくりと減らすことが重要である．**血清尿酸値**の管理目標は 7.0 mg/dL 以下であるが，痛風（発作）をともなう場合には 6.0 mg/dL 以下に維持する．

栄養評価：

① 食生活状況：食事摂取内容（水分，アルコール，間食など）の記録からエネルギー摂取量，栄養素バランス，プリン体摂取量，動物性食品の過食など．

② 生活状況調査：食事時間，喫煙，運動習慣など．

③ 身体計測：身長，体重，腹囲，内臓脂肪蓄積面積など．

④ 臨床検査：血清尿酸値，尿中尿酸値，尿 pH，インスリン分泌能など．

栄養基準：エネルギー摂取量は 25 ～ 30 kcal/kg 標準体重/日（※肥満者は肥満・肥満症を参照）とする．たんぱく質摂取量を 1.0 ～ 1.2 g，脂質エネルギー比を 20 ～ 25%，プリン体摂取量を 400 mg/日以下，水分摂取量を 2 L/日以上とし，ビタミン・ミネラル摂取量は日本人の食事摂取基準（2020 年版）に準じる．

栄養ケア：適正体重を維持し（目指す），ショ糖や果糖の摂り過ぎに気をつける．プリン体の合成につながる物質を多く含む食品の摂取や過剰な飲酒を控える．1 日に排泄される尿酸のうち，70 %は尿として体の外にだされることから，水分をこまめに摂って尿量を増やし体内の尿酸を排泄しやすくするため，水分摂取を励行する．尿をアルカリ化する食品の摂取を心がける．6 g/日未満の減塩を行い，適度な運動を行う．

栄養指導：

1）エネルギー摂取量の適正化

軽度肥満では現体重から 3 %，高度肥満では現体重から 5 %の減量を目標とする．運動習慣や身体活動量を考慮して望ましいエネルギー摂取量を算出する．週 3 回程度の軽い有酸素運動（ウォーキング 30 分ほど）とあわせて食事指導を継続する．

2）プリン体の合成につながる物質を多く含む食品の摂り方

プリン体として 400 mg/ 日以下にした食事とする．高プリン食品（魚介や肉類の内臓物，干し魚など）の摂取を控える．プリン体を多く含む食品（あん肝，白子，レバー，カニなど）や，プリン体が比較的少ない食品（ウナギやわかさぎ，牛タンなど）でも，1 回に多く食することが多いものについては，その摂り方を指導する．また，肉汁スープや鶏がらスープにはプリン体が高濃度に含まれている．たんぱく質を多く含む食品にはプリン体の合成につながる物質が多く含まれているため，動物性たんぱく質と植物性たんぱく質の比が 1：1 になるようにする．なお，動物性たんぱく質の過剰摂取は尿酸結石形成を促進させる．

3）アルコールの摂り方

アルコール（とくに，ビール）は，プリン体合成の亢進につながるため，多量飲量を避ける．アルコールは，腎臓からの尿酸排泄の低下を引きおこすため，1 日あたり，日本酒 1 合，ビール 500 mL，ウイスキー 60 ～ 80 mL 程度のいずれかにするよう指導する．なお，痛風（発作）をともなう場合には，禁酒とする．からあげやウインナーなどのつまみ類にはプリン体が多く含まれるため，注意が必要である．

4）水分の摂り方

1 日 2000 mL 以上の尿量を保つように飲水指導を行う．尿量が多いほど尿に溶ける尿酸の量が増す（排出が増す）．また，尿が酸性に傾くと尿酸は水に溶けにくくなるため，尿をアルカリ性に保つ必要がある．尿をアルカリ化するためには，海藻，野菜，果物などを積極的に摂取するよう指導する．ただし，フラクトース（果糖）の過剰摂取は，血清尿酸値を上昇させるため，果物の過剰摂取や清涼飲料水には気をつける．

5）食塩の摂取制限

血清尿酸値 8 mg/dL 以上で，高血圧，虚血性心疾患，腎障害などの合併が多いことがわかっている．食塩は，男性 7.5 g/日，女性 6.5 g/日以内とする．すでに降圧薬が処方されている場合には，6 g/日未満とするよう指導する．

6）運　動

ウォーキングなど週 3 回程度の軽い有酸素運動は，血清尿酸値を上昇させることなく，肥満の解消や血圧コントロールに効果的である（表 4.4）．

表 4.4　代謝性疾患の肥満症

体重増加の予防：週 150 ～ 250 分（週 1200 ～ 2000 kcal）
減量：中強度 × 150 分未満では体重減少はわずか
中強度 × 150 分以上で～ 2.3 kg の減量
中強度 × 225 ～ 420 分で 5 ～ 7.5 kg の減量
活動量が多ければ体重減少量も大きい
減量後の体重維持：中強度 ×～ 200 ～ 300 分/週，高強度ではより少ない時間でよい

Joseph E. Donnelly et al., *Med Sci Sports Exerc.*, **41**, 459（2009）より改変.

7）献　立

プリン体は水に溶けやすいため，食材を水にさらす，ゆでるなどしたあとに調理する工夫が必要である．だしは，100 g あたりのプリン体量が昆布（乾燥）では 46.4 mg，かつお節では 493.3 mg なので，かつおだしは控えて昆布だしにする．カロリーが高くなる天ぷらやフライなどの揚げものは控える．大豆製品は肉類や魚類よりプリン体は少ないが，1 食あたりのプリン体量は大豆より豆腐製品のほうが少ないので，煮豆より豆腐製品を選ぶ．

(2) 肥　満

肥満とは体脂肪組織に脂肪が過剰に蓄積した状態であり，肥満症は肥満に起因ないし関連する健康障害（表 4.5）を合併するか，その合併が予測される場合で，医学的に減量を必要とする病態をいい，疾患単位として取り扱う（肥満症診療ガイドライン 2016）．内臓脂肪型肥満は，表 4.6 に示す 11 種の健康障害との関係がより大きい．BMI ＝［体重（kg）］/［身長(m)］^{2} が肥満の判定に用いられる．基準は表 4.7 を参照されたい．

肥満は，エネルギー摂取量がエネルギー消費量を上回る状態が続くことによりおこる．体内で余ったエネルギー源は TG として脂肪組織に貯蔵される．BMI が 25.0 以上（肥満と判定された場合）の約 95%は単純性肥満であるが，残りの 5 %は症候性（二次性）肥満である．単純性肥満は，年齢

4
章

表 4.5 内臓脂肪蓄積から生じる疾患群（肥満に起因，関連する 11 種の健康障害）

1．糖尿病・耐糖能異常
2．肥満関連腎臓病
3．高血圧
4．心筋梗塞，狭心症（冠動脈疾患）
5．脳梗塞
6．通風・高尿酸血症
7．脂質異常症
8．脂肪肝
9．睡眠時無呼吸症候群・肥満低換気症候群
10．整形外科的疾患
11．月経異常・妊娠合併症

宮崎　滋，日本臨床，**71**，341（2013）より．

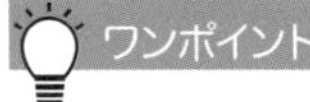

表 4.5 に含まれない健康障害

大腸がん，膵臓がん，肝臓がんなどのがん，血栓症，胆石症なども肥満による健康障害といわれている．

とともに基礎代謝が低下することがおもな要因である．

BMI 35.0 以上のものを高度肥満という．高度肥満には，睡眠時無呼吸症候群や肥満肺胞低換気などの睡眠時呼吸障害や，心不全，肥満関連腎臓病，運動器疾患，静脈血栓症，皮膚疾患などが合併している（肥満症である）ことが多く精神的問題を併せもつことも多い（表 4.6）．

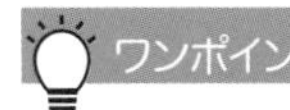

サルコペニア肥満

サルコペニアとは，加齢とともに筋肉の量が減少し，機能が低下した状態．肥満とは糖尿病や高血圧，脂質異常症などを悪化させる原因である．運動の直後にたんぱく質を摂取すると，サルコペニア肥満の予防効果がいっそう高まるという研究報告もある．

表 4.6 肥満に起因ないし関連し，減量を要する健康障害

1．肥満症の診断基準に必須な健康障害 1）耐糖能障害（2型糖尿病・耐糖能異常など） 2）脂質異常症 3）高血圧 4）高尿酸血症・痛風 5）冠動脈疾患：心筋梗塞・狭心症 6）脳梗塞：脳血栓症・一過性脳虚血発作（TIA） 7）非アルコール性脂肪性肝疾患（NAFLD） 8）月経異常・不妊 9）閉塞性睡眠時無呼吸症候群（OSAS）・肥満低換気症候群 10）運動器疾患：変形性関節症（膝・股関節）・変形性脊椎症，手指の変形性関節症 11）肥満関連腎臓病	2．診断基準には含めないが，肥満に関連する健康障害 1）悪性疾患：大腸がん，食道がん（腺がん），子宮体がん，膵臓がん，腎臓がん，乳がん，肝臓がん 2）良性疾患：胆石症，静脈血栓症・肺塞栓症，気管支喘息，皮膚疾患，男性不妊，胃食道逆流症，精神疾患 3．高度肥満症の注意すべき健康障害 1）心不全 2）呼吸不全 3）静脈血栓 4）閉塞性睡眠時無呼吸症候群（OSAS） 5）肥満低換気症候群 6）運動器疾患

日本肥満学会 編，『肥満症診療ガイドライン 2016』，ライフサイエンス出版（2016）より．

また，肥満症と次項に述べるメタボリックシンドロームとの関係を表 4.7 に示した．

代謝性疾患の病態と栄養管理

表 4.7　肥満症とメタボリックシンドロームの関係

●肥満：BMI 25 以上（BMI 35 以上は高度肥満）
●肥満症：肥満＋健康障害一つ以上〔表 4.6 の 1 の 1)〜11)〕
●メタボリックシンドローム：内臓脂肪蓄積 ＋ 血圧上昇，脂質異常，血糖上昇のうち２つ以上

宮崎　滋，日本内科学会雑誌，**107**(2)，262（2018），p.265，表 2 を改変.

肥満予防が重要であることはいうまでもない．肥満症の治療の基本は，BMI を 25.0 未満にすることではなく，減量により合併する疾患を改善することである．体重が 1 %減るだけでも改善される病態があることが特定健診および特定保健指導の結果から明らかになり，さらに 1 〜 3 %の減量により脂質値，HbA1c，肝機能が，3 〜 5 %の減量により血圧，尿酸，空腹時血糖が改善することもわかった．したがって，減量目標を「まず 3 %」とするのが妥当である．

減量には，生活習慣の改善（食事療法，運動療法，行動療法など）が基本である．高度肥満症に対しては，薬物療法（食欲抑制薬）や外科治療（腹腔鏡下スリーブ状胃切除術など）が行われるが，それらの実施に際しても生活習慣の改善は欠かせない．なお，行動療法とは，食事・運動療法に取り組むための動機づけやサポート，それらの維持・強化のための治療方法の一つである．また，肥満症治療における最大の問題はリバウンドである．行動療法は，リバウンド対策のためにも重要である．また，症候性肥満では，原疾患の治療が必要である．

(3) メタボリックシンドローム

メタボリックシンドロームの概念は，何十年も前からあったものだが，診断基準が作成されたのは 2005（平成 17）年である．内臓脂肪の蓄積（図 4.10）がさまざまな病態の誘因になることがわかっているため，メタボリックシンドロームの診断のためには，内臓脂肪蓄積の確認が必須である（表 4.8）．

診断基準には LDL-C 値が含まれない．高 LDL-C 血症は，すでにそれ自体が動脈硬化の高リスク病態である．メタボリックシンドロームという概念は，LDL-C 値が高くなくても，内臓脂肪蓄積に起因する血糖，脂質異常（高 TG・低 HDL），血圧上昇が一個人に集積すると，動脈硬化性疾患をきたしやすくなることに警鐘をならすためのものである．

一方，肥満症の診断には，BMI 25.0 以上が必須であり，表 4.5 に示した病態が一つ以上あることにより診断される．いずれも内臓脂肪蓄積をともなう病態である（表 4.8）．メタボリックシンドロームは「心・脳血管障害予防のための疾患概念」であり，肥満症はそれ自体が「治療の対象となる疾患」であると理解するのがよい．

(a)

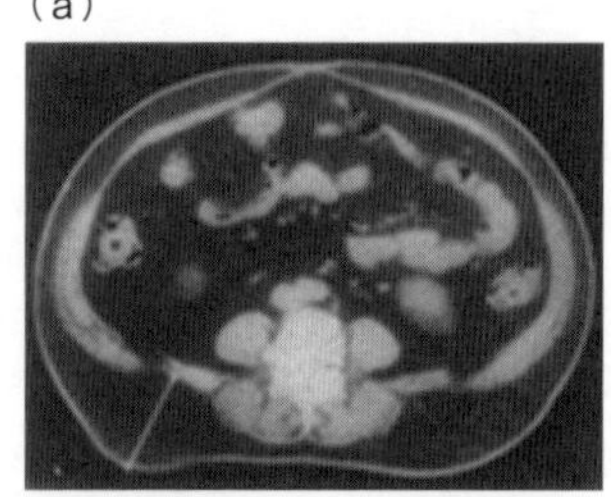

(b)

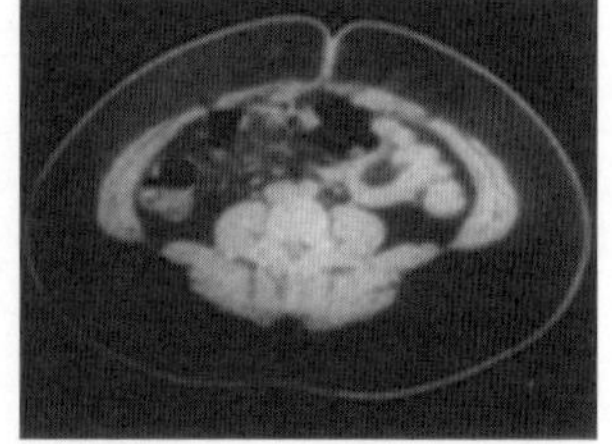

図 4.10　(a) 内臓脂肪型肥満，(b) 皮下脂肪型肥満の腹部（臍の高さ）の CT 像

表 4.8　メタボリックシンドロームの診断基準

内臓脂肪（腹腔内脂肪）蓄積	
ウエスト周囲径	男性≧ 85 cm 女性≧ 90 cm
（内臓脂肪面積：男女とも≧ 100 cm^2 に相当）	
上記に加え以下のうち 2 項目以上	
高 TG 血症 かつ / または 低 HDL-C 血症	≧ 150 mg/dL < 40 mg/dL
収縮期血圧 かつ / または 拡張期血圧	≧ 130 mmHg ≧ 85 mmHg
空腹時高血糖	≧ 110 mg/dL

＊CT スキャンなどで内臓脂肪量測定を行うことが望ましい．
＊ウエスト径は立体，軽呼気時，臍レベルで測定する．脂肪蓄積が著明で臍が下方に偏位している場合は肋骨下縁と前上腸骨棘の中点の高さで測定する．
＊メタボリックシンドロームと診断された場合，糖負荷試験が勧められるが，診断には必須ではない．
＊高 TG 血症，低 HDL-C 血症，高血圧，糖尿病に対する薬剤治療を受けている場合は，それぞれの項目に含める．
＊糖尿病，高コレステロール血症の存在はメタボリックシンドロームの診断から除外されない．
日本内科学会雑誌，**94**，188（2005）より．

メタボリックシンドロームの改善には，食事・運動療法が重要である．高度肥満をともなう症例は，肥満症の治療に準じる．また，血糖・脂質・血圧については，それぞれのコントロールを目的とした食事・運動・薬物療法が必要である．

【肥満・肥満症・メタボリックシンドロームの食事療法】

基本：「肥満症ガイドライン 2016」によると，肥満（症）の減量目標は現体重の 3 %，高度肥満症の減量目標は現体重の 5 〜 10 %である．エネルギー摂取量を 10 %減少させた場合に期待される体重減少率は約 7 %である．

栄養評価：栄養評価には，次のような情報や結果を入手することが重要である．

① 食生活：食事摂取量，エネルギー摂取量，炭水化物，たんぱく質，脂質，食事回数，間食や夜食の有無，外食の頻度（内容など），偏食，飲酒習慣など．

② 身体計測：身長，体重，BMI，肥満度の判定（肥満度分類評価），ウエスト周囲長，体脂肪量測定，脂肪分布など．

③ 臨床検査：空腹時血糖，HbA1c，コレステロール値（LDL-C値，HDL-C値），TG値，AST・ALT 尿酸値，血圧など．

Column

アディポカインと健康障害

脂肪組織からは，**アディポカイン**が分泌され，さまざまな健康障害を引きおこす．レプチンは食欲抑止にはたらく．内臓脂肪が増加すると皮下脂肪からのレプチン分泌が低下する．アディポネクチンは，内臓脂肪が増加すると皮下脂肪からのレプチン分泌が低下する．アディポネクチンは，内臓脂肪が増加すると分泌が低下する．アディポネクチンが高いと糖尿病になりにくく，アディポネクチンが低いと血圧が上昇することがわかっている．すなわち，アディポネクチンは動脈硬化防止作用をもっていることになる．

栄養基準：

1）エネルギー摂取量

肥満症（BMI 25 以上 35 未満）の場合に，25 kcal × 標準体重/日以下を目安とし，現体重から 3 〜 6 カ月で 3 %の減少を目指す．高度肥満症（BMI 35 以上）の場合，20 kcal × 標準体重/日以下の低エネルギー食（LCD），もしくは 600 kcal/日以下の**超低エネルギー食**（**VLCD**）を活用し，現体重から 6 カ月間で 5 〜 10%の減量を目指す．

2）栄養素バランス

炭水化物摂取量 50 〜 60%，たんぱく質摂取量 15 〜 20%（※必須アミノ酸を含む良質たんぱく質を十分に摂る），脂質摂取量 0 〜 25%（※飽和脂肪酸 7 %を超えないようにする．必須脂肪酸の確保のため 20 g/日以上の脂肪摂取が望ましい）とする．

3）ビタミン・ミネラル

日本人の食事摂取基準（2020 年版）を参考に不足することなく摂取する．

4）食物繊維

20 g/日以上の摂取が望ましい．

栄養ケア：

1）内臓脂肪は皮下脂肪に比べて減量により減少しやすく，内臓脂肪蓄積時にはアディポサイトカイン産生異常が引きおこされ，生活習慣病につながる．体重を減らし，内臓脂肪を減らす．

2）特定保健指導の積極的支援を BMI 25 〜 30 の肥満者に 6 カ月間行った結果，1 年後に体重が 1 〜 3 %減少することで，TG，HDL-C，LDL-C，HbA1c，肝機能が改善する．

3）減量の降圧効果は体重 1 kg の減少につき，収縮血圧が約 1 mmHg 以下，拡張血圧が約 0.9 mmHg 以下に低下することが期待でき，3 %以上の減量で有意に降圧する．特定保健指導の積極的支援対象者の 1 年後の体重減少では，体重が 3 〜 5 %減少することにより，収縮期血圧，拡張期血圧，空腹時血糖値が改善する．
4） 2 年間の減量維持により糖尿病発症，心血管危険因子の改善がみられるが，期間中にリバウンドした場合には糖尿病の発生増加や心血管危険因子増悪をきたすことから，体重減少についてはリバウンドを避けることが重要な課題であり，長期的に継続できるように指導を行う．
5）運動療法を取り入れた減量効果は，エネルギー消費量に依存し，身体活動量の増加により大きな減量効果が期待できるのでエネルギー摂取量＜エネルギー消費量となるようにする．
6）運動は週 5 日以上定期的に行うことが望ましいが，平日に時間がとれない場合は休日にまとめて運動しても効果が期待される．運動強度 中～高強度の身体活動の総量がメタボリックシンドロームの有病率の改善に効果があるとされている．運動は 30 ～ 60 分/日，150 ～ 300 分/週を目標とする．時間に制約がある場合は，1 回/10 分未満の中等度以上の運動の積み重ねでもよい．
7）食事療法の継続のために，体重測定や記録の習慣をつけて，食事内容と合わせて，問題点の抽出や修復を行う（行動療法）．

栄養指導：
1）炭水化物制限は減量に有効で，開始後 6 カ月でより多くの効果がみられる．2 ～ 3 カ月程度の短期間であれば，炭水化物を 40％程度まで減らすことは可能であるが，長期継続が困難で，安全性が確認されていないため，極端な炭水化物制限は避けるべきである．
2）炭水化物は，減量効果が大きい米や麦そばなどの血糖値をゆっくりあげる複雑糖質を積極的に摂るようにし，砂糖入り飲料などの血糖値を早くあげる単純糖質を控える．
3）超エネルギー食（VLCD）において，アミノ酸の異化亢進を阻止する必要があるため，必須アミノ酸を含むたんぱく質を必要十分に摂取しなければならない．
4）脂質はエネルギー密度が高いため，揚げものや炒めものを控え，脂肪の少ない肉類や魚類，大豆製品を主菜とする献立にする．
5）食物繊維，微量栄養素，ビタミン・ミネラルの確保のため，緑黄色野菜，キノコ，海藻などを毎食摂取する．
6）飲酒（エタノール 30 g：ビール 700 mL 程度以上の飲酒）は，エネルギー摂取量の過剰につながるため，体重増加のリスクとなる．軽度肥満の場合であっても，おつまみなどを合わせたエネルギー摂取量が目標とするエネルギー量の範囲にとどまるよう指導する．
7）25 ≦ BMI＜35 以上の肥満症（小児，妊婦を除く）の場合に，市販のフォーミュラ食を用いると，糖質と脂質を減らし，たんぱく質（1 袋：180 kcal，たんぱく質 25 g），およびビタミン，ミネラルを十分に補うことができることから1日1回をフォーミュラ食に置き換えると，減量に有効である．

8）高度肥満症の減量に際しては，フォーミュラ食の1日3～4袋の摂取は栄養学的に問題がない．1日600 kcal以下のVLCDでは不足しやすいビタミンやミネラル，微量元素を補うことができる．

9）過食の原因となる朝食の欠食や早食いの習慣を改善する必要がある．30回咀しゃく法を勧める（※朝食の欠食は，その後の空腹感を増強させ，過食の原因となるため，3食バランスよく摂る習慣を身につけさせる．※早食いは，満腹感を感じる前に食べ過ぎてしまうため，ゆっくり食べる習慣を身につけさせる）．

10）食事療法の継続のため，体重測定・記録を習慣化させる（行動療法）．

食行動の特徴：

肥満者には，食行動の異常がみられる場合があるため，その問題点の抽出と分析を行う必要がある．その特徴は，間食やストレス誘発性食行動（食欲の認知性調節異常），過食・夜間大食（食欲の代表制調節異常），偏食・早食い・朝食欠食などである．

高度肥満症における行動療法：

1）食行動質問紙

生活習慣の問題点の把握に用いられる．肥満症を悪化させる誘因となる食習慣を抽出する．食習慣の「ずれ」や「くせ」が食事以外にも存在していることを患者自身に気づかせ，食習慣の修正に導く．

2）グラフ化体重日記

① 1日4回のを基本に体重測定を行い，記録・グラフ化する．

② 体重の日内変動から，食べる時間帯では体重が増え，食べない時間帯では体重が減ることが認識できる．

③ 体重増加の波形から，その日の生活を振り返り，生活習慣を見直すことができる．

④ 体重減少の波形から，その日の食べ方が良かったことを認識することができる．

⑤ 体重の増減に関係する具体的な事象を再認識することができる．

⑥ 家族とともに生活習慣を見直すことができる．

3）30回咀しゃく法

しっかりと咀しゃくすることを意識することにより，早食いの習慣を改善することができる．味覚の回復，満腹感の認識が期待され，食事量を減らすことができる．なお，食べる速さが遅いほうがメタボリックシンドロームの割合が低いことがわかっている．

【高度肥満症の外科的治療における食事療法】

高度肥満症患者に対して食事療法で治療が困難な場合には，外科的治療が行われることもある．胃バイパス術やスリーブ上胃切除術後の食事療法は，胃がんなどの胃手術後の食事に準じる．栄養バランスを重視し，フォーミュラ食を使用しながら，術後の経過をみて，徐々に固形食にアップしていく．肥満症専門医，看護師，管理栄養士，臨床心理士などと協力し，治療からの離脱やリバウンドを避けるよう，チーム医療を展開する．

●フォーミュラ食の活用

LCD に併用すると，2～4 kg/月の減量が期待できる．1日3食のうち，フォーミュラ食を1～2回用い，ほかの食事を 400～500 kcal にすることにより，QOL を損なうことなく，食事療法を継続できる．フォーミュラ食は，糖質代謝異常においても，血糖コントロールの改善効果が期待できる．

●超低エネルギー食（VLCD）の注意点

VLCD の副作用には，消化器症状（空腹感，嘔気，下痢，便秘）のほか，うつ，ケトーシス，高尿酸血症，低血糖，不整脈などがみられるため，入院管理により実施する．VLCD 開始初期にみられる空腹感は，脂肪組織の燃焼により，血液中に増加したケトン体が食欲を抑制するため，数日間でおさまる．尿中のケトン体の排泄が増加する反面，尿酸の排泄は低下し，血液中の尿酸濃度が増大するため，十分な量の水分補給（2 L/日以上）を行い，尿酸の排泄を促進させるよう必要がある．インスリン注射やインスリン分泌促進薬を使用している場合には，低血糖の発生に注意し，使用している薬剤の減量や中止が必要となる．また，肥満をともなう糖尿病患者では，血糖コントロールと体重減少の両方を期待して，糖質排泄を促す SGLT2 阻害剤の使用が試みられることが増えている．

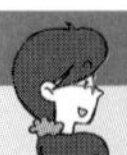

> レベルアップへの豆知識
>
> **運動療法の目的**
>
> 運動は，体脂肪をエネルギーとして消費することだけを目的とするのではない．基礎代謝，活動代謝，食事誘導性熱生産で構成される消費エネルギーを高いレベルに保って，食事療法の効果を確実にするために重要である．

●メタボリックシンドロームの治療における注意点

エネルギー摂取量は，日常の生活活動を調査し，エネルギー摂取量より少なくするように目標値を設定する．体脂肪 1 kg ＝ 7000 kcal であることを考慮し，目標体重と減量達成日数を算出する．たんぱく質摂取量は，1 g/kg 標準体重以上とする．日常生活では，通勤の歩行距離を長くする，階段を利用するなど，活動量を増やすよう心がける．

4 先天性代謝異常

(1) 概　略

生体内の代謝にかかわる遺伝子の異常により生じる疾患である．現在 6000 種類以上の異常が知られている．代謝産物の蓄積や欠乏，有害物質の生成により，障害が発生する．

アミノ酸や糖質の代謝異常（図 4.11）では，早期からの栄養療法を必要とするものが多いため，新生児マススクリーニングによる早期発見・早期治療を実施する．

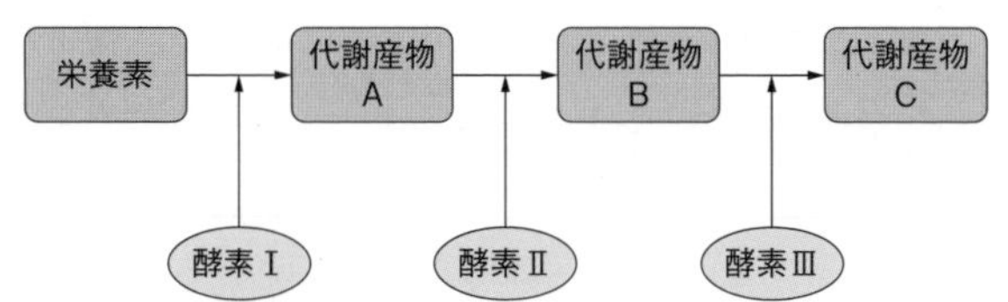

図 4.11　先天性代謝異常の概念図

先天的に体内の物質の代謝にかかわるいずれかの酵素が欠乏・欠損すると，代謝過程にある物質の蓄積や欠乏が生じ，結果として障害が現れる．たとえば，酵素Ⅱの欠乏・欠損では，代謝産物Aが蓄積して，代謝産物Bが欠乏する．このとき，代謝産物Aまたは代謝産物Bが身体にとって必要なものか有害なものかにより，症状（病態）が現れる．

(2) アミノ酸代謝異常

① フェニルケトン尿症（常染色体劣性遺伝・約8万人に1人）

フェニルアラニンをチロシンに変換するフェニルアラニン水酸化酵素が欠損している疾患である（図 4.12）．乳幼児期にフェニルアラニンが体内に蓄積すると，大脳の神経細胞に異常をきたす．早期に治療が行われないと，生後6カ月から急速に知能が低下し，ときに痙攣をともなう．同時にチロシン欠乏により，メラニン色素が欠乏するため，頭髪は赤，皮膚は白くなる．また，チロシンから誘導される甲状腺ホルモンやカテコールアミンの不足によるさまざまな症状がおこる．

【フェニルケトン尿症の食事療法】

基本：フェニルアラニンの血中濃度が低濃度に維持されれば，正常な発育が期待されるため，フェニルアラニンの摂取制限とチロシン補充を行う．障害発生前からフェニルアラニン除去ミルクと低たんぱく食による食事療法を行う．血中フェニルアラニン値が良好にコントロールされることにより，知的・発達障害の発生は防止できる．食事療法は終生行うことが必須であり，適正な血中フェニルアラニン濃度を維持することが重要である．

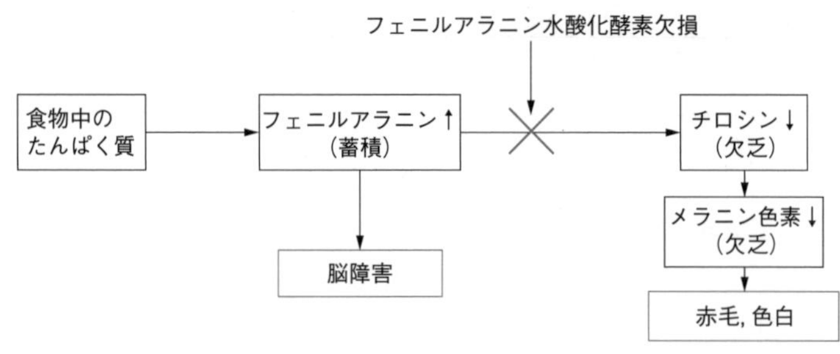

図 4.12　フェニルケトン尿症のメカニズム

4章

表 4.9　各齢別におけるフェニルアラニン摂取目安量

年　齢	摂取 Phe 量（mg/kg/日）
0 ～ 3 カ月	70 ～ 50
3 ～ 6 カ月	60 ～ 40
6 ～ 12 カ月	50 ～ 30
1 ～ 2 歳	40 ～ 20
2 ～ 3 歳	35 ～ 20
3 歳以上	35 ～ 15

フェニルケトン尿症の改定勧告治療指針，特殊ミルク情報第 48 号，2012 年 11 月より．

栄養基準：食事中に含まれるフェニルアラニンの量は，摂取したたんぱく質の約 5 %であるため，一般的な食品のみでフェニルアラニンを制限することは難しい．フェニルアラニンを制限するためには，フェニルアラニン減量食品やフェニルアラニン除去ミルク（特殊ミルク）の使用が必要である．特殊ミルクまたは治療ミルクを使用する場合には，セレンの補充が必要である．フェニルアラニンは必須アミノ酸であるため（乳幼児の成長に必要），特殊ミルク情報 第 48 号（2012 年 11 月）に年齢別に示された目安量を目標にして，食事から補充する（表 4.9）．血中フェニルアラニン値は，妊婦を含む全年齢で 2 ～ 6 mg/dL（120 ～ 360 μmol/dL）であり，この範囲を維持できるよう，フェニルアラニンの摂取量を調整する．乳幼児や小児の場合には，日本人の食事摂取基準（2020 年版）に示されている同年代のたんぱく質推奨量を基本的な必要量とする．

1 日のエネルギー摂取量は，同年齢と同等とする．たんぱく質摂取量を少なくしなければならないため，炭水化物を十分摂取することにより，エネルギー不足を回避し，異化の亢進を防ぐ必要がある．でんぷん米や低たんぱく米などの特殊治療食品を活用する．

たんぱく質制限は，乳児期で 2 g/kg/日以下，幼児期で 1.5 ～ 1.8 g/kg/日以下，学童期以降で 1.0 ～ 1.2 g/kg/日以下にならないよう注意する．とくに，たんぱく質摂取量が 0.5 g/kg/日以下になると，フェニルアラニン制限を行っても血中フェニルアラニン値が上昇することがある．フェニアラニンの制限については，あまり厳しい制限はかえって発育停止，食思不振，下痢，嘔吐，低血糖，脱毛などの欠乏症を引きおこすので注意が必要である．体たんぱくの異化の状態では血中フェニルアラニンの上昇を招くために，たんぱく質の制限にはエネルギー摂取不足にならないように炭水化物を十分に摂取させる．

人口甘味料のアスパルテームは，加水分解されてフェニルアラニンとなるので避ける．

中学生以降でも，血中フェニルアラニン値を 2 ～ 6 mg/dL（120 ～

360 μmol/dL）に維持することが望ましい．妊婦の高フェニルアラニン血症は，胎児に心奇形，小頭症などの影響を与えるため，妊娠前からフェニルアラニン制限食を開始し，全妊娠期間の血中フェニルアラニン値を 2～6 mg/dL に維持する必要がある．

② メープルシロップ尿症（常染色体劣性遺伝・約 40～50 万人に 1 人）

α-ケト酸脱水素酵素の機能障害により，3 種の分枝鎖アミノ酸（バリン，ロイシン，イソロイシン）由来の分枝鎖ケト酸（α-ケト酸）の代謝が障害される．おもな症状は，不活発，哺乳力の低下，意識障害，嘔吐，痙攣，筋緊張低下，運動失調，尿・唾液・汗のメープルシロップに似た特有のにおいを特徴とする．病型には，ｉ）新生児に発症して，生後 1 週間程度に症状が出現する古典型，ii）新生児期は正常に発育して，その後に急性増悪をおこすが非発作時は正常である間欠型，iii）血中の分枝鎖アミノ酸の上昇は中程度であるが知的障害をともなう中間型，iv）チアミン投与により分枝鎖アミノ酸が低下して臨床症状が改善するチアミン反応型，の 4 種類がある．いずれも哺乳不良，嘔吐，筋緊張低下，痙攣，意識障害をおこし，重症では死亡する．

【メープルシロップ尿症の食事療法】

基本・栄養基準：緊急性のある場合（中毒性物質が蓄積し，ケトアシドーシスをきたしている場合）には，透析・交換輸血を行うことがある．軽症例では，α-ケト酸や分枝鎖アミノ酸の脱炭酸にはたらくビタミン B_1 を大量投与することにより症状の改善がみられる可能性がある．そのほかの場合には，食事療法としてバリン，ロイシン，イソロイシンを多く含むたんぱく質の摂取制限を行う．なお，バリン，ロイシン，イソロイシンを除去したミルク（BCAA 除去ミルク）が市販されている．新生児マススクリーニングによりメープルシロップ尿症が疑われた場合には，血液中のロイシン濃度を指標として，BCAA 除去ミルクに普通ミルクを混合して使用し，血中ロイシン濃度を 2～5 mg/dL に維持する．新生児，乳幼児期の古典型における分枝鎖状アミノ酸摂取量の目安は，ロイシン 60～90 mg/日，イソロイシン，バリンは 40～50 mg/日である．確定後に急性増悪した場合には，BCAA 除去ミルクの投与，脂肪補給，高カロリー輸液，アシドーシスの補正を行う．

③ ホモシスチン尿症（常染色体劣性遺伝・約 40 万～100 万人に 1 人）

必須アミノ酸の一つであるメチオニン代謝にかかわる中間生成物ホモシスチンの代謝酵素〔シスタチオニン-β-合成酵素（シスタチオニン-β-シンターゼ）〕が先天的に欠損している疾患である．ホモシスチンがシスチンに変換されず体内に多量に蓄積されるため，中間生成物ホモシスチンの一部が，メチオニン合成酵素（メチオニンシンターゼ）によってメチオニンへと還元され，血中メチオニン濃度も上昇する．

4 章

出生時にはほとんどが無症状である．１歳過ぎから知能障害が出現し，３歳ごろから骨格異常による高身長・四肢指伸長・続発性の骨粗鬆症，水晶体偏位による視力低下・緑内障などが現れる．また，血中メチオニン濃度の調整がうまく行われないと，血栓症や塞栓症により死亡する場合がある．

【ホモシスチン尿症の食事療法】

基本・栄養基準：血中のホモシスチン濃度を下げるため，メチオニンを制限または除去して高シスチンとする食事療法を一生継続して行う必要がある．同時に，メチオニンからの最終生成物であるシスチンが不足するためシスチンを添加した食事療法も行う．乳児期には，治療用メチオニン除去ミルクを使用するが，メチオニンは成長に欠かせない必須アミノ酸であるため，低メチオニンミルクに切り替えたり，母乳や通常の乳児用ミルクを併用しながら摂取量をコントロールしたりする必要がある．また，血中ホモシスチン濃度を下げるためホモシスチンをメチオニンへ還元する際に必要となるビタミン B_6・B_{12}・葉酸の投与を行うこともある．このとき，暫定治療指針のメチオニン・シスチン量を目安とする（表 4.10）．離乳期以降，メチオニン除去ミルクと低たんぱく食の使用が必要であり，空腹時血

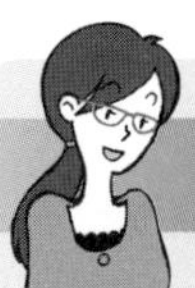

Column

先天代謝異常症などの治療に使われる特殊ミルク

栄養成分を調整した医療用のミルクについて，表にまとめる．

先天性代謝異常症用特殊ミルク

主な適応症	商品名	会社名
ガラクトース血症Ⅰ型・Ⅱ型 原発性乳糖不耐症 糖原Ⅺ型	ガラクトース除去フォーミュラ（可用性多糖類・ブドウ糖含有）	明治
肝型糖原病	乳糖・果糖除去低脂肪フォーミュラ（乳たんぱく質・昼用） 乳糖・果糖除去無脂肪フォーミュラ（乳たんぱく質・夜用） 乳糖・果糖除去低脂肪フォーミュラ（大豆たんぱく質・昼用） 乳糖・果糖除去無脂肪フォーミュラ（大豆たんぱく質・夜用）	明治
フェニルケトン尿症	フェニルアラニン無添加総合アミノ酸粉末 低フェニルアラニンペプチド粉末	雪印メグミルク 森永乳業
ホモシスチン尿症 高メチオニン血症	メチオニン除去ミルク	雪印メグミルク
チロジン血症	フェニルアラニン・チロシン除去粉乳	雪印メグミルク
メープルシロップ尿症	ロイシン除去フォーミュラ	明治

特殊ミルク事務局，特殊ミルク情報 54 号（2018 年 11 月），p. 85，表 1　特殊ミルクリストより一部改変．

例題

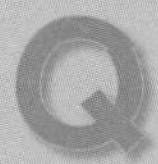

先天性代謝異常症とその治療乳に関する組合せである．正しいのはどれか．

(1) フェニルケトン尿症 ------------------------- 中鎖脂肪酸（MCT）ミルク
(2) メープルシロップ尿症 ---------------------- メチオニン除去ミルク
(3) 糖原病 I 型（フォンギエルケ症）---------- 低糖質高脂肪ミルク
(4) ホモシスチン尿症 ----------------------------- 低分枝鎖アミノ酸ミルク
(5) ガラクトース血症 ----------------------------- ラクトース（乳糖）除去ミルク

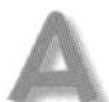

(5)

(1) フェニルケトン尿症では低フェニルアラニンミルクやフェニルアラニン除去ミルクで哺乳する．
(2) メープルシロップ尿症は分枝鎖アミノ酸（ロイシン，イソロイシン，バリン）の代謝障害である．これらの摂取を制限する．
(3) 糖原病 I 型はグルコース-6-ホスファターゼ活性の欠損により，多量のグリコーゲンが肝・腎に蓄積する疾患である．根本的な治療法はまだない．
(4) ホモシスチン尿症ではシスタチオニン合成酵素の障害により，メチオニンの中間代謝産物であるホモシスチンが増加するため，メチオニンの制限とシスチンを増加する．
(5) ガラクトース血症ではガラクトースを代謝する酵素の欠損により，血中ガラクトースが増加し，組織に沈着する．

中メチオニン値 1 mg/dL を目標とする．症状発現に関与しているのはホモシスチンであるため，治療効果の判定には，血漿総ホモシスチン濃度 20 μmol/L を目標とする．ビタミン B_6 反応型の患者には，ビタミン B_6 の大量投与が効果的である．

表 4.10　ホモシスチン尿症の暫定治療指針

年　齢	メチオニン（mg/kg 日）	シスチン（mg/kg/ 日）
0 ～ 6 カ月	40	150
6 ～ 1 カ月	20	150
1 歳以降	10 ～ 15	150

4 章

(3) 糖質代謝異常

① ガラクトース血症（常染色体劣性遺伝）

ガラクトース代謝に関与する酵素の先天的異常である．体内にガラクトース，ガラクトース1リン酸が蓄積する．Ⅰ型（GALT 欠損症），Ⅱ型（GALK 欠損症），Ⅲ型（GALE 欠損症）があり，Ⅰ型が最も重篤である．Ⅰ型には，哺乳開始後早期より嘔吐，下痢，食欲不振，不機嫌などの症状が出現し，体重増加が不良となる．重篤な場合には，肝障害，腎尿細管障害が併発する．ガラクトース高値による大腸菌発育促進のために，敗血症や髄膜炎などの感染症を併発することもある．乳糖除去を行わなければ，死に至る．Ⅱ型には，白内障が併発する．乳児期早期から乳糖制限が開始されれば白内障は治るが，数カ月以上経過したあとでは治らない．Ⅲ型には，無症状の末梢型とⅠ型類似症状の全身型がある．全身型はⅠ型と同様の症状を示すが，きわめてまれであり，日本人症例は報告されていない．適切な治療が行われなかった場合の幼児の死亡率は75%である．

【ガラクトース血症の食事療法】

基本・栄養基準：診断後早期に乳糖除去ミルクを開始し，ガラクトースの摂取制限（完全除去）を行う．母乳や牛乳を避け，豆乳や調合ミルクなどによる栄養補給を行う．離乳期以降は乳製品と乳糖を含む食品の摂取を禁止する．乳糖や牛乳・脱脂粉乳などを使用したパンやお菓子の摂取に注意する．ガラクトースを含む味噌などの発酵食品や，スイカ・トマトなどの摂取にも注意する．市販品の成分の確認を慎重に行うことなどを指導する．Ⅲ型のうちの末梢型では，治療は不要である．

② 糖原病（常染色体劣性遺伝・2万人に1人）

グリコーゲン代謝に関与する酵素の先天的異常である．肝臓や筋肉などにグリコーゲンが大量に蓄積して，臓器障害をおこす．病型には，グリコーゲンが肝臓に蓄積する肝型と，筋肉に蓄積する筋型，さらに混合型と全身型がある．発症頻度は肝型が高い．肝型の代表は，Ⅰ型（フォンギルケ病）とⅥ型である．また，筋型の代表は，Ⅴ型とⅦ型である．混合型の代表はⅣ型とⅨ型，全身型は，Ⅱ型（ポンペ病）である．症状として，肝型では，空腹時低血糖，肝腫大，腹部膨満，人形様顔望，低身長，成長障害がみられる．筋型では，労作時筋痛，運動時易疲労感，横紋筋融解症などがみられ，混合型には2型糖尿病が併発する．Ⅰ型では，年長になってから肝腫瘍や腎障害を発症するため，厳格な食事療法が必要である．Ⅳ型では，低血糖は出現しないが，乳児期に進行する肝不全，肝硬変などがあり，重症化する．食物から吸収されたグルコースは細胞内に取り込まれグリコーゲンが合成されるが，グリコーゲン分解（糖新生）ができないため，グリコーゲンから内因性のグルコース新生ができない（細胞内に過剰なグ

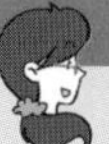
レベルアップへの豆知識

ラクトース不耐症

小腸粘膜上皮のラクトース（乳糖）分解酵素であるラクターゼ欠如のため，ラクトースがガラクトースとグルコースに分解されず，発酵性の下痢や嘔吐をもたらす．新生児や乳児に多く，日本での有病率は7～10%である．治療にはラクトースを含まないミルクやラクトースをガラクトースとグルコースに分解したミルクを与える．

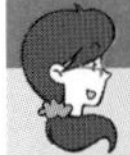
レベルアップへの豆知識

フルクトース不耐症

肝臓においてフルクトース（果糖）を解糖系に入れるために必要なアルドラーゼBの欠損によるもので嘔吐，痙攣，意識障害を生じる．治療にはフルクトース，スクロースを除去した食事療法を行う．低血糖に対してはグルコースを用いる．

ワンポイント

フォンギエルケ病

大部分は常染色体劣性遺伝であり，肝臓でグリコーゲンからグルコースをつくる酵素（グルコース-6-ホスファターゼ）が欠損しておこる病気．糖尿病の約50%．

リコーゲン蓄積がおこる).

治療では多くの場合，炭水化物に富んだ食事を毎日少量ずつ何回にも分けて摂取することにより血糖値が下がるのを防ぐようにするが，低血糖をおこす患者では，コーンスターチを昼夜4～6時間ごとに摂取して血糖値を維持する必要がある．炭水化物の溶液を胃チューブで夜間に投与して，低血糖が夜間におこるのを防ぐようにすることもある．

【糖原病の食事療法】

基本・栄養基準：肝型における食事療法ついて，Ⅰ型と，Ⅲ型，Ⅵ型，Ⅸ型に分けて重要項目を記載する．

●Ⅰ型

食事療法における注意点は，糖原病治療用ミルクや非加熱コーンスターチを用いた低血糖予防である．乳糖，果糖，ショ糖，ガラクトースはグルコースとして利用できず高乳酸血症をきたすため，糖質として，でんぷん，麦芽糖，グルコースを摂取させる．個々の患者の血糖変動に合わせて食事の摂り方を指導する．食事回数は，乳幼児期で7～8回/日，学童期以降で6～7回/日とする．

1）エネルギー摂取量は，同年齢の健常児と同等〔日本人の食事摂取基準(2020版)〕とする．

2）糖質（≒炭水化物）：脂質：たんぱく質の割合は，70～75%：10～13%：15～17%とし，脂質，たんぱく質は少なめとする．

3）乳糖，果糖，ショ糖，ガラクトースの摂取量は，糖質（≒炭水化物）摂取量の5%以下とする．

4）脂質は，不飽和脂肪酸を含む油脂を中心に使用する．

5）ビタミン・ミネラルを十分に与え，カルシウム，ビタミンD，ビタミンB_1，鉄の不足に注意する．

6）昼間に摂取する分割食には昼食用治療ミルクを，就寝前に摂取する分割食には夜間用治療ミルク（脂肪を含まず炭水化物量が多い）を使用する．

7）乳児では，3時間ごとに治療乳を与え，低血糖を予防する．

●Ⅲ型・Ⅵ型・Ⅸ型

飢餓を避け，乳幼児には糖原用ミルク，学童にはコーンスターチを中心とする少量頻回食を与え，低血糖を防止する．乳糖，果糖，ショ糖，ガラクトースなどの糖質を1回に1 g/kg以上摂取させると，Ⅰ型同様に高乳酸血症をきたすため，糖質には，でんぷん，麦芽糖，グルコースを用いる．

1）エネルギー摂取量は，同年齢の健康児と同等〔日本人の食事摂取基準(2020年版）を参考〕とする．

2）糖質（≒炭水化物）：脂質：たんぱく質の割合は，70～75%：10～13%：15～17%とし，脂質，たんぱく質は少なめとする．

3）乳糖，果糖，ショ糖，ガラクトースの摂取量は1回に1 g/kg以内とす

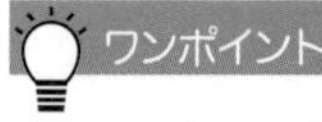

治療乳

牛乳から乳糖を除いて，代わりにグルコース，グルコースポリマー，デキストリン，でんぷんを添加し，脂肪を植物油に代えたもの．活動中の昼用にはたんぱく質と脂肪が多く，眠っている夜用には低血糖を防ぐために糖質を主成分とする組成となっている．ミネラル，ビタミン類はほかの一般育児用粉乳と同様で，カルシウムが少し多く含まれている．

4章

る.

4）非加熱コーンスターチを用いた食事療法は，1～2 g/kg からはじめ，血糖値を確認しながら，その回数と1回量を調整する.

5）ビタミン・ミネラルを十分に与え，カルシウム，ビタミン D，ビタミン B_1，鉄の不足に注意する.

栄養指導：

1）食品に含まれる炭水化物の量（でんぷん，果糖，ショ糖，乳糖など）を保護者に理解させる.

2）コーンスターチ療法の意味を本人に理解させる.

3）生活時間に合わせ，実施しやすい頻回食の摂り方を指導する.

4）必要に応じ，運動前の補食の摂り方を指導する.

5）学童期には，学級担任，養護教諭，栄養教諭，友人などが患児に対する食事療法について理解できるよう配慮する.

6）医療関係者やケアマネージメントにかかわる関係者が，患児および家族の精神的なサポートを行う.

練習問題

➜ p. 66 〜 p. 70 参照

1 糖尿病の食事療法に関する記述である．正しいのはどれか．2 つ選べ．

（1）炭水化物はインスリンを多く必要とする．
（2）不溶性食物繊維は血糖を上昇させる．
（3）油の摂取では血糖上昇はない．
（4）低血糖予防に間食を摂ることもある．
（5）75 歳以上の患者のたんぱく質は 0.6 g 〜 0.8 g/kg 標準体重/日にする．

➜ p. 72 〜 p. 75 参照

2 脂質異常症の食事療法に関する記述である．正しいのはどれか．2 つ選べ．

（1）高 LDL 血症では飽和脂肪酸の摂取を控える．
（2）高 LDL 血症ではトランス脂肪酸を多く摂る．
（3）高カイロミクロン血症では脂肪エネルギー比 25%にする．
（4）高 TG 血症では果物・果汁を制限する．
（5）TG よりコレステロールのほうが食事療法の効果は早い．

➜ p. 76 〜 p. 78 参照

3 高尿酸血症の食事療法に関する記述である．正しいのはどれか．1 つ選べ．

（1）果糖の摂取は尿酸排泄促進である．
（2）十分な水分摂取は尿酸排泄抑制である．
（3）アルコールは尿酸排泄抑制である．
（4）強度の高い運動は尿酸排泄促進である．
（5）野菜の摂取は尿酸性に傾きやすい．

➜ p. 81 〜 p. 85 参照

4 肥満症の食事療法に関する記述である．誤っているのはどれか．1 つ選べ．

（1）高度肥満症は BMI 30 以上である．
（2）超低エネルギー食は 600 kcal 以下である．
（3）VLDC ではアミノ酸の異化亢進阻止を考慮する．
（4）高度肥満症での体重減少は 5 〜 10%を目標とする．
（5）肥満症は 20 g/日以上の脂肪摂取が望ましい．

➜ p. 86 〜 p. 93 参照

5 先天性代謝異常症で制限する栄養素に関する組合せである．正しいのはどれか．

（1）フェニルケトン尿症 ………… チロシン
（2）メープルシロップ尿症 ……… 分枝鎖状アミノ酸
（3）ホモシスチン尿症 …………… メチオニン
（4）糖原病 I 型 ……………………… グルコース
（5）ガラクトース血症 …………… 果糖

（a）1 と 2　（b）2 と 3　（c）3 と 4　（d）4 と 5　（e）1 と 5

5章

循環器疾患の病態と栄養管理

CHAPTER GUIDANCE & KEYWORD

5章で学ぶこと

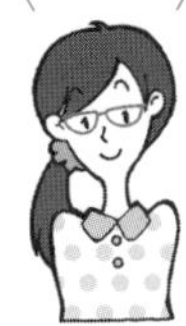

全身に血液を送りだす動脈の狭窄や閉塞は，その先の臓器に大きな影響を与えます．この章では，動脈の狭窄や閉塞，破裂の原因となる動脈硬化や高血圧の成り立ちを理解し，その予防・治療のための栄養管理の習得をめざします．また，狭心症，心筋梗塞，脳卒中の病態と栄養管理を学びます．

5章のキーワード

□ 過食　□ 食塩制限　□ 食物繊維　□ アルコール　□ 長期療養
□ エネルギー　□ カルシウム(Ca)　□ 高齢者　□ たんぱく質　□ 水分
□ カリウム(K)摂取　□ 安静　□ 摂食嚥下障害　□ 経腸栄養　□ 高血圧
□ 糖尿病　□ 脂質異常症　□ メタボリックシンドローム　□ 動脈硬化

1 動脈硬化症

(1) 疾患の概略と定義

心臓から全身へと血液を送りだすためには，高い圧力が必要となる．しかし，その先の毛細血管では物質交換に適した圧力に下がっていないと，毛細血管が破れてしまう．そのため，動脈壁の中膜では，単層扁平上皮の血管内皮を取り巻くように，血圧を受けるための弾力性のある弾性線維が発達した弾性板と血圧を調節するための平滑筋が発達している．この構造は，動脈の部位によりやや異なり，それぞれ違った血圧調節の役割を受けもっている（図 5.1）．大動脈は，弾性線維が発達しており，心臓の収縮期には心臓からの血圧を受け止め伸びることにより血圧の上昇を抑え，拡張

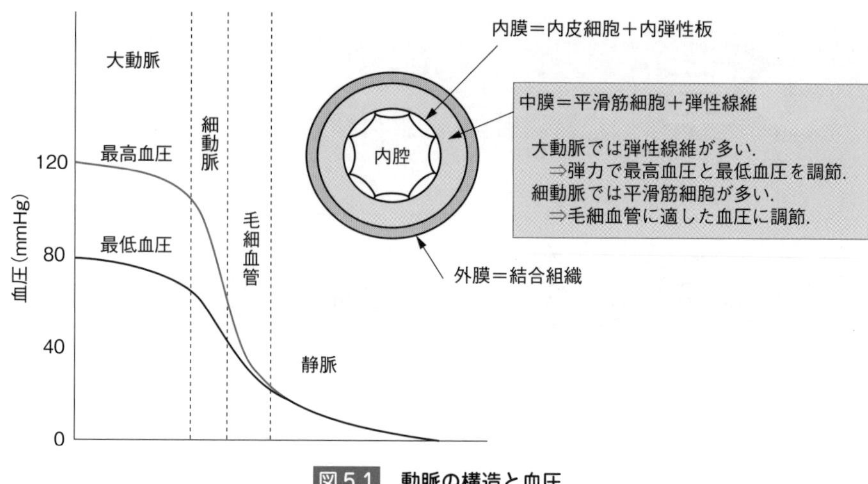

図 5.1 動脈の構造と血圧

期には収縮することにより全身に血液を送り続ける拡張期血圧をつくりだす．一方，毛細血管の直前の細動脈は，物質交換に適した圧力にまで血圧を下げるため，平滑筋が発達している．

このように高い圧力を受け続ける大動脈や，細動脈の前の部位などでは動脈壁の変性がおこることがあり，これにより弾力性や収縮力が低下してくることを**動脈硬化**という．動脈硬化がおこると血管内腔が狭くなる狭窄（きょうさく），下流の血管抵抗が高くなることによる，高血圧の悪化，下流の血流の減少，あるいは変性した壁の破綻による血栓形成や一部がちぎれて下流へと流れて血管を詰まらせる塞栓（そくせん）による梗塞（こうそく）などの原因となる．動脈硬化の初期にはまったく自覚症状がなく，狭窄や梗塞などの重い症状がでてからでは取り返しのつかないことになるので，予防が重要となる．

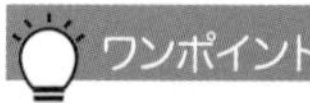
ワンポイント

動脈硬化

動脈壁の中膜の変性により弾力性や収縮力が低下した状態．動脈内腔が狭くなる狭窄や変性した壁の損傷から生じた血栓による動脈の閉塞をおこし，狭心症や心筋梗塞，脳梗塞などの原因となる．

(2) 種　類

動脈硬化症には，ⅰ）高血圧や糖尿病により細動脈に変性がおこる**細動脈硬化症**，ⅱ）比較的大きな動脈の中膜に石灰化がおこる**中膜硬化症**，ⅲ）動脈の内膜と中膜の間に脂質の沈着と変性がおこることにより生じる**粥状（じゅくじょう）動脈硬化症**の３つがある．細動脈硬化症は，糖尿病の合併症の原因の一つであり，糖尿病の治療をきちんとすることが重要となる．中膜硬化症は，加齢による変化であることが多く，予防の対象になることはほとんどない．一方，粥状動脈硬化症は，狭心症や心筋梗塞，脳梗塞の原因として生命に直接かかわる疾病の原因となるため，予防の対象として最も重要なものである．

(3) 成　因

どの動脈硬化症においても，高い血圧が継続的にかかり続けるという物理的な因子と，喫煙や高血糖という化学的な因子による動脈壁の傷害がその要因となる．太い動脈から細い動脈への移行部では，高い血圧を物質交換に適した圧まで下げるため，物理的な力が強くかかり，病変がおこりやすい．ここでは，3つの動脈硬化症のうち，生命に危険を及ぼす可能性が最も高い粥状動脈硬化症の成因について述べる．

粥状動脈硬化症の成因には，i）血管内皮細胞の傷害，ii）血管内皮下への脂質沈着と過酸化変化，iii）炎症細胞の活性化の3つの段階がある（図5.2）．通常，正常な動脈の内面は，血管内皮細胞がバリアを形成しているので，血管外に直接血液中の成分が漏れだすことはない．しかし，この血管内皮細胞に先に述べた物理的要因と化学的要因により傷害されるとバリア機能が低下し，血液中の成分が血管壁内へと漏れだしてしまう．これが第1段階である．このような傷害がおこりやすいのは，大動脈からの高い血圧を受けやすい心臓の冠動脈や，脳へと血流を送る頸動脈などである．

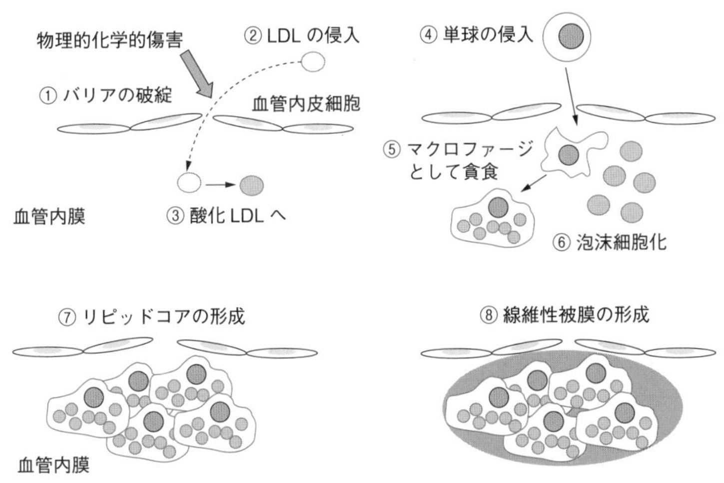

図5.2 粥状動脈硬化の形成過程

血液中の脂質はタンパク質と結合したリポタンパク質となって運ばれており，血管内皮に存在するリパーゼにより分解を受けて，脂肪酸やグリセロールとなり血管外へと運びだされる．しかし，バリア機能が低下すると，隙間から**低比重リポタンパク質**（**LDL**）が内皮細胞と中膜との間に入り込むようになる．このように，LDL が内皮細胞と中膜の間に沈着するようになると，酸素の透過性が低くなるため酸化ストレスが強くなる．この結果，これらの LDL は酸化された過酸化脂質を含む**酸化 LDL** となる．これが第2段階である．

LDL
low density lipoprotein

酸化 LDL 中の過酸化脂質は，生体内にとって異常な物質であるため，これを除去しようとして炎症反応がおこる．なかでも，血液中を流れている白血球の一種である単球が活性化し，内皮細胞の傷害部分から血管壁内へ侵入し，**マクロファージ**（**大食細胞**）となり酸化 LDL を貪食する反応が動脈硬化の原因として重要である．しかし，マクロファージは過酸化脂質を分解できず，内部にためこんでしまい**泡沫細胞**へと変化する．これが第 3 段階である．

結果として，内膜下に多量の脂質と泡沫細胞がたまった粥状の**リピッドコア**が形成される．このリピッドコアが周囲に広がらないように，中膜に存在する平滑筋細胞が線維性の膜（線維性キャップ）をつくり包み込む．このようにして動脈壁内にできた構造体を**プラーク**といい，その内容物を**アテローム**という．このプラークが大きくなると血管内腔が狭まり，血流を減少させることになる．

このプラークを包み込む線維性キャップが厚くしっかりしていると，徐々にプラークが大きくなり，動脈の狭窄を引きおこす．このようなプラークを**安定プラーク**という．一方，線維性キャップが薄いと血流の変化などの力が加わることなどにより破れることがある．このようなプラークを**不安定プラーク**といい，プラークの崩壊により血液凝固がおこると血管内に**血栓**が形成され，下流の血流を突然遮断する**梗塞**の原因となる（図 5.7 参照）．

(4) 症　状

初期の動脈硬化症ではとくに自覚症状はない．しかし，動脈硬化が進行すると血管内腔が狭くなり，その下流部分での血流不足がおこる．下流の臓器の機能を維持するためには，十分な酸素やエネルギー源の供給が必要となるが，これを満たすだけの血流が不足することによる症状が出現する．このような状態を**虚血**という．

軽度の狭窄でも，下流の臓器の活動が盛んであれば，血流不足が生じて虚血となる．たとえば，心臓の冠動脈に狭窄が生じた場合は，運動などで心拍出量が増加した場合にのみ虚血がおこり，胸部の締めつけ感や背部への放散痛などの**狭心症**の症状が出現する．また，下肢の動脈での狭窄では，激しい運動や長時間の歩行などで虚血による痛みが出現する．これらの症状は休むと改善するが，動脈硬化が進行している徴候として重要なものとなる．下肢の動脈では，ほかの動脈との間の交通があるため，さらに動脈硬化が進行して狭窄が強くなり，閉塞しても血流がある程度保たれることがある．しかし，軽度の歩行でも虚血による症状がおこりやすくなり，片足を休ませながら歩くようになる（間欠性跛行（はこう））．

一方，粥状動脈硬化症では，内腔の狭窄による虚血だけでなく，突然のプラークの崩壊により，血液が固まり血管の閉塞がおこることがある．これを**血栓**という．また，この血栓が血流に乗り，末梢の血管に詰まり血管の閉塞をおこすものを**塞栓**(そくせん)という．心臓や脳では末端の動脈の間に交通がない**終動脈**であるため，血栓や塞栓により閉塞がおこると，その下流の組織への血流がなくなるため，すみやかに血流を回復させないと閉塞部分の下流が壊死(えし)に陥る．これを心筋梗塞，脳梗塞という（p. 115，p. 122 参照）．

(5) 危険因子

動脈硬化は，虚血による症状がおこってから発見されることが多いが，突然の心筋梗塞や脳梗塞によって発見される場合も少なくない．また，早期の動脈硬化をみつけることは難しく，危険因子を検討することにより，動脈硬化の予測を行うことが重要である．

血管内皮に損傷をおこす高血圧，喫煙，高血糖は危険因子となる．さらに，LDL が血管内皮下に沈着することが要因として重要であることから，**脂質異常症**が危険因子として指摘されている．これまで高脂血症という疾患名が使われてきたが，血中 **LDL コレステロール**の増加と **HDL コレステロール**の低下のどちらもが，動脈硬化の危険因子となるため，現在は，脂質異常症として診断基準が示されている（表 4.2 参照）．このため，高 LDL コレステロール血症を基準とし，それ以外の危険因子の数により低リスク群，中リスク群，高リスク群に分けて治療目標が立てられている（表 4.3 参照）．

(6) 治　療

動脈硬化症の治療は，早期に危険因子を把握し動脈硬化をおこさないようにする一次予防と，一度おこった動脈硬化症による疾患（狭心症，心筋梗塞，脳梗塞など）を再発させないための二次予防がある（表 4.3 参照）．一次予防のためには，危険因子の発見とそれを改善することが基本となる．とくに重要となるのは，脂質異常症，耐糖能異常（糖尿病予備軍），糖尿病である．このために生活習慣の改善を進め，状況が改善しない場合には薬物療法によるコントロールを行う．これらについては，食事療法の項や脂質異常症・糖尿病の治療の項を参照してほしい（p. 63，p. 71 参照）．

狭窄による虚血の症状がでた場合には，血流の改善を目的とした治療を行う〔詳細については，狭心症（p. 113），心筋梗塞（p. 115），脳梗塞（p. 118）の項参照〕．また，ワーファリンなどの抗凝固剤による血栓の予防なども重要なものとなる．

【動脈硬化の食事療法】

表 5.1 に，日本動脈硬化学会による「動脈硬化性疾患予防のための食事療法」の基本的考え方を示した．

動脈硬化にともなう血流障害の改善を目的として，ワーファリンやアスピリン（抗血液凝固薬）の投与が行われる．とくにワーファリンを服用し

5章

表5.1 動脈硬化性疾患予防のための食事療法

1．過食に注意し，適正な体重を維持する
- 総エネルギー摂取量（kcal/日）は，一般に目標とする体重（kg）* × 身体活動量（軽い労作で25～30，ふつうの労作で30～35，重い労作で35～）を目指す

2．肉の脂身，動物脂，加工肉，鶏卵の大量摂取を控える

3．魚の摂取量を増やし，低脂肪乳製品を摂取する
- 脂肪エネルギー比率を20～25%，飽和脂肪酸エネルギー比率を7%未満，コレステロール摂取量を200 mg/日未満に抑える
- n-3系多価不飽和脂肪酸の摂取を増やす
- トランス脂肪酸の摂取を控える

4．未精製穀類，緑黄色野菜を含めた野菜，海藻，大豆および大豆製品，ナッツ類の摂取量を増やす
- 炭水化物エネルギー比率を50～60%とし，食物繊維は25 g/日以上の摂取を目標とする

5．糖質含有量の少ない果物を適度に摂取し，果糖を含む加工食品の大量摂取を控える

6．アルコールの過剰摂取を控え，25 g/日以下に抑える

7．食塩の摂取は6 g/日未満を目標にする

＊18歳から49歳：[身長（m）]^2 × 18.5～24.9 kg/m^2，50歳から64歳：[身長（m）]^2 × 20.0～24.9 kg/m^2，65歳から74歳：[身長（m）]^2 × 21.5～24.9 kg/m^2，75歳以上：[身長（m）]^2 × 21.5～24.9 kg/m^{2}とする．
日本動脈硬化学会 編，『動脈硬化性疾患予防ガイドライン2022年版』，日本動脈硬化学会（2022），p. 101より．

ている場合には，ビタミンKがワーファリン作用を阻害するため，薬効が減弱する．そのような場合には，ビタミンKを多く含む食品（納豆，クロレラ，大量の青汁など）を控える．緑黄色野菜を制限する必要はないが，一度に大量に摂るとワーファリンのはたらきを弱めるため，注意する．

表5.2 生活習慣の改善すべき項目

項目	内容
禁煙	禁煙は必須．受動喫煙を防止
体重管理	定期的に体重を測定する BMI < 25であれば適正体重を維持する BMI ≧ 25の場合は，摂取エネルギーを消費エネルギーより少なくし，体重減少を図る
食事管理	適正なエネルギー量と，三大栄養素（たんぱく質，脂質，炭水化物）およびビタミン，ミネラルをバランスよく摂取する 飽和脂肪酸やコレステロールを過剰に摂取しない トランス脂肪酸の摂取を控える n-3系多価不飽和脂肪酸の摂取を増やす 食物繊維の摂取を増やす 減塩し，食塩摂取量は6 g未満/日を目指す
身体活動・運動	中等度以上*の有酸素運動を中心に，習慣的に行う（毎日合計30分以上を目標） 日常生活のなかで，座位行動**を減らし，活動的な生活を送るように注意を促す 有酸素運動のほかにレジスタンス運動や柔軟運動も実施することが望ましい
飲酒	アルコールはエタノール換算で1日25 g***以下にとどめる 休肝日を設ける

＊中等度以上とは3 METs以上の強度を意味する．METsは安静時代謝の何倍に相当するかを示す活動強度の単位．
＊＊座位行動とは，座位および仰臥位におけるエネルギー消費量が1.5 METs以下のすべての覚醒行動．
＊＊＊およそ日本酒1合，ビール中瓶1本，焼酎半合，ウィスキー・ブランデーダブル1杯，ワイン2杯に相当する．
日本動脈硬化学会 編，『動脈硬化性疾患予防ガイドライン2022年版』，日本動脈硬化学会（2022），p. 155より．

表 5.3　動脈硬化性疾患予防のための運動療法指針

種類	有酸素運動を中心に実施する （ウォーキング，速歩，水泳，エアロビクスダンス，スロージョギング，サイクリング，ベンチステップ運動など）
強度	中強度以上を目標にする*
頻度・時間	毎日合計 30 分以上を目標に実施する（少なくとも週に 3 日は実施する）
その他	運動療法以外の時間もこまめに歩くなど，できるだけ座ったままの生活を避ける

＊：中強度
- 通常速度のウォーキング（＝歩行）に相当する運動強度
- メッツ（METs；安静時代謝の何倍に相当するかを示す活動強度の単位）では，一般的に，3 メッツ（歩行）であるが個々人の体力により異なる．
- 運動中の主観的強度としてボルグ・スケール 11 ～ 13（楽である～ややきつい）

日本動脈硬化学会 編，『動脈硬化性疾患予防ガイドライン 2022 年版』，日本動脈硬化学会（2022），p. 102 より．

表 5.2 には生活習慣の改善について，表 5.3 には運動療法指針について示した．動脈硬化性疾患予防のためには，禁煙および受動喫煙を回避すること，適正体重を維持すること，食事の質を適正化すること，アルコールを適量とすること，運動を習慣化することがきわめて重要である．また，有酸素運動は，動脈硬化性疾患の予防に有効である．

これらの食事，生活習慣，運動については，いずれの動脈硬化症においても，それらの改善および進展抑制のために重要である．

2 高血圧

(1) 疾患の概略と定義

細胞が生きるために必要となる物質の供給と老廃物の回収を行うには，体のすみずみまで広がっている血管内を血液がスムーズに流れ続けると同時に，毛細血管での物質交換に適した圧力が必要となる（図 5.1 参照）．動脈圧は，血流を保つための原動力となるため，一定レベル以上に保たれなければならないが，高すぎると動脈への物理的な負担が大きくなってしまう．したがって，一般に「血圧」とは，小動脈より前の大動脈から中動脈までの動脈内圧を意味し，上腕動脈で測定されたものをいう．なお，体を構成するそれぞれの臓器での活動が活発となると，それに応じた血流を確保するために心拍数や血管の収縮状態が変化するので，一時的に血圧は上昇する．一方，安静時に血圧が高い状態が続くと，動脈壁への負担が大きく多くなってしまう．このように，安静時に血圧が一定レベル以上に高い状態であることを**高血圧**という．安静時血圧の測定には心理的な緊張なども影響するため，診察室血圧よりも家庭血圧の基準のほうが若干低めに設定されている（表 5.4）．高血圧自体は，とくに自覚症状をともなうことはないが，長期間にわたると血管への負担から血管性病変がおこり，さらに高血圧を悪化させて，生命を脅かす重い合併症を引きおこすため，早期に発見し，血圧を適正な状態にコントロールすることが重要である．

血圧には**収縮期血圧**（上の血圧）と**拡張期血圧**（下の血圧）があるが，それぞれどのような違いがあるのだろうか（図 5.3）．心臓が収縮する際の圧力により大動脈内圧は急激に上昇するが，その圧の一部は大動脈壁の弾力性により内腔が広げられることにより吸収される．このときの血圧が収縮期血圧である．一方，心臓の拡張期には大動脈弁が閉じるため，心臓からの血圧はゼロになる．しかし，収縮期に引き延ばされていた大動脈の壁がその弾力性により元に戻ろうとすることにより圧力が生じて，血液を末梢や心臓の冠動脈へと送り込む．このときの血圧が拡張期血圧となる．一般に，高血圧では収縮期血圧，拡張期血圧ともに高くなるが，大動脈の弾力性が低下すると，収縮期血圧が高くなると同時に拡張期血圧が低下する．

表 5.4　成人における血圧値の分類

分　類	診察室血圧（mmHg）			家庭血圧（mmHg）		
	収縮期血圧		拡張期血圧	収縮期血圧		拡張期血圧
正常血圧	< 120	かつ	< 80	< 115	かつ	< 75
正常高値血圧	120 ～ 129	かつ	< 80	115 ～ 124	かつ	< 75
高値血圧	130 ～ 139	かつ / または	80 ～ 89	125 ～ 134	かつ / または	75 ～ 84
Ⅰ度高血圧	140 ～ 159	かつ / または	90 ～ 99	135 ～ 144	かつ / または	85 ～ 89
Ⅱ度高血圧	160 ～ 179	かつ / または	100 ～ 109	145 ～ 159	かつ / または	90 ～ 99
Ⅲ度高血圧	≧ 180	かつ / または	≧ 110	≧ 160	かつ / または	≧ 100
（孤立性）収縮期高血圧	≧ 140	かつ	< 90	≧ 135	かつ	< 85

日本高血圧学会，「高血圧治療ガイドライン 2019」より改変．

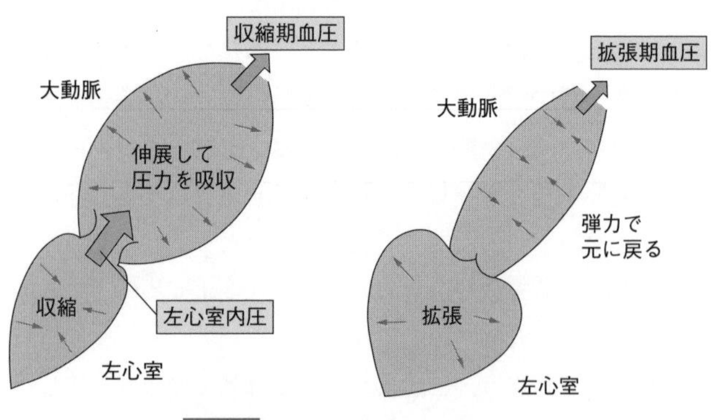

図 5.3　収縮期血圧と拡張期血圧

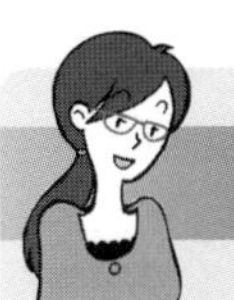

Column

動脈硬化症治療のための栄養教育

- 動脈硬化の予防と治療には，危険因子の除去が中心となることを説明する．そのためには，患者の栄養状態，危険因子，疾患発症リスク，食事内容・運動・喫煙習慣，薬剤使用状況などの把握が必要である．
- 運動量などについては，主治医の指示のもとに消費エネルギーを評価して説明する．
- 脱水に気をつける．食欲不振時や欠食したとき，発汗や下痢，アルコールなどによる脱水が疑われる状態では，血行動態の変化による脳梗塞などを生じる危険性が高まる．
- また，脂肪の多い食事を摂ったあとは，血液凝固能が亢進しているため，脳梗塞などの危険が高まる．
- 粥状動脈のある患者では，病態の進行抑制や合併症の出現防止に努める．その際，栄養バランスや摂取エネルギー量のコントロールの大切さを十分に認識してもらえるようにする．
- 患者とともに栄養改善の指標となる目標値などを設定するなど，協力して治療する姿勢が必要とされる．
- なお，動脈内腔狭窄への直接的治療が行われ，食事摂取が許可された場合は，絶対安静下で食事をとることができるよう，食事提供方法に配慮する．

(2) 合併症

概要で述べたように，血圧が一時的に上がることによる問題はほとんどおこらないが，高血圧が続くと血管内皮細胞が傷害され，内膜の肥厚（p. 96 参照）と平滑筋細胞の増殖がおこり，血管内腔の狭窄が進む．その結果，さらに血圧が上がる（下流での血流不足がおこる）という悪循環に陥る．このような血管傷害により機能障害がおこるおもな臓器は，心臓，脳，腎臓である．また，胸部や腹部の大動脈壁が変性して弱くなり，そこが膨らんで**大動脈瘤**（りゅう）が形成されることがある．このような大動脈瘤が急激な血圧上昇により破裂すると，大出血をおこし，突然死することがある．

心臓では，初期には収縮期血圧の上昇に反応して心筋肥大が進むが，同時に間質細胞の増殖も進む．これにより心臓の壁が硬くなり拡張機能が低下していく．また，心臓全体に血液を送る冠動脈の動脈硬化も進むことによって，**狭心症**や**心筋梗塞**がおこると，収縮機能も低下する．その結果，心臓のポンプ機能が低下して，心不全に至る（p. 110 参照）．

一方，脳では，血流を一定に保つための血圧調節のしくみがあるが，血管障害により調節機能が低下すると，急激な血圧上昇に耐えられなくなり，脳血流の増加とそれにともなう血管透過性の上昇により脳浮腫がおこり，頭痛，嘔吐，意識障害などの症状をともなう**高血圧性脳症**がおこる．また，**脳動脈瘤**の形成やその破裂による脳出血，脳梗塞などの危険性が高くなる（p. 119 参照）．

さらに，腎臓では，高血圧の持続により血液をろ過する糸球体壁の変性

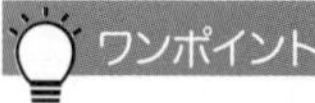

人工透析
(p. 141 参照)

5
章

や尿細管周囲の萎縮がおこり，腎臓の尿の濃縮力が低下する**高血圧性腎硬化症**がおこる．さらに症状が進み腎不全となると，**人工透析**が必要となる．腎臓は，体内の水分量を調節することにより血圧の調節にもかかわるため，さらに高血圧が悪化するという悪循環になる場合がある．

(3) 成　因

血圧は，心拍出量と血管抵抗によって決まる（図 5.4）．概要で述べたように大動脈の弾力性も関係している．収縮期血圧と拡張期血圧のもととなる力は，どちらも心臓から拍出された血液量（心拍出量）に影響されるため，大動脈の弾力性が保たれていれば，動脈の容量はほぼ一定となり，心拍出量が多くなれば収縮期と拡張期のどちらの血圧も高くなる．心拍出量が増加する原因としては，交感神経系の興奮によるものと，体液量の増加によるものとがある．すなわち，ストレスなどで交感神経が興奮すると，副腎髄質からのアドレナリンの分泌が増加するため，心拍出力および心拍数が増加する．また，食塩の過剰摂取があると，体内のナトリウムイオン（Na^+）バランスが崩れてしまう．Na^+は血液の浸透圧の主要因子なので，浸透圧を一定に保つために循環血液量（体液量）が増加する．

小動脈などの血管抵抗の増加や血液の粘性の増加は，下流の血液の流れを妨げるため，上流の血圧の上昇を引きおこす．このような血管抵抗の増加の原因には，ストレスによる交感神経系の興奮による神経末端からのノルアドレナリンの分泌による内臓血管の収縮がかかわる．肥満になると増加した脂肪組織への血液供給が必要となるが，これらの血管も内臓血管であるため血管抵抗の増加となり血圧上昇の原因となる．また，腎臓における血管抵抗の増加は，腎血流を減少させるため腎臓傍糸球体装置からレニンの分泌を促す．このため，**レニン・アンギオテンシン・アルドステロン系**による小動脈の収縮がおこる．さらに，副腎皮質から分泌されたアルドステロンは，腎臓でのNa^+の再吸収を促進するため，循環血液量の増加に

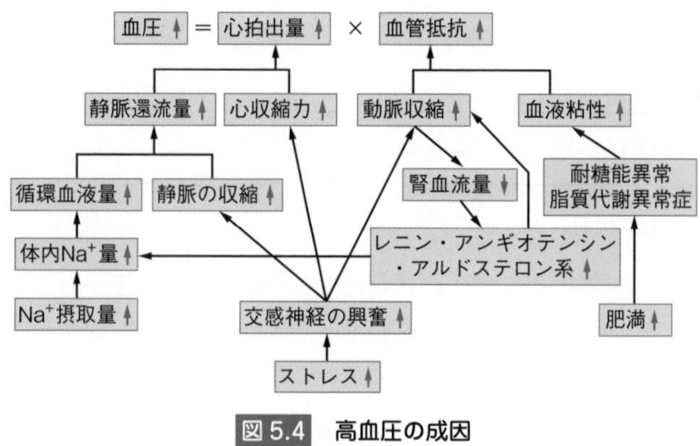

図 5.4　**高血圧の成因**

よる血圧上昇にもはたらく．また，血液の粘性は，血液中に含まれる成分の影響を受けるため，高血糖や脂質異常症などで上昇する．同時に，高血糖や脂質異常は血管内皮の傷害を引きおこし，動脈硬化をおこして，血管抵抗を高めてしまう．

このように，高血圧の発症にはさまざまな原因が複雑に絡み合っている．血圧の高い状態が続くと，さらに動脈硬化などの血管病変が進行するため，血管抵抗の増加や腎血流量の減少という悪循環に陥る．高血圧を早期に発見しないと悪循環となり，高血圧がさらに悪化することによる合併症が発生する確率が高くなっていく．

高血圧の 9 割以上は，このようにさまざまな要因が相互に重なって血圧の上昇がおこるもの（図 5.4）であり，はっきりとした原因が特定できない**本態性高血圧**である．本態性高血圧には，遺伝が関与するといわれているが，はっきりとした原因遺伝子は特定されていない．多くの遺伝的因子がかかわるともに，生活習慣やストレスなどによる環境因子も複雑に絡み合っていると考えられている．一方，腎臓疾患や内分泌疾患などの特定の原因により，前述のレニンやアルドステロン，カテコールアミンなどの血圧上昇因子が増加して発症するものを**二次性高血圧**という（表 5.5）．

表 5.5　二次性高血圧の原因疾患

原因疾患	血圧が上がるおもな原因	そのほかの症状
腎実質性高血圧	レニン・アンギオテンシン系の亢進	たんぱく尿，血尿，血清クレアチニン上昇，高尿酸血症
糖尿病腎症	耐糖能異常 レニン・アンギオテンシン系の亢進	糖尿病歴，尿糖
慢性腎盂腎炎	レニン・アンギオテンシン系の亢進	細菌尿，低比重尿
腎血管性高血圧	腎臓動脈の狭窄による腎血流の低下 レニン・アンギオテンシン系の亢進	高齢者の急激な血圧上昇 若年者の高血圧 腹部血管雑音
原発性アルドステロン症	アルドステロンの過剰分泌	四肢脱力・麻痺，夜間頻尿，低カリウム血症
褐色細胞腫	カテコールアミンの過剰分泌	発作性頭痛，動悸，発汗，起立性低血圧，動揺性高血圧
クッシング症候群	アルドステロンの過剰分泌 耐糖能の異常	中心性肥満，満月様顔貌，皮膚線条，耐糖能異常，低カリウム血症
甲状腺機能亢進症	心機能亢進	体重減少，発汗，頻脈
甲状腺機能低下症	体液量の増加，血液粘性上昇	徐脈，浮腫，総コレステロール増加
副甲状腺機能亢進症	高カルシウム血症による血管収縮	高カルシウム（Ca）血症
血管性高血圧	血管の狭窄による血圧異常	血圧の左右差，上下肢差，血管雑音
薬剤誘発性高血圧	昇圧作用のある薬剤の使用	治療歴・内服歴

(4) 分　類

高血圧が持続することにより，心臓への負担と血管傷害が進むため，さらに血圧上昇を招く悪循環となるだけでなく，合併症の発生・悪化の危険性が増加する．このため，日本高血圧学会の「高血圧治療ガイドライン2019」では，診察時の緊張による影響と家庭用の血圧計の普及に配慮して，診察時血圧と家庭血圧の２つの基準を設け，正常高血圧と高値血圧に対する早期からの注意喚起を促している．さらに，安静時血圧の高さの違いから高血圧を，Ⅰ度～Ⅲ度へと段階的に重症度分類している（表 5.4 参照）．また，加齢などにより大動脈の弾性が失われると収縮期血圧のみが高くなる（拡張期血圧は逆に下がる）ため，脳血管障害の発生の危険性が高くなる．そこで，このようなものを収縮期高血圧として別に分類している．

一方，高血圧の合併症として問題となる脳心血管障害には，高血圧以外の危険因子がある（表 5.6）．そこで，この危険因子の有無と高血圧重症度分類とを組み合わせ，低リスク群から高リスク群の３段階に分け，早期から管理することを推奨している（表 5.7）．

表 5.6　高血圧以外の脳心血管病の危険因子

高齢（65 歳以上）
男性
喫煙
脂質代謝異常症（高 LDL コレステロール血症，低 HDL コレステロール血症，高トリグリセライド血症）
糖尿病
肥満（BMI ≧ 25 kg/m^2）
若年（50 歳未満）発症の脳心血管病の家族歴

日本高血圧学会，「高血圧治療ガイドライン 2019」より改変．

図 5.7　診察室血圧にもとづいた脳心血管病リスクの層別化

血圧以外のリスク要因	高値血圧	Ⅰ度高血圧	Ⅱ度高血圧	Ⅲ度高血圧
リスク第一層 予後影響因子なし	低リスク	低リスク	中等リスク	高リスク
リスク第二層 年齢 65 歳以上，男性，脂質異常症，喫煙のいずれかがある	中等リスク	中等リスク	高リスク	高リスク
リスク第三層 脳心血管病既往，非弁膜症性心房細動，糖尿病，たんぱく尿のある慢性腎疾患のいずれか，またはリスク第二層の危険因子が３つ以上ある	高リスク	高リスク	高リスク	高リスク

日本高血圧学会，「高血圧治療ガイドライン 2019」より改変．

(5) 治　療

現在は家庭用の血圧計が普及していることから，血圧の上昇は比較的早期に発見される．そのため逆に，高血圧上昇を安易に考え，軽症のものは放置されることも多く，徐々に悪循環に陥ることも少なくない．血圧は心理的な緊張で上昇する傾向があるため，身近な家庭血圧の基準を指標に管理することが大切である．そのうえで高い血圧が続く場合は，まず原因の

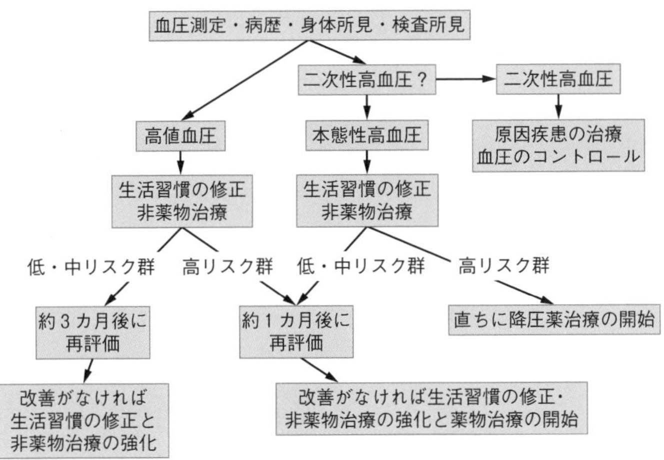

図 5.5　初診時の高血圧管理計画

はっきりしている二次性高血圧なのか，本態性高血圧であるのかを調べ，二次性高血圧であればその原因疾患についての治療を行う必要がある．一方，高値血圧あるいは本態性高血圧である場合は，リスク分類に応じた治療を進めることになる（図 5.5）．とくに，生活習慣の修正を基本として（表 5.8 参照），一定期間で改善がみられない場合や，高リスク群では，降圧剤による血圧のコントロールが必要となる．また，合併症がみられる症例では，合併症に対する治療と管理に配慮しながら，治療を進める必要がある．

【高血圧症の食事療法】

表 5.8 に，日本高血圧学会による「生活習慣の修正項目」を示した．表 5.8 の各項目をそれぞれ修正することから得られる降圧効果は必ずしも大きくないが，複合的な修正によってより効果が期待される．降圧薬服用の場合には，薬物の減量につながる．

表 5.8　生活習慣の修正項目

① 食塩制限 6 g/日未満
② 野菜・果物の積極的摂取*
　飽和脂肪酸，コレステロールの摂取を控える
　多価不飽和脂肪酸，低脂肪乳製品の積極的摂取
③ 適正体重の維持：BMI〔体重（kg）÷ 身長（m）^{2}〕25 未満
④ 運動療法：軽強度の有酸素運動（動的および静的筋肉負荷運動）を毎日 30 分，または 180 分/週以上行う
⑤ 節酒：エタノールとして男性 20 ～ 30 mL/日以下，女性 10 ～ 20 mL/日以下に制限する
⑥ 禁煙

生活習慣の複合的な修正はより効果的である．
*カリウム制限が必要な腎障害患者では，野菜・果物の積極的摂取は推奨しない．
肥満や糖尿病患者など，エネルギー制限が必要な患者における果物の摂取は 80 kcal/日程度にとどめる．
日本高血圧学会，「高血圧治療ガイドライン 2019」より．

5章

> **レベルアップへの豆知識**
>
> **地中海食とノルディック食**
>
> 野菜・果物・低脂肪乳製品が豊富で，飽和脂肪酸とコレステロールが少ないDASH（Dietary Approach to Stop Hypertension）食と，それに減塩を組み合わせたDASH-sodium食には，十分な降圧効果にかかわるエビデンスがある．また，地中海食やノルディック食（北欧食）など，オリーブオイルや多価不飽和脂肪酸が豊富な食事と，魚介類・穀物・野菜・果物・豆などが豊富で肉類を控える食事には，効果があるという報告がある．

① 食　塩

高血圧症では，減塩目標を6 g/日未満とする．高血圧症患者の減塩意識は高いが，必ずしも実践につながっていないため，減塩指導に際しては個別に食塩摂取量を評価することが重要である．表5.9に「食塩摂取量の評価法」を示した．

② 野菜・果物

野菜や果物などに多く含まれるカリウムは，ナトリウムに拮抗的に作用することから，積極的摂取が推奨される．伝統的な日本食と減塩とを組み合わせて指導するとよい．

地中海食やノルディック食，DASH食やDASH・Sodium食が効果的であるという報告がある．

③ 適正体重

肥満と血圧上昇には，因果関係がある．とくに，中高年以降にかけての体重増加は，高血圧症の発症リスクとかかわっている．適正体重を維持し，BMI 25 kg/m^{2}を超える肥満がある場合には，食事療法内容の見直しや，日常の身体活動量を増やすなど，エネルギー収支のバランスを整えることが重要である．

④ 運　動

血圧の改善を目的として運動療法を施行すべき高血圧患者は，II度高血圧以下で脳心血管疾病を合併していない者である．脳心血管疾患を合併している者（高リスク患者）や高齢者が運動をはじめるためには，事前のメディカルチェックが必須であり，医師による適切な運動負荷量の設定が必要である．

表5.9　食塩摂取量の評価法

実施者	評価法	位置づけ
高血圧専門施設	24時間蓄尿によるナトリウム排泄量測定 管理栄養士による秤量あるいは24時間思い出し食事調査	信頼性は高く望ましい方法であるが，煩雑である．患者の協力や施設の能力があれば推奨される．
一般医療施設	随時尿*1，起床後第2尿でのナトリウム，クレアチニン測定，食事摂取頻度調査，食事歴法	24時間蓄尿に比し，信頼性はやや低いが，簡便であり，実際的な評価法として推奨される．
患者本人	早朝尿（夜間尿）での計算式を内蔵した電子式食塩センサーによる推定	信頼性は低いが，簡便で患者本人が測定できることから推奨される．

＊1　随時尿を用いた24時間尿ナトリウム排泄量の推定式：

24時間尿ナトリウム排泄量(mEq/日) = 21.98 ×〔随時尿ナトリウム(mEq/L) ÷ 随時尿クレアチニン(mg/dL) ÷ 10 × 24時間尿クレアチニン排泄量予測値〕$^{0.392}$

24時間尿クレアチニン排泄量予測値(mg/日) = 体重(kg) × 14.89 + 身長(cm) × 16.14 − 年齢 × 2.043 − 2244.45

日本高血圧学会，「高血圧治療ガイドライン2019」より．

⑤ 飲　酒

アルコールの単回摂取は一時的な血圧低下につながるが，長期または大量の摂取は血圧上昇につながる．日本高血圧学会の「高血圧治療ガイドライン 2019」には，エタノール量で男性 20 〜 30 mL/日（おおよそ日本酒 1 合，ビール中瓶 1 本，焼酎半合，ウイスキーダブル 1 杯，ワイン 2 杯に相当）以下，女性はその約半分が適量であることが示されている．

⑥ 禁　煙

喫煙は，急激な交感神経活動亢進，酸化ストレスの増大，血管収縮をもたらし，動脈硬化を促進する．これらは高血圧の発症に深く関係するため，いかなる場合にも喫煙は勧められない．

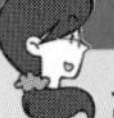

レベルアップへの豆知識

高血圧症治療のための栄養教育

- 「栄養の病態と評価」として，体重，現在の摂取エネルギー量，運動量，食塩摂取量の把握が重要である．
- 食品中の食塩含有量を算出する場合，包装食品の大半はナトリウム表示のため，換算式「ナトリウム量（g）× 2.54 = 食塩量（g）」を活用する．
- 食塩制限と水分制限を混同しないようにする．一般的に低ナトリウム血症をきたさないかぎり，高度の水分制限は不要である．
- ヒトの舌における食塩センサーは，慣れが比較的早期に起こる．繰り返し減塩指導することが重要である．

3 心臓のはたらき：構造と機能

ヒトの心臓は血液を全身に送るためのポンプとしてはたらいており，**肺循環**（右心系）と**体循環**（左心系）に分けられる（図 5.6）．右心系は，**右心房**と**右心室**からなり，上半身と下半身から戻ってきた二酸化炭素を多く含む静脈血を受け取り，左右の肺へと送りだすためのしくみである．左心系は，**左心房**と**左心室**からなり，左右の肺から戻ってきた酸素を多く含む動脈血を受け取り，大動脈から全身へと送りだす．

心臓は，自ら収縮と弛緩（収縮しないで休む）を繰り返す自動能をもつ

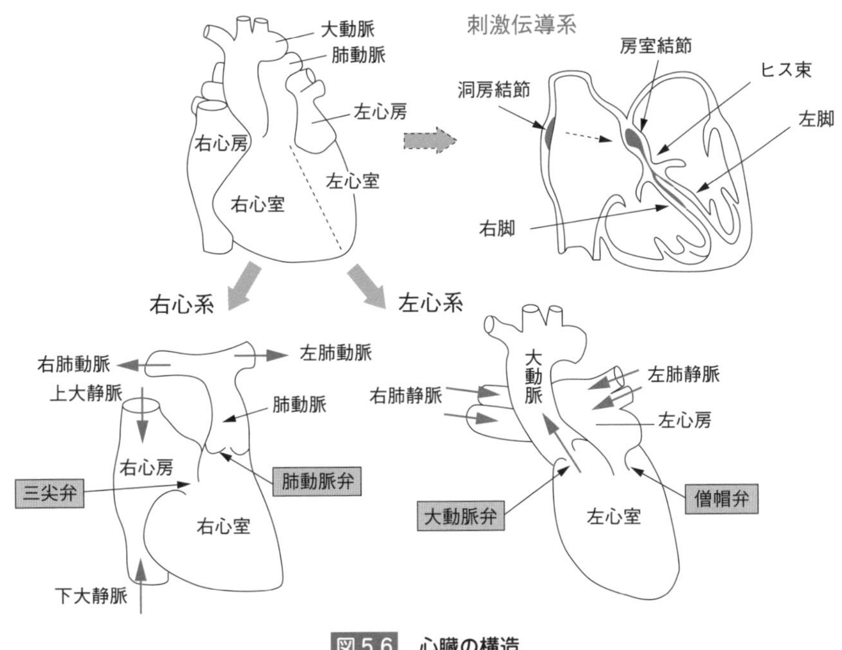

図 5.6　心臓の構造

5章

心筋細胞が，網の目のように結合し何層にもなった袋状の構造をしている．心筋細胞は，一般の筋肉と同様に収縮して縮むことと弛緩することはできるが，伸展することはできない．このため，弛緩しているときに別の力によって伸ばされる必要がある．このための力が静脈へと還ってくる血液の量，すなわち**静脈還流量**である．心房や心室が弛緩しているときに，十分な血液が心臓のなかに入ってくることにより，心筋細胞が十分に引き伸ばされる．すなわち，静脈還流量が十分にあることで，収縮力がアップするわけである．これを**スターリングの法則**という．このとき，心房と心室は交互に収縮する必要があり，これを制御しているのが**刺激伝導系**という特殊な心筋組織である（図 5.6）．

ワンポイント

スターリングの法則

心臓に戻ってくる静脈還流量が多くなるほど，心筋収縮力がアップするという法則．これは，弛緩した心筋が静脈還流量により十分に伸展されることで次の収縮を行えるようになることによる．

心臓の収縮は，弛緩した右心房に血液が入り，心筋が伸ばされるところからはじまる．そのため，全体の**ペースメーカー**は，右心房と上大静脈の間（静脈洞）にあり，洞房結節とよばれる．ここから収縮刺激は，左右の心房と心室の間にある**房室結節**へと伝わり，そこから**ヒス束**を通って，心室中隔（左右の心室を隔てる壁）の**左脚**および**右脚**からそれぞれの心室の**プルキンエ線維**へ，そして一般心筋へと順番に伝えられる．この刺激が正しく伝わることにより，心房に続いて心室も収縮と弛緩をタイミングよく行うことができる．これらの刺激は，細胞の電気的な興奮なので，**心電図**として記録できる．心臓で異常がおこると，この刺激の発生がうまくいかなくなり，心電図の異常としてとらえることができる．

心筋細胞は，胎児期から死ぬまで動き続けるため，つねに十分な酸素と栄養が必要となる．そのための心臓への血流は，大動脈基部から分岐する 2 本の**冠動脈**により供給され続ける．その供給が不足すると心筋細胞の活動が障害されるため，**虚血性心疾患**となる（p. 113 参照）．

4 うっ血性心不全（慢性心不全）

(1) 疾患の概略と定義

心臓のポンプ機能が低下し，十分な血液を肺や全身へ送りだせなくなった状態を**心不全**という．**急性心不全**は突然おこった急激な心機能の低下であり，生命の危機に陥る．また，**慢性心不全**は徐々におこった心機能の低下や急性心不全からの回復が不十分であったものであり，長い期間心機能の低下が続く．このように心臓のポンプ機能の低下が起こると，血液を送りだせなくなる（心拍出量の低下）だけでなく，その下流に送りだすことのできない血液が血管内に停滞して**うっ血**した状態となる．このため**うっ血性心不全**ともよばれる．

(2) 原　因

うっ血性心不全の原因は，ⅰ）心筋自体の障害によるもの，ⅱ）心臓の負担が大きいため生じるもの，ⅲ）心臓刺激伝導系の異常によるものの3つに分けることができる．ⅰ）には，心筋への血流不足から心筋障害が起こる**虚血性心疾患**（p. 113参照）や，原因のはっきりしない**心筋症**などがある．ⅱ）には，心臓からの血液を送りだす際の抵抗が高くなる**高血圧**や，心臓の弁の狭窄あるいは閉鎖不全などによりポンプ効率が低下する**弁膜症**，心臓や大血管に異常がある**先天性心疾患**などがある．ⅲ）には，心房の筋肉がばらばらに収縮する**心房細動**などによりポンプ効率が低下する場合がある．これらのなかでは，虚血性心疾患，高血圧，弁膜症，心筋症の占める割合が高い．

(3) 症　状

右心系におこる**右心不全**と左心系に起こる**左心不全**がある．右心不全では，右心室のポンプ機能の低下がおこるため，心臓の下流にあたる体静脈にうっ血がおこる．そのため，**頸静脈怒張**（頸静脈が大きく腫(は)れて浮きあがること）や**肝腫大**（肝臓が大きく腫れること）がみられる．また，静脈圧が上がり，水分の回収が不十分になるために，手足の**浮腫**（むくみ），**胸水**（肺の周りに水がたまること），**腹水**（腹腔内に水がたまること）などがおこる．一方，左心不全は左心室のポンプ機能の低下がおこるため心臓の下流にあたる肺動静脈にうっ血が起こる．そのため，肺の血管の外に水分が漏れる**肺水腫**がみられる．このとき，肺ではガス交換の効率が低下するため，労作時の動悸や息切れがおこりやすくなる．さらに，臥位では肺全体に血液がうっ血するため，呼吸困難となる．そのため，**発作性夜間呼吸困難**や**心臓**，**喘息(ぜんそく)**，**起坐呼吸**などの症状があらわれる．

(4) 治　療

心不全の原因となる基礎疾患の治療と同時に，ⅰ）心臓への負荷を減らし，ⅱ）心臓のポンプ力を回復させる必要がある．ⅰ）としては，体液量を減らすための塩分制限や，排尿促進のために利尿剤の投与を行う．また，アンギオテンシンの作用を抑える薬剤なども投与する．ⅱ）としては，ジギタリスなどの心筋収縮力を増加させる薬剤や，カテコールアミンなどの心臓刺激剤などを投与する．

【うっ血性心不全の食事療法】

うっ血性心不全は，心臓に負担をかけるすべての心疾患が原因となりうる．高血圧，肺気腫などの呼吸器疾患，甲状腺疾患など（心疾患以外）も原因となることが多い．また，すでに心臓にかかっている負担を増大させ，

5 章

うっ血性心不全を悪化させる原因となるもの（発症誘因）には，肥満，水分・塩分の過剰摂取，感染症，精神的・肉体的ストレスなどがある．心臓への負担を増大させない，あるいは軽減するための食事・生活習慣の改善が重要である．

最も重要なポイントは，増加した体液量を減少させること（心臓への負担を減らすこと）であり，そのためには食塩制限と適切なエネルギー摂取量の確保が重要である．エネルギー摂取量が不足し，「心臓悪液質（cardiac cachexia）」の病態に陥ると，異化亢進が続き，栄養障害がさらに進行し，予後不良となる．高度の栄養障害にならないよう，早期からの栄養管理（十分なエネルギー摂取量の確保）が重要である．

栄養アセスメントの実施に際し，浮腫のある患者では，体重や血清たんぱく値で栄養状態を判断するのは難しい．上腕のAC（上腕周囲長，p. 11参照），AMC（上腕筋囲，p. 11参照），TSF（上腕三頭筋部皮下脂肪厚，p. 11参照）は浮腫の影響を比較的受けにくいため，うっ血性心不全における栄養状態の指標として信頼度が高い．経時的な体重や浮腫の変化，その他の身体計測値や血液検査値の変化などから，総合的かつ定期的に栄養アセスメントを行う．

① エネルギー摂取量

日常生活における活動量を考慮して，標準体重（kg）× 25 ～ 40 kcal/日とする．肥満がある場合には，エネルギー摂取量を安定させることで血糖値のコントロールを目指す．浮腫による食欲低下がみられる場合には，少量頻回食や，少量でもエネルギー摂取量が多くなる食品の利用や献立を工夫する．

② たんぱく質・脂質

消化管うっ血が発生している場合や，全身の臓器に十分な血液を送ることができない場合には，消化と吸収にも障害がおよび，食べ物の消化や栄養素の吸収が不十分となる．良質のたんぱく質を摂取することにより，筋肉量および免疫力の低下を防ぐ．脂質（コレステロールや中性脂肪）の摂取量については，「動脈硬化症の食事療法」を参照する．

③ 食　塩

軽症，中等症の場合には6 g/日，重症の場合には4 g/日程度が望ましい．なお，過度の食塩制限は，食欲を減退させ，結果として，エネルギー，たんぱく質，ビタミン，ミネラル等の摂取量の不足につながる．食事に，香辛料や柑橘類，だしのうま味を利用し，おいしさや食欲を増進させるよう工夫する．

④ 水　分

食塩制限が厳重になされていて，症状が中等症程度までであれば，厳しい水分制限は不要である．重症例では，水分の過剰摂取により全身の血液

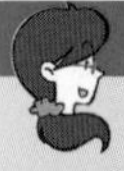

レベルアップへの豆知識

うっ血性心不全治療のための栄養教育

• 食事摂取量は減少し，エネルギー消費が亢進することが多く見られる．食事は心臓への負担を考え，**4 ～ 5 回/日の分食**とし，病状が回復するにしたがって食事量を増やす．

• 近年，慢性腎臓病（chronic kidney disease，CKD）が心血管疾患の重要な危険因子であることや，メタボリックシンドロームが，高血圧症や虚血性心疾患，さらにはCKDの発症に深く関与していることがわかってきた．心血管病の抑制に栄養管理が果たす役割は大きい．

量が増えて心臓に負担がかかるため，医師の指示により 500 ～ 1000 mL/日の水分制限が必要となる場合がある．

⑤ ビタミン・ミネラル

強心剤（ジギタリス）などによる食欲不振（食事摂取食量の低下），消化管うっ血による栄養素の吸収低下，利尿薬の使用による水溶性ビタミンの排泄などにより，ビタミン・ミネラルが不足しやすい．とくに，カリウムやマグネシウムは不足しやすい．ミネラルの管理は調節の幅が狭く，時に致死的な状況に陥る原因となるため，主治医との共同作業により，きめ細かく実施する．

5 虚血性心疾患（狭心症・心筋梗塞）の概略

心筋は，つねに拍動を続けるため，重量あたり最もエネルギー消費量が大きく，その機能の維持には十分な量の酸素とエネルギー源の供給が必要である．**冠動脈**への血流が不足する**虚血**状態となると，酸素とエネルギー源が不足し心臓の機能に障害がおこる．心筋への血流は，大動脈の基部から分岐する 2 本の冠動脈により供給されるが，血流障害の原因が冠動脈にある場合を**虚血性心疾患**という．虚血性心疾患には，心筋への一時的な血流不足による**狭心症**と，血流不足が強く心筋細胞が壊死に至る**心筋梗塞**がある．これらの疾患は，直接，死に至る可能性が高く，心疾患のなかでも頻度が高い．

冠動脈は，大動脈から心筋内部の毛細血管に至るまでの距離が短いため，大動脈圧から物質交換に適した圧まで一気に圧力を下げる必要がある．また，血圧の変動にかかわらず冠動脈の血流をつねに一定量確保するために，細動脈の平滑筋は血圧に応じて収縮し，血流を調節している．したがって，冠動脈の上流の本管部分には，大きな負担がかかり，**動脈硬化**の最もおこりやすい場所の一つである．このような動脈硬化による狭窄やプラーク崩壊による閉塞が，虚血性心疾患の原因のほとんどを占めている．いいかえると，虚血性心疾患は，高血圧や動脈硬化症などの生活習慣病を早期から予防すれば，防げる疾患である．

6 狭心症

(1) 疾患の概略と定義

心筋の酸素必要量に対して，一時的な冠動脈の血流不足により酸素が足りなくなることにより起こる特有の**胸痛発作**（**狭心痛**）で，心電図変化をともなうものを狭心症という．このように，症状をもとに疾患として扱われるが，原因となる冠動脈の病変を詳しく評価することが大切である．狭心症は，ⅰ）血流減少の原因によるもの，ⅱ）発作のおこり方によるもの，ⅲ）症状の安定性によるものの 3 つにしたがって分類される．

ⅰ）によるものは，動脈硬化によって生じた冠動脈の狭窄による**器質性狭心症**と，冠動脈がなんらかの刺激で急に収縮（**攣縮**（れんしゅく））したことによる**冠攣縮性狭心症**である．ⅱ）によるものは，動作時に心臓の負担が大きくなり酸素要求量が大きくなって生じた**労作時狭心症**と，安静時に突然おこる**安静時狭心症**である．このような，ⅰ）の原因と，ⅱ）の症状との間には強い関連性がある．

一方，器質性狭心症では原因となる動脈硬化の**粥状硬化**（**プラーク**）の性質により，ⅲ）症状の安定性が変わる．プラークの表面が強い線維性キャップで覆われている場合には，狭窄の状態に変化がおこらないため，症状は一定となり**安定狭心症**となるが，このキャップが薄いと容易に破れて急激な閉塞がおこり**急性心筋梗塞**や**突然死**となることがあるため**不安定狭心症**とよばれる．不安定狭心症は，心筋梗塞と密接に関連するため，急性心筋梗塞とともに**急性冠症候群**とよばれる．

ワンポイント

攣　縮

動脈壁の筋肉が突然収縮すること．冠動脈に攣縮がおこると狭窄が発生することになる．

(2) 症　状

左前胸部から頸部にかけて，締めつけられるような絞扼感（こうやくかん）や圧迫感，焼けつくような灼熱感が特徴となる一過性の狭心痛が，おもな症状である．関連痛として，心窩部，背部，左肩，下顎，歯などへの**放散痛**をともなうことがある．この痛みは，数分～ 15 分程度であることが多く，労作性のものは安静によりすみやかに改善する．また，ニトログリセリンの舌下投与により 1 ～ 2 分以内に改善する．30 分以上続く場合は，急性心筋梗塞かその他の疾患を疑う必要がある．

器質性狭心症では，動脈硬化による狭窄により冠動脈の血流が減少しているため，労作時やストレス時などに心筋の酸素要求量が高くなると，狭心痛が生じる労作時狭心症となることがほとんどである．一方，冠攣縮性（れんしゅくせい）狭心症では，冠動脈の攣縮が夜間から早朝にかけておこることが多いため，安静時狭心症となることがほとんどであるが，労作時に攣縮が誘発されることもある．また，攣縮が複数の冠動脈の枝でおこる場合を**異型狭心症**といい，症状が重く突然死をおこすことがある．攣縮の誘因として，喫煙や精神的なストレスがある．

(3) 診　断

狭心症の診断は，ⅰ）特徴的な狭心痛（性状，部位，持続時間），ⅱ）発作のおこり方（労作時か，安静時か），iii）症状の軽快の仕方（安静にして改善するか，ニトログリセリンで改善するか）の3点から行う．心電図では，発作時に特有の**ST低下**（異型狭心症ではST上昇）を認める．労作時狭心症では，運動負荷により発作を誘発する**負荷心電図**検査が効果的だが，安静時狭心症では，携帯記録型の**ホルター心電図**検査により日常生活中の心電図を記録して発作の発生状況との関連を調べる必要があることが多い．また，冠動脈の狭窄の状態や攣縮の状態は，造影剤を用いた心臓CT（コンピューター断層撮影）で確認することができる．

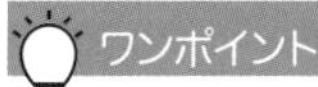

冠性T波（T波の逆転）

心電図において，拡張期に記録される波形部分をT波とよぶ．通常陽性の波形を示すが，冠動脈の狭窄などで血流不足が起こると陰性波形となる．これを冠性T波，あるいはT波の逆転とよぶ．

(4) 治　療

狭心症の治療は，その原因である冠動脈の動脈硬化の危険因子を除去するために，脂質異常症の改善を目指した生活習慣や食生活の改善を進めることが基本となる．それと同時に，狭心症発作の治療と予防が大切である．

狭心症発作に対しては，即効性のあるニトログリセリンの舌下錠や頬粘膜スプレーなどを用いる．一方，発作予防には，冠動脈血流量を増加させるような薬剤（アスピリン，βブロッカー，Ca拮抗剤など）を用いる．

また，冠動脈狭窄が強い場合は，心臓カテーテルによる**経皮的冠動脈形成術**（**PTCA**）を行うことがある．PTCAは，バルーンカテーテルなどにより直接，狭窄部を拡張し，場合によっては再狭窄や攣縮を防ぐためのステント（血管を内部から支える構造物）を狭窄部に留置する方法である．また，薬物療法がきかない症例で，PTCAが困難な場合には，外科的に冠動脈バイパス手術を行う．

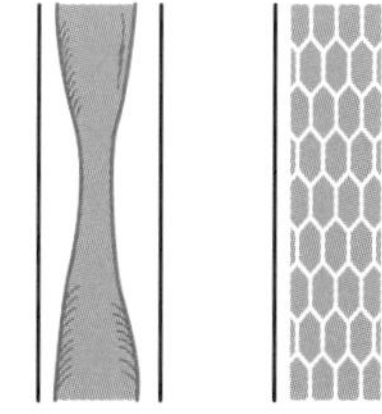

ステントの使用例（右）

7 心筋梗塞

(1) 疾患の概略と定義

心筋へ血液を供給する冠動脈の血流が急激に減少あるいはなくなってしまうと，その下流の心筋は酸素不足となって壊死してしまう．このような状態を**急性心筋梗塞**という．心筋の壊死がおこると，範囲の大きさや部位により，心臓のポンプ機能の低下による**急性心不全**や，伝導障害による**心室細動**または心停止がおこる．また，時間とともに心筋の壊死の範囲が広がるため，発症後2～3時間以内に専門的治療を受ける必要がある．専門病院への搬送が間に合わず死亡する例も多く，現在でもその死亡率は約30%に達している．

一方，急性心筋梗塞となって一定範囲の心筋が壊死したものの，心臓の機能が一定レベル以上保たれており，存命して1カ月以上経過したものを

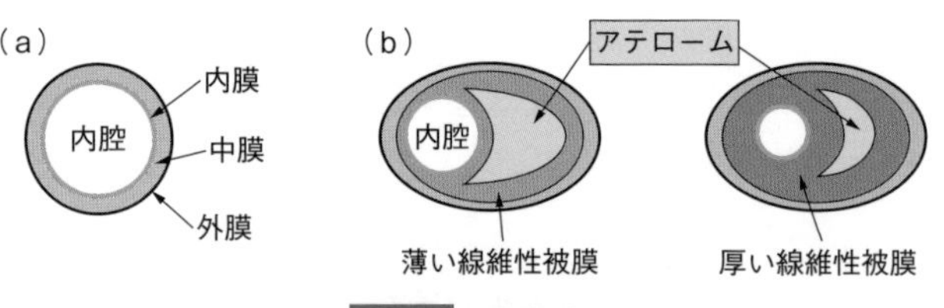

図 5.7　冠動脈
(a) 正常冠動脈，(b) 不安定プラーク (左) と安定プラーク (右).

陳旧性心筋梗塞(ちんきゅうせい)という．陳旧性心筋梗塞において壊死した心筋が再生することはないため，心電図などで心筋梗塞のなごりが確認できる．なお，再発や，心機能低下による**うっ血性心不全**（p. 110 参照）などが問題になる．

アテローム

動脈壁にできたプラークの内容物をアテロームという．アテロームを包む線維性被膜が薄く，破れやすいものを不安定プラーク，線維性被膜が厚く破れにくいものを安定プラークという．

急性心筋梗塞の原因は，冠動脈の不安定な**粥状（アテローム）動脈硬化プラーク**が破れた閉塞性塞栓（p. 98 参照）がほとんどである（図 5.7）．しかしながら，不安定な動脈硬化の狭窄度は低いことが多く，心筋梗塞に先だって**狭心症**などの自覚症状が現れることは，その半数程度と少ないため．動脈硬化の危険因子を避けるなどの早期からの予防が重要である．

急性心筋梗塞による心筋障害の大きさと程度は，i）閉塞した冠動脈の血流供給領域の大きさ，ii）閉塞の程度（完全閉塞か不完全閉塞か），iii）閉塞していた時間，iv）側副血行路（周囲の血管：p. 123 参照）から閉塞領域への血流の量，v）閉塞領域での酸素需要量（大きく収縮する部位ほど大きい），vi）再開通後の血流量と炎症反応のおき方などがある．つまり，血流のなくなった範囲が広くなるほど心筋障害の範囲が広くなり，閉塞していた時間が長いほど障害の程度が強くなる．そのため冠動脈の基部で閉塞がおこるほど，大きな障害となる．

とくに，左冠動脈は，左心室の広い範囲に血液を供給しているため（図 5.8），この基部での閉塞は，左心室のポンプ作用の低下をきたし，急性心不全を引きおこすことが多くなる．一方，右冠動脈は，おもに右心房や心室中隔などに血液を供給しているため（図 5.8），閉塞すると，刺激伝導系の特殊心筋が障害され，発症から短時間で心停止に至ることがあり，より

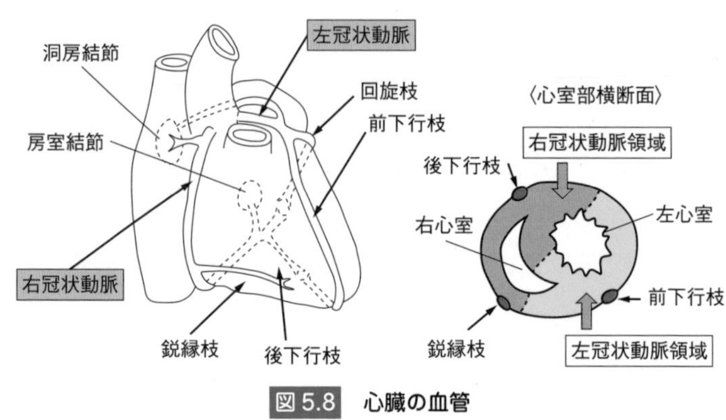

図 5.8　心臓の血管

迅速な対応が必要となる．

(2) 症 状

発症時の自覚症状は，狭心症と同様に，左前胸部を中心とする絞扼感(こうやくかん)，圧迫感，灼熱感である．狭心症に比べ疼痛が激烈で，血流は回復せず，閉塞領域の心筋障害が進むため，30 分～数時間持続する．また，心窩部，背部，左肩，下顎，歯などへの放散痛もあり，それらも持続する．心窩部などへの放散痛が強い場合には，消化器疾患と誤診されることもあるため注意が必要である．また，吐き気，嘔吐，冷や汗，意識障害をともなうことが多く，ほとんどの場合，患者は「死の恐怖」などの強い不安感を訴える．一方，高齢者や糖尿病患者では，心臓の知覚神経の機能低下により胸痛を感じない場合が多い．梗塞の範囲が狭く，心臓のポンプ作用などに影響がでない場合には，「食欲低下」や「倦怠感」など一般的な症状しか訴えない場合も少なくない．

心筋梗塞の範囲が広いと，発症にともなって急激な心臓のポンプ作用の低下がおこるため，急性心不全となる．左冠動脈の基部から主幹部が閉塞すると，両心室壁の多くの部分が傷害されるため，**左室不全**と**右室不全**がおこる．そのため，急激な血圧の低下とそれを補うための心拍数の上昇がみられ，肺のうっ血による呼吸困難と，頸静脈のうっ血による怒張（血管が大きく腫れあがること）もおこる．一方，右冠動脈が閉塞すると，右心室壁を中心に傷害されるため，右室不全のみとなることが多く，肺うっ血による呼吸困難は認めず，頸静脈の怒張のみが現れることがある．また，疾患の概略と定義で述べた（p. 115）ように，刺激伝導系の障害による不整脈のため，短時間で心停止に至ることもある．

発症から 7 日までの期間を**急性期**とよび，その後の 7 日～ 28 日の期間を**回復期**とよぶ．急性期の障害の範囲が小さい場合や適切な処置が行われれば回復期に残った心筋による心臓機能の回復が期待できる．発症後，29 日以降を**治癒期**(ちゆ)とよび（陳旧性心筋梗塞），心臓の機能は安定化するが，障害の範囲が広い場合には心不全の症状が慢性化するため，うっ血性心不全が続くことになる．

(3) 診 断

激しい胸痛をともなう疾患はほかにもあるため，症状のみからの診断は難しく，WHO による診断基準にしたがって，ⅰ）特徴的な胸部不快感，ⅱ）心電図上の経時的変化，ⅲ）心筋障害による血清マーカーの上昇，の 3 項目のうち，2 項目以上を確認して判断する．

急性心筋梗塞がおこると，ほとんどの場合，時間の経過とともに心電図の波形に変化がみられる．そのため，経時的な心電図検査により，梗塞部

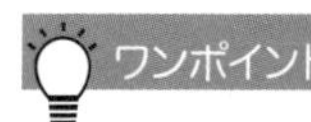

ST 上昇

心電図において，心室の収縮が完了した時期にあたる S 波から心室の拡張がおこる T 波の区間を ST 部分といい，心室部分の心筋に損傷がおこることで，この部分が陽性方向に上昇する現象．

位や状況の診断が可能となる．発症初期には，心筋の虚血部に対応する誘導でST上昇がみられ，虚血部の反対側に対応する誘導でST低下がみられる．さらに，数時間から数日後の亜急性期には，上昇していたST部分は基線に戻り，大きく異常なQ波とT波の逆転（冠性T波）がみられるようになる．

一方，心筋の障害により壊れた細胞から血中に流れだす血清マーカーは，血中への出現が早く，正常に戻るまで時間がかかるだけでなく，梗塞領域の大きさも反映するため，重症度の判定にも利用できることから心筋梗塞の診断に不可欠なものとなっている．代表的なものとして，**クレアチンキナーゼ**（**CK**）や**心筋特異的トロポニン**がある．CKは，発症後4時間から上昇しはじめ，約24時間でピークに達し，2～3日で正常に戻る．一方，心筋特異的トロポニンは，心筋特異性が高く，心筋梗塞のマーカーとして有用なものとなっている．

ワンポイント

異常Q波

心電図において，心室収縮のための刺激が伝わる際に記録される波形部分をQRS波とよぶ．この波形の先端部分であるQ波は通常わずかに陰性であるが，なんらかの原因により大きく陰性となったものを異常Q波という．

CK

creatine kinase

(4) 治　療

急性心筋梗塞では，専門的な治療が可能な医療機関へとすみやかに搬送し，ただちに治療を開始する必要がある．心筋梗塞が疑われる患者には，心電図や血清マーカーによる診断を行うと同時に，ニトログリセリン投与による血流の改善とモルヒネによる疼痛の改善を試みる．さらに，発症12時間以内で心筋虚血を示す心電図所見（ST上昇）が認められる場合には，閉塞部の血流の再灌流のため，**血栓溶解療法**の適応の判断を行い，迅速に実施することが大切である．最近では，より確実な再灌流のため，直接，閉塞部へ血栓溶解剤を心臓カテーテルにより投与する**冠動脈インターベンション**（**PCI**）が行われることが多くなっている．また，心筋梗塞に合併する心不全や不整脈などの管理も並行して行う．

【心筋梗塞の食事療法】

冠動脈疾患は，冠状動脈（太い動脈）におけるプラーク形成からはじまる．その誘因となる疾患は，脂質異常症，高血圧症，糖尿病，肥満症，メタボリックシンドロームである．さらに，これらの疾患の背景には，食事，運動不足，喫煙等の生活習慣があり，食事療法，運動療法，禁煙は，冠動脈疾患の一次予防のみならず，二次予防においても基本中の基本である．

急性心筋梗塞の急性期は，循環不全状態にあり，水分調節をはじめとした栄養管理に難渋する例が多い．このような時期には，経口摂取は困難であるため，絶食とする．経腸栄養の開始も難しい場合には，経静脈栄養法による管理とする．経腸栄養法は，経静脈栄養法よりも消化管機能の維持やバクテリアルトランスロケーション（bacterial translocation；p. 124ワンポイント参照）の防止などに優れているため，心臓のポンプ機能を評価しながら，可能なかぎり経腸栄養法を用いる．水分制限が必要な場合には，

レベルアップへの豆知識

虚血性心疾患治療のための栄養教育

- 治療の中心は病気の進行と発作の再発予防となる．患者には，食生活の改善や自分の心臓と気長に付き合っていくことの大切さを教育する．
- 脂質異常症では高LDLコレステロール血症，低HDLコレステロール血症に注意が必要である．脂肪酸の種類，コレステロール摂取量，アルコール摂取量に注意する．
- **抗血液凝固剤**（ワーファリンカリウム）服用者の食品での注意事項

◆薬効を増強⇒大量のビタミンA・E，アルコール

◆薬効を減弱⇒ビタミンK，大量のビタミンC

- **カルシウム拮抗剤**による血圧コントロールの場合には，**グレープフルーツを禁止**する．

1 mL = 1 kcal タイプの栄養剤だけなく，1 mL = 1.5 ～ 2.0 kcal タイプの栄養剤も利用する.

急性心筋梗塞の急性期を脱し，経口摂取に移行したら，動脈硬化の食事療法（p. 95 参照）を基本に，適切なエネルギー，脂質，食塩の管理を主とした栄養管理を行い，さらに安定期に移行したら，再発予防のために，動脈硬化性疾患予防のための食事療法や生活習慣の改善，運動療法指針をもとにした管理を行う.

8 脳血管障害（脳出血・脳梗塞）の概略

脳は，全体重の 2 ～ 3 %の重量にもかかわらず，感情や記憶などの高度な精神活動，運動，行動の調節をするだけでなく，体のホメオスタシスの調節にもかかわる重要な臓器である．このような高度な神経活動のエネルギー源であるグルコースは，脳内にたくわえることができないため，つねに脳血流によって供給される必要がある．したがって，脳への血糖や酸素の供給が不足すると，脳の細胞はエネルギー不足となり機能障害が生じる．このような機能障害は，低血糖や低血圧（いわゆる貧血）での一時的な意識消失などである．脳への血流量は，つねに心拍出量の約 15%となるように厳密に調節されており，全身のグルコース消費量の約 4 分の 1 と，全身の酸素消費量の約 5 分の 1 は脳で消費されている.

脳への血流は，右腕頭動脈（みぎわんとう）と大動脈弓（だいどうみゃくきゅう）から分岐する左右の総頸動脈と，左右の鎖骨下動脈から分岐する椎骨（ついこつ）動脈から供給される．総頸動脈から分岐した内頸動脈系からの血流は，おもに大脳半球の前方（前頭葉，頭頂葉，側頭葉前方）に供給される．一方，2 本の椎骨動脈は，頭蓋内に入る際に合流し，1 本の脳底動脈となる．このような椎骨–脳底動脈系からの血流は，脊髄上部から延髄，小脳，中脳，間脳と，大脳半球の後方（側頭葉後方，後頭葉）へと分布する．脳血管障害とは，これらの動脈の一部が閉塞あるいは動脈から出血することにより，その支配領域の血流がなくなるまたは低下して，一過性または持続性に脳が傷害されることである．脳は，領域によりそれぞれ特異的な機能を担っているが，それぞれの領域へ血流は，内頸動脈系や椎骨–脳底動脈系から枝分れした動脈から供給されるため，それぞれの動脈に異常がおきると，その領域の機能が傷害される．また，脳は頭蓋骨に守られているため，血管障害による出血や脳の腫脹などがおこると，その圧力の逃げ場がなく（頭蓋内圧が上昇して），脳が圧迫されて致命的な状態に陥ることがある.

レベルアップへの豆知識

脳への血液循環

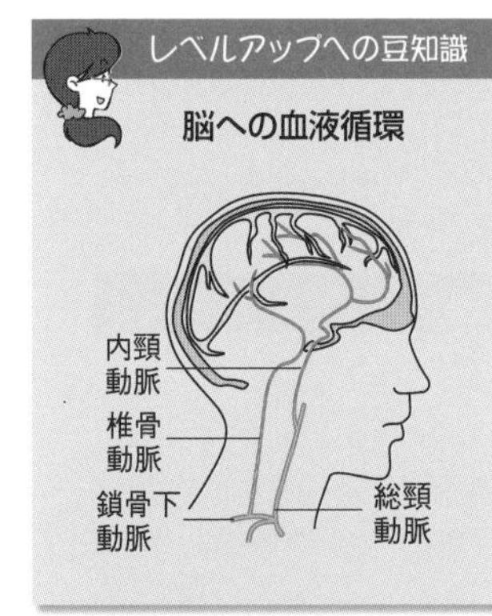

レベルアップへの豆知識

アメリカの脳血管障害の分類

脳血管障害は，アメリカ NIH の脳血管障害分類（NINDS-Ⅲ）の臨床病型により，1）無症候性，2）局所性脳機能障害，3）血管性痴呆，4）高血圧性脳症に分類される．1）は，病変が小さく明らかな神経症状を示さないもので，CT や MRI などの検査で偶然に病変が発見されるものである．2）は，一定の領域へ血流を供給する血管の障害により神経症状が出現するもので，症状が 24 時間以内に改善する**一過性脳虚血発作**と症状が持続する**脳卒中**がある．脳卒中は，**脳出血**，**くも膜下出血**など血管の破裂による出血性のものと**脳梗塞**のように血管が閉塞するものの総称で，脳血管障害とほぼ同義で扱われる．3）は，広範囲の脳梗塞や多発性脳梗塞などにより認知機能が障害されるものである．4）は，急速な血圧の上昇により，頭蓋内圧が上昇することにより神経症状を呈するもので，降圧により症状が改善するものである.

9 脳出血

(1) 疾患の概略と定義

脳出血の多くは，脳内部へと血液を送る細動脈が高血圧により変性し，血圧が急に上昇した際に破裂して脳内に出血する**高血圧性脳出血**ともよばれる．出血の範囲が狭い場合には，傷害された部分の機能障害のみが生じるが，出血量が多いと，頭蓋内圧の上昇により脳が圧迫されて致命的な状態に陥ることがある．脳出血は，高血圧のコントロールが進んだ結果，減少傾向にあり，脳卒中の約 20%である．脳出血の危険因子は，高血圧以外に，飲酒または低栄養による低コレステロール血症である．

なお，頭蓋内の出血の一つとして**くも膜下出血**がある．脳出血とは異なり，脳表面の比較的太い血管の**脳動脈瘤**や**脳血管奇形**が高血圧により破裂するもので，比較的若年（40 ～ 60 歳）で発生することが多い．家族歴，高血圧，飲酒，喫煙が危険因子で，発症時に激しい頭痛と項部硬直，悪心，嘔吐などの髄膜刺激症状を生じるのが特徴で，脳卒中の約 10%である．

(2) 病　態

脳出血がおこる細動脈は，脳表面の太い動脈からほぼ直角に脳内へ分岐するため，大きな血圧がかかっている．そのため長期間にわたり高血圧が続くと，動脈の壁が弱くなり，血圧によって膨らむ小動脈瘤が形成される．この小動脈瘤に急激な血圧の上昇により過度な圧力が加わると，薄い壁が破れて発症する．脳内での出血であるため，出血した血液による血腫が形成される．血腫が周囲の脳を圧迫するため，出血した局所の神経障害が生じる．高い血圧が続いて出血が続くと血腫は大きくなり，脳を圧迫して**脳ヘルニア**を引きおこすため致命的な状態に陥る．

(3) 症　状

脳出血は，背景に一定期間以上の高血圧がある．日中（活動中）の血圧上昇しやすい状況で発症することが多い．脳出血がおこると，頭蓋内圧上昇による頭痛，吐き気，嘔吐がみられ，血腫が大きくなると，脳の圧迫による意識障害へと進展する．一方，出血量が少ない場合には，出血した領域の神経症状のみが認められるため，脳梗塞と区別がつかないことがある．そのため，脳卒中が疑われた場合には，緊急 CT（コンピューター断層撮影）により出血の有無を確認する必要がある．

ワンポイント

CT

コンピューター断層撮影法のこと．体に放射線をあて，それぞれの部分の放射線の吸収量を測定し，コンピューターにより体の断面図として画像化する方法．造影剤を使用すると血管の走行などを立体化した像としてみることもできる．

ワンポイント

MRI

核磁気共鳴画像のこと．CT と同様に体の断面図をみることができるが，放射線の代わりに磁力を使い，水素原子の振動エネルギーを測定して画像化するため，水素原子を多く含む組織の診断に適している．

ワンポイント

脳ヘルニア

頭蓋内にある脳は脳脊髄液中に浮いて存在しているため，頭の動きにあわせてズレないように硬膜が張りだした鎌やテントという構造で仕切られている．脳の一部が圧迫されるとこの鎌やテントの反対側に脳の一部がとびでてしまうことを脳ヘルニアという．

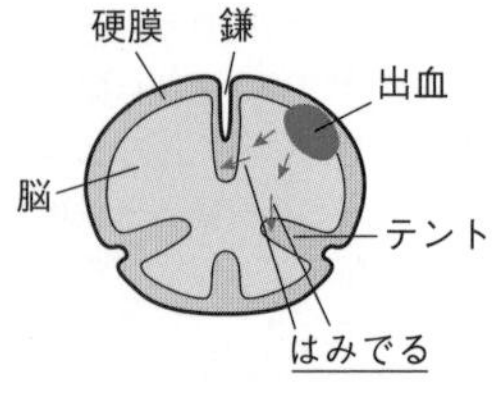

(4) 治　療

緊急 CT で脳出血が確認されたら，ただちに呼吸と循環状態の管理を行い，出血の拡大を回避するために血圧を適正なレベルまで下げる必要がある．また，周囲の血管透過性の上昇により脳が浮腫をおこして腫れてくるため，頭蓋内圧がさらに上昇してしまう．そこで，血管外流出しない糖質であるマンニトールの投与により血漿浸透圧を上げて予防する．出血量が多い（血腫が 30 mL 以上ある）場合には，部位によっては手術により除去する．

意識障害があり経口摂取が困難である場合には，**経管栄養**や**経静脈栄養**が必要となる．回復後は，麻痺などの後遺症に対して，早期からリハビリテーションを実施することが大切である．また，再発予防のために，禁酒や節酒を心がけ，低栄養とならないよう注意する必要がある．

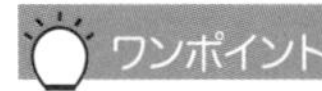

マンニトール
糖アルコールの一種で，高浸透圧性の利尿剤として点滴で使用される．脳浮腫などの際に，組織間の水分を血管内に回収し，症状の改善を促す．

例題

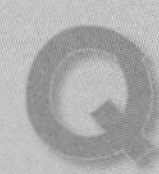

循環器疾患についての記述である．正しいのはどれか．

(1) 本態性高血圧とは，原因疾患の明らかなものをいう．
(2) 狭心痛は，心筋が一過性の虚血に陥ったため生じる．
(3) うっ血性心不全では，有酸素運動を毎日 1 時間以上行う．
(4) 血清 HDL コレステロール高値は，動脈硬化のリスクが高くなる．
(5) 脳卒中の急性期では，粥食にする．

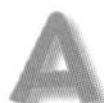

(2)

(1) 原因疾患の明らかなものは二次性高血圧という．
(3) うっ血性心不全では，安静を基本とする．
(4) 血清 HDL コレステロール低値，血清 LDL コレステロール高値は，動脈硬化リスクが高くなる．
(5) 脳卒中の急性期では，脳圧亢進を認める症例では，まず治療を優先し，静脈栄養法を施行する．軽症例は，消化管に問題を認めなければ経腸および経口栄養法を開始する．

（「平成 19 年度栄養士実力認定試験問題」から）

10 脳梗塞

(1) 疾患の概略と定義

脳卒中のおよそ4分の3は，脳動脈が突然閉塞する脳梗塞である．動脈が閉塞する原因のほとんどは**動脈硬化**（p. 96 参照）であり，高血圧，脂質異常症，糖尿病が危険因子である．また，脳梗塞の3分の1は心臓や頸動脈などの動脈硬化により形成された血栓が血流によって脳に運ばれて動脈を突然閉塞させる**脳塞栓症**，3分の2は，脳動脈自体の動脈硬化による**脳血栓症**である．

脳塞栓症は，心臓の**心房細動**や弁膜疾患による血栓が原因となる**心原性塞栓症**と，頸動脈の不安定な粥状動脈硬化が破綻して形成された血栓が原因となる**動脈原性塞栓症**に分けられる．脳動脈の閉塞部位とは直接関係のない部位からの血栓が，血流によって運ばれ閉塞をおこし，突発的で広い領域が傷害され，意識障害や重度の運動麻痺や感覚麻痺が短時間におこる．

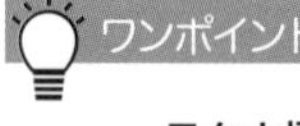

ラクナ梗塞

脳内の細い血管でおこる小さな脳梗塞のこと．範囲が狭く，症状がでにくく，少しずつ症状が進行する．

脳血栓症には，脳内の細動脈が閉塞する**ラクナ梗塞**と，脳底部や脳表面の比較的太い血管が閉塞する**アテローム血栓性脳梗塞**がある．ラクナ梗塞は，病変部の直径が15 mm以下で，意識障害がなく，神経症状も軽度である．アテローム血栓性脳梗塞とは，閉塞による病変部が大きく，意識障害，**片麻痺**（へんまひ）など重い神経症状が進行性におこるものをいう．

(2) 病　態

脳塞栓症は，脳血管以外の場所での血栓が血流により脳へと運ばれてきて，血管が突然閉塞するため，短時間で脳細胞へのエネルギー不足が進行する．一般的に，閉塞による範囲が広く，周囲の脳組織への循環も傷害されるため，神経細胞の障害が強く予後が不良であることが多い．

脳血栓症は，閉塞に先立って動脈硬化による狭窄が生じているため，脳への血流不足に対して血液が迂回して不足部に送り込まれる**側副血行路**が発達している場合は，閉塞による血流不足が軽度であり，閉塞部位の周囲への血流不足は徐々におこる．したがって，障害は閉塞領域から徐々に広がるため，段階的に進行する．また，閉塞部位が小さい場合には，障害による範囲が小さいラクナ梗塞となる．

(3) 症　状

障害部位の神経機能に一致した身体症状が認められるのは，すべての脳血流障害に共通である．脳塞栓症では突発的に広範囲にわたる症状（意識障害，片麻痺，言語障害など）が現れるのに対し，脳血栓症では徐々に症状が悪化していく．発症直後の緊急 CT では損傷がはっきりしないが，24 時間後に改めて撮影した CT には，はっきりとした病変部として確認できる．

(4) 治　療

障害が回復不可能となる前に梗塞部の血流を再開させるため，血栓を溶解して除去することが大切である．発症後 3 時間以内に血流が再開できると，後遺症もほとんどなく改善する可能性が高くなる．また，脳の損傷を最低限に抑えるために，脳保護剤（活性酸素消去剤）の投与や，脳浮腫の抑制などを行うとともに，早期から機能障害の予防と改善に向けたリハビリテーションを行うことが大切である．

【脳卒中の食事療法】

脳出血と脳梗塞はいずれも突然発症する疾患であり，発症前まではほとんどの人が通常の食生活を営んでおり，発症時点での栄養状態は良好である場合が多い．なお高齢者などでは，発症時点で低栄養状態にある人も一定の割合でみられる．このような発症時点での低栄養状態は予後不良因子である．脳卒中の発症時点ですべての患者の栄養状態を評価することが重要である．

また，脳卒中の多くは，急性期から回復期さらに維持期へと，数カ月～数年にわたり治療を要することも少なくない．したがって，単に急性期の栄養管理だけでなく，回復期，維持期の状態を予測して，先手の栄養管理を実践することが，その後のリハビリテーションの効果を高め，フレイルやサルコペニアを抑制することにつながる．

脳卒中の発症後には，摂食障害（嚥下困難，嚥下障害）がみられることが多い．なお，嚥下機能は保たれていても意識障害により経口摂取ができなかったり，高次脳機能障害により食べ物の認識ができなかったり，運動麻痺により箸などがうまく使えなかったり，視力や視野により摂取量の低下がみられたりする．病態に合わせた個別の対応が求められる．

栄養療法のポイント：

1）絶食期間の短縮，消化管の使用

- 発症直前まで通常の食生活を営んでいた人が多く，このような場合には，発症時点で消化管機能はほぼ正常に保たれている．消化管機能を以後に低下させることなく，栄養状態を良好に維持することが重要である。すなわち，絶食期間をできるかぎり短くする工夫が予後を左右する．
- 経口摂取の可否を評価し，可能であれば，経口摂取による栄養管理を優先する．経口摂取が困難と判断された場合には，経腸栄養法を選択する．脳卒中治療ガイドラインによると，脳卒中発症後 7 日以上十分な経口摂取が困難であろうと判断された場合には，発症後，早期から経腸栄養法

レベルアップへの豆知識

摂食・嚥下障害の食事

食事姿勢

- 重力を利用するので，**患側を上**にする．
- 患側の食道・梨状陥凹（りじょうかんおう）が狭くなるため**顔の向きは患側**とする．
- 喫食時の体幹姿勢保持にも努める．座位姿勢 45° 以上，ベッドアップ 30° 以上．

ベッドでの食事姿勢

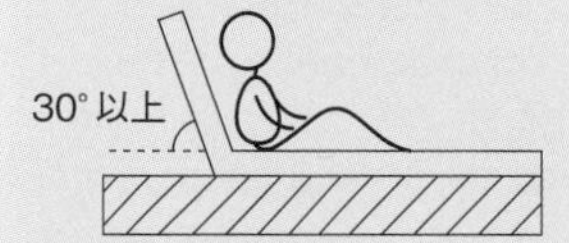

座位での食事姿勢

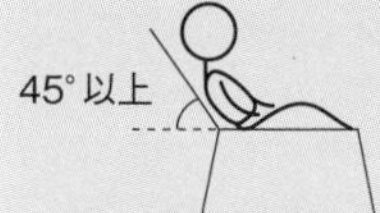

食事介助

- 患者が食べ物を意識しやすいように，介護者は**健側に立ち**食事をあたえる．
- 患者が上を向くと嚥下しにくく誤嚥しやすいので，スプーンは**顎よりも下から差し入れる**ようにする．
- 食事は必ず**覚醒しているとき**に提供する．

喫食後

- 少なくとも 30 分以上は体幹を 30° 以上に確保し，食物の逆流を避ける．

食事をするときの姿勢

- ヒトの**気管は前**に，**食道はうしろ**にある．顎を引いた状態にすると気管が閉まる．誤嚥を予防するためにも**頸部前屈姿勢**をとる．

口腔衛生

- **誤嚥性肺炎**の **80% 以上**が**歯周病菌**からおこる．食後の歯磨きなど口腔衛生は忘れずに実施する．食べなかったからといって，口腔衛生を怠ると唾液により歯周病菌が発生する．嚥下障害がある人についての口腔ケアは食事の前と後に行う（1 日 6 回）ことが必要である．

5
章

による栄養管理を開始することが推奨されている.

- 経口摂取が可能な場合であっても，発症直後には経静脈的に水分と電解質の管理（補正）を併行して行うことが多い．また，経口摂取が可能であっても食欲不振が続いている場合には，経腸栄養剤の経口摂取や経鼻胃管による栄養管理を施行する.
- 経口摂取が困難であって，経腸栄養法による栄養管理も困難な場合には，経静脈栄養法による栄養管理を行う．経静脈栄養法の施行で長期にわたり消化管が使用されない場合には，消化管の絨毛が萎縮してバクテリアルトランスロケーションに至る懸念がある.

ワンポイント

バクテリアルトランスロケーション（bacterial translocation，BT）

消化管粘膜を介して，腸内細菌が腸管内から粘膜固有層，さらには腸管リンパ節やほかの臓器に移行する現象．BTを引きおこすおもな原因として，ⅰ）消化管内における細菌の異常増殖，ⅱ）消化管壁のバリアー機能の障害，ⅲ）細菌に対する生体防御機構の破綻が考えられている（ヤクルト中央研究所より）．消化管の絨毛の萎縮，消化管粘膜の菲薄化（ひはくか）などは，消化管粘膜の防御力の破綻，全身や局所の免疫力の低下，消化管運動の低下を引きおこし，腸内細菌の異常繁殖につながるため，BTのリスクとなる.

2）栄養量など

① 急性期

脳卒中の発症直後は，経口摂取が可能であっても食欲がないなどの理由により十分な食事摂取ができないことが多い．たとえ少量の摂取であっても，経口摂取することは，以後の消化管機能の低下を抑制することにつながる．経腸栄養法による栄養管理を実施する場合にも，グルコースの過剰投与にならないようにし過剰エネルギー投与（over feeding）を回避する.

② 慢性期（回復期・維持期）

脳卒中に特化した栄養基準はない．骨格筋量が減少している高齢脳卒中患者においては，良質かつ十分なたんぱく質の摂取（食事療法）と回復期リハビリテーション（運動療法）の併用により，退院時の骨格筋の維持・増加を図り，サルコペニアを抑制する．分枝鎖アミノ酸（BCAA）やロイシン代謝産物（HMB）などを高配合した栄養補助食品も利用できる.

3）摂食障害（嚥下困難・嚥下障害）

発症直後からの摂食障害により，低栄養やそれにともなう免疫力低下から肺炎などのリスクが高くなる.

① 嚥下機能の評価

医師によるフィジカルアセスメントのほか，嚥下機能スクリーニング（反復唾液嚥下テスト，改訂水飲みテスト，フードテストなど）を施行する．精密な評価が必要な場合には，嚥下造影検査（VF検査）や嚥下内視鏡検査（VE検査）を施行することがある.

② 嚥下リハビリテーション

嚥下リハビリテーションには，治療的アプローチとしての摂食嚥下訓練と，代償的アプローチとしての食形態調整や体位調節がある．食形態調整については，「日本摂食嚥下リハビリテーション学会嚥下調整食分類2021」を参照し，個別に対応する．その際に，彩りや盛りつけ，食べやすい器，麻痺がある場合には自助具スプーンなどを使用する．ミキサーにかけると料理内容がわかりにくくなり，食欲が低下することがあるため，料理写真をみせながら食べさせるなどの（何の料理・食材かわかるような）

工夫が重要である．体位調節は，食塊を食道に送り込みやすくし，安全に嚥下するために重要である．自力で食べられる場合には，適切な体位を保持することにより，誤嚥などのリスクを低減する．一方，食事に介助が必要な場合には，食事をみえる位置に置く，一度料理をみせてから食べさせる，スプーンを口に入れるときは顎よりも下方から入れるようにするなどの食事介助の工夫が，食事を楽しみ，食事を安全に進めるために重要である．

練習問題

1 高血圧症の食事療法に関する記述である．正しいのはどれか． → p. 107～p. 108 参照
（令和 2 年度：第 17 回栄養士実力認定試験より）
（1）肥満をともなう場合は，BMI 20 kg/m^2 未満を目指す．
（2）魚介類より肉類を積極的に摂取する．
（3）脂質エネルギー比は，30 ～ 35%とする．
（4）食塩は，1 日 6 g 未満とする．
（5）食物繊維は，1 日 10 g 程度とする．

2 心筋梗塞の二次予防に関する記述である．正しいのはどれか． → p. 118～p. 119 参照
（1）心筋梗塞の二次予防に，血圧管理は含まれていない．
（2）心筋梗塞の二次予防に，脂質管理は含まれていない．
（3）心筋梗塞の二次予防に，糖尿病管理は含まれていない．
（4）心筋梗塞の二次予防に，運動療法は含まれていない．
（5）心筋梗塞の二次予防に，禁煙指導が含まれている．

3 脳卒中に関する記述である．正しいのはどれか． → p. 123～p. 125 参照
（1）脳卒中では，発症時の低栄養状態が，予後不良因子となることはない．
（2）脳卒中では，同時に，嚥下困難や嚥下障害をおこすことがある．
（3）脳卒中の栄養管理は，その後のリハビリテーションの効果を高めることに関係しない．
（4）脳卒中の栄養管理では，食思不振が続く場合でも，口から食べられるならば経口摂取のみで管理する．

6章

腎疾患の病態と栄養管理

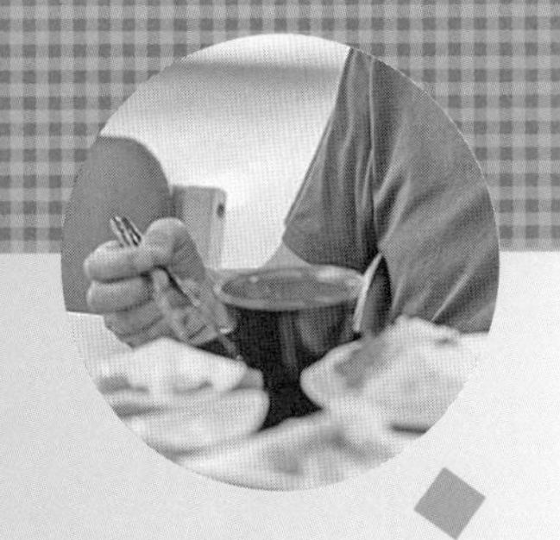

CHAPTER GUIDANCE & KEYWORD

6章で学ぶこと

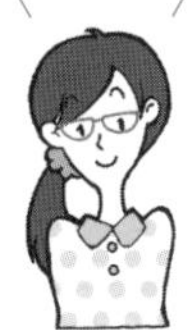

腎臓は，老廃物を排泄しますが，水分の調節とナトリウム（Na）・カリウム（K）・カルシウム（Ca）などの電解質の調節，体液 pH の調節，さらには一部のホルモンや造血因子の産生も行って，身体のホメオスタシス（恒常性）を維持しています．主要な腎疾患として，糸球体腎炎，ネフローゼ症候群などがあります．一部を除いて有効な薬物療法はありません．そのため，腎疾患の治療には，安静と食事療法が重要になります．病期や病態にもとづいた食事療法に対応できるようにしておく必要があります．

6章のキーワード

□ ろ過　□ 再吸収　□ リン（P）　□ 糸球体　□ 尿細管
□ 推定糸球体ろ過量（eGFR）　□ 急性・慢性糸球体腎炎　□ 血尿
□ 乏尿　□ 高カリウム（K）血症　□ 慢性腎臓病（CKD）
□ ネフローゼ症候群　□ 糖尿病腎症　□ 二次性副甲状腺機能亢進症
□ 低カルシウム（Ca）血症　□ 高リン血症　□ エリスロポエチン
□ 人工透析（血液透析・腹膜透析）

1 腎臓の生理

（1）腎臓の機能─尿の生成─

腎臓（図 6.1）は，血液をろ過し，尿をつくるための装置である．

① ろ過装置（腎小体 ＝ 糸球体 ＋ ボーマン嚢（のう））

糸球体のろ過により原尿が生成される（表 6.1）．腎小体は，一つの腎臓に 100 万個以上あり，直径は 0.2 mm である．1 日約 200 L の原尿が生成されるが，実際の尿量は 1 日約 2 L である．原尿の 99%の水分が再吸収さ

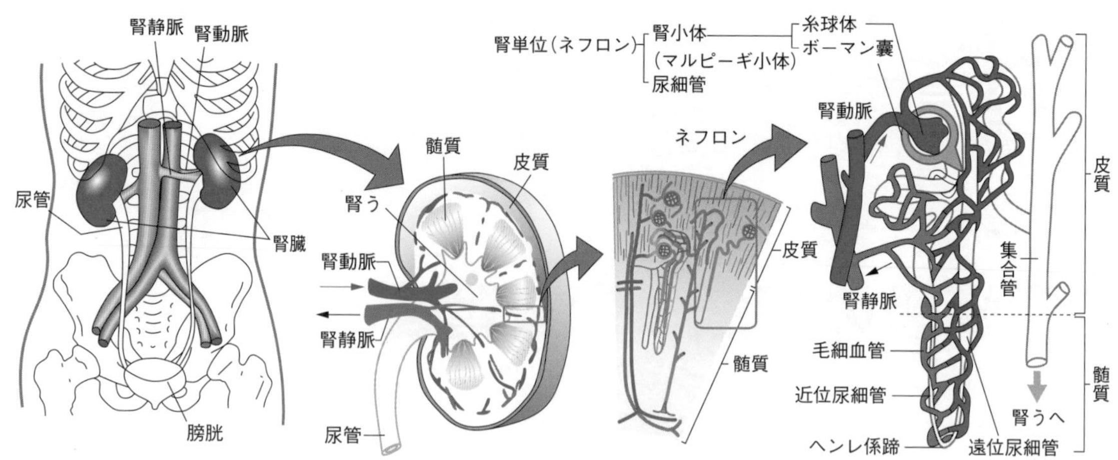

図 6.1　ヒトの泌尿器系の構造

表 6.1　ヒトの腎臓のはたらき

成分（ヒト）	ろ過量(g/日)	排出量(g/日)	再吸収量(g/日)	再吸収率(%)
水	180(L/日)	1.45(L/日)	178.6(L/日)	99.2
Na^+	600	6.1	593.9	99
Cl^-	690	9.1	680.9	98.7
K^+	35	3.4	31.7	90.6
Ca^{2+}	5	0.3	4.7	94.0
グルコース	200	微量	200	100
尿素	60	30	30	50

れる．糸球体ろ過圧＝糸球体血管内圧(ろ過圧 70 ～ 80 mmHg)－血漿浸透圧(拮抗圧 25 ～ 30 mmHg)－ボーマン嚢内圧(15 ～ 20 mmHg) なので，血圧が 60 mmHg 以下になると，ろ過圧が 0 となり，原尿が生成できない．原尿には，血液中の大きな物質（血球，たんぱく質，脂質など）以外の多くの必要成分が含まれている．

② 再吸収・分泌装置〔尿細管(近位尿細管 ＋ ヘンレ係蹄 ＋ 遠位尿細管) ＋集合管〕

近位尿細管は，原尿から血液への物質の再吸収の主役である（表 6.2）．小腸のように〔微絨毛（刷子縁（さっしえん））〕をもつ壁細胞から血漿成分の 90 ～ 95% が再吸収される．アミノ酸やグルコースは 100%回収される．原尿中の水分の 65%は浸透圧により近位尿細管で再吸収される．一方，近位尿細管で血液から原尿へ分泌（不要なものの排出）される物質は，NH_3，H^+，HCO_3^-，薬剤などである．遠位尿細管では，アルドステロンのはたらきにより，原尿から血液へナトリウムが再吸収される．ナトリウムの再吸収にともなって水分も再吸収される．さらにバソプレシンのはたらきにより原尿から血液へ水分が再吸収される．集合管では，pH の調節，尿の濃縮あ

表 6.2　再吸収および分泌

	近位尿細管	ヘンレ係蹄	遠位尿細管	集合管
再吸収	水（原尿の 65%） アミノ酸，ブドウ糖 Na^+，K^+，Ca^{2+} HCO_3^-，Cl^-	水（原尿の 15%）	水（バソプレシンによる調節） Na^+（アルドステロンによる調節） HCO_3^-	水（バソプレシンによる調節） Na^+（アルドステロンによる調節） 尿素
分泌	H^+，NH_3 不要物質（薬剤など）		K^+，H^+，NH_3	H^+

るいは希釈が行われる．

(2) eGFR（推定糸球体ろ過量）

腎機能の評価は推定糸球体ろ過量（eGFR）により行う．

$$\text{eGFR（mL/分/1.73 m}^2\text{）} = 0.741 \times 175 \times \text{年齢（歳）}^{-0.203} \times \text{Cr}^{-1.154}$$

（女性はこの値× 0.742）

Cr：血清クレアチニン値（mg/dL）

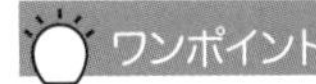

クレアチニン

筋肉などのエネルギー代謝産物であり，血中濃度が安定している．糸球体でろ過され，尿細管でほとんど分泌・再吸収されない．

GFR と eGFR

糸球体ろ過量（mL/分）のこと．GFR を計算により推定するものが eGFR である．

2 腎臓の障害

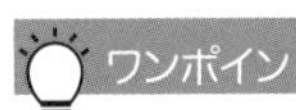

eGFR (estimated glomerular filtration rate)

血清クレアチニン値をもとに，年齢や性別による筋肉量を考慮して糸球体ろ過量を推定するものである．同じクレアチニン値であっても，年齢により大きく異なる腎機能をクレアチニン・クリアランスよりも適切に判定可能である．

(1) 急性糸球体腎炎・慢性糸球体腎炎

糸球体腎炎は，免疫複合体（病原体＋抗体）が糸球体に付着しておこる．

糸球体傷害の範囲から，びまん性（すべての糸球体）または局所性（一部の糸球体）に，また，病変のタイプから，増殖性（細胞数が増える）または膜性（糸球体基底膜の肥厚）に分類される．さらに，進行の速度により，急性と慢性に分類される．

① 急性糸球体腎炎

A 群 β 溶血連鎖球菌の咽頭・中耳・皮膚感染などへのあとにおこる糸球体の急性炎症反応である．血尿，たんぱく尿が発生し，炎症が進行すると，腎血流が低下して，糸球体ろ過ができなくなり，乏尿，体液貯留，高血圧，浮腫をきたす．最終的には高尿素血症（尿毒症）に至る．適切に対処すれば治癒することが多いが，慢性糸球体腎炎に移行する場合もある．

発症から 1 ～ 3 カ月は入院加療，約 3 ～ 6 カ月は自宅安静，約 6 カ月～ 1 年間は運動禁止という厳しい安静を必要とする．急性期で浮腫や高血圧のある場合には，食事療法として塩分・水分を制限し，腎不全を呈する場合には，たんぱく質の制限も必要となる．腎不全が高度となった場合には，

ワンポイント

クレアチニン・クリアランス

かつての臨床現場では，糸球体ろ過量を評価するために用いていた方法である．糸球体で 1 分間に処理された血漿量に相当し，1 分間の尿量（mL/分）× 尿中の物質の濃度（mg/dL）/ 血漿中の物質の濃度（mg/dL）により，糸球体ろ過量を評価することができる．

血液透析や腹膜透析を必要とすることもある．少なくとも年に 1 度の定期検査が必要であり，発症後 2 年間は少なからず生活制限が必要である．

【急性糸球体腎炎の食事療法】

十分な安静とともに食事療法により腎臓への負担を軽減する．そのために，尿量の減少，浮腫，高血圧の程度に応じて，たんぱく質と食塩，カリウム，水分の制限を行う（表 6.3）．

表 6.3　急性腎炎症候群の食事療法

	エネルギー（kcal/kg*/日）	たんぱく質（g/kg*/日）	食　塩（g/日）	カリウム（g/日）	水　分
急性期　乏尿期 利尿期	35**	0.5	0～3	5.5 mEq/L 以上のときは制限	前日尿量＋不感蒸泄量
回復期および治療期		1.0	3～5	制限なし	制限なし

＊：標準体重

＊＊：高齢者，肥満者に対してはエネルギー減量を考慮する．

日本腎臓学会 編，『腎疾患の生活指導・食事療法ガイドライン』，京医学社（1988）より改変．

1）**エネルギー**　たんぱく質制限による異化亢進を防ぐため，いずれの病期においても十分なエネルギー摂取量（35 kcal/kg 標準体重 / 日）を確保する．ただし，高齢者や肥満者に対してはエネルギー摂取量の減量を考慮する．

2）**たんぱく質**　急性期（乏尿期・利尿期）では，たんぱく質を 0.5 g/kg 標準体重/日に制限し，回復期に至れば 1.0 g/kg 標準体重/日に緩和する．たんぱく質制限によって減少したエネルギー摂取量は，糖質や脂質を増やすことにより補う．この期間には，たんぱく質制限を優先する．

3）**食　塩**　急性期には，食塩を 0～3 g/日と厳しく制限し，回復期に至れば 3～5 g に緩和するが，食塩制限は継続する．

4）**カリウム**　腎機能低下による尿中へのカリウム排泄が低下し，高カリウム血症になりやすいため，高カリウム血症（5.5 mEq/L 以上）を示した場合は，カリウムを制限する．

5）**水　分**　浮腫が著しい急性期には，水分を前日尿量＋不感蒸泄量として，厳しく制限する．

6）**その他**　急性期は安静とし，回復期以降には，適度な運動が推奨される．

② 慢性糸球体腎炎

慢性糸球体腎炎をきたす原疾患には，IgA 腎症，膜性腎症，膜性増殖性糸球体腎炎，急速進行型糸球体腎炎などさまざまな腎炎がある．それぞれ原因も異なれば治療法も異なるが，共通した治療法もある．これは，原因は違っても，免疫の異常，凝固系の異常，高血圧など，共通の異常をともなっているためである．血尿あるいはたんぱく尿が 1 年以上持続しているものを慢性糸球体腎炎という．悪化すると腎不全に移行する．

慢性糸球体腎炎の安静度は，現在でも確立されていない．これは慢性糸球体腎炎の進行が一般に緩徐で，10 年単位でしか判断できないこと，個人の安静に対する感覚が異なることなどが理由である．慢性糸球体腎炎で腎機能が正常であれば，塩分を 6 g/日以内におさえること以外には特別な食事療法は不要である．肥満があれば減量の必要がある．また，慢性糸球体腎炎と診断されても，薬物療法を必要としない軽症の場合も多くみられる．

【慢性糸球体腎炎の食事療法】

腎臓への負担を軽減して，腎機能の低下を抑え，予後を改善する．そのために，腎機能低下の程度，血清カリウム値，血清リン値により，後述する慢性腎臓病に準じた食事療法を行う．治療が長期間にわたるため，食事療法の継続にはサポートが重要である．

上気道炎などの感染症が慢性糸球体腎炎を悪化させることがあるため，手洗いやうがいを指導する．

(2) ネフローゼ症候群

前述の急性・慢性糸球体腎炎や後述の糖尿病腎症による糸球体障害（炎症）に由来する高度のたんぱく（アルブミン）尿を呈する病態（症候群）である．たんぱく（アルブミン）尿，低アルブミン血症，全身性浮腫，脂質異常症などの症状が出現する．ほかにも，全身倦怠感，皮膚蒼白，無気力，食欲不振，腹水，胸水などが出現する．

以下の場合に，ネフローゼ症候群と診断する．

1．尿たんぱく　　1 日 3.5 g 以上（定性 4+）
2．血液中のアルブミンの濃度　　3.0 g/dL 以下

診断の助けとなるのは，浮腫の存在と高 LDL-C 血症の存在である．

アルブミンなどの血中のたんぱく質が失われるため，血漿膠質浸透圧が低下（尿浸透圧は増大）し，浮腫の原因となる．

また，尿に塩分がでにくくなり，体内に塩分が残って浮腫を増強する．ネフローゼ症候群の病態の改善には，塩分制限が最も重要であり，安静も大切である．

尿浸透圧の増大は，尿細管における水の再吸収を抑制するため，一過性に利尿傾向となるが，失われたたんぱく質を補完しようとして，肝臓がアルブミンの合成を開始する．このとき同時に，LDL-C のようなリポタンパク質も合成してしまうため，脂質異常症をきたす．なお，長期の利尿期間を経て，腎不全となる時期には乏尿となる．

浮腫に対しては利尿剤を使用する．高度の浮腫，肺水腫，呼吸不全や，

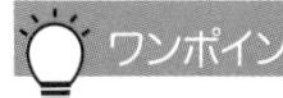

IgA 腎症

慢性糸球体腎炎のうち，上気道炎やなんらかのウイルス感染後に発作性の血尿がみられる病態である．このとき IgA の産生亢進傾向があり，糸球体メサンギウム細胞と基質の増殖性変化とメサンギウム領域への IgA を主体とする沈着物を認める．慢性糸球体腎炎に至り，腎不全へ移行する．なお，本症の確定診断には腎生検が不可欠である．根本的な治療法がないため，病態により生活規制に加え，抗血小板剤の長期投与や降圧剤による血圧コントロールを基本としている（対症療法）．

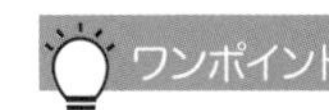

薬物療法

薬物療法の代表はステロイド剤である．ステロイドパルス療法を施行したり，免疫抑制剤とステロイドの併用を行ったりする．二次性のものには，原疾患に対する治療を行う．

血管内脱水による急性腎不全を呈した場合には，一時的に透析療法を行うこともある．高 LDL-C 血症にはスタチン，高血圧症には降圧剤（ACE-I や ARB）を用いる．

【ネフローゼ症候群の食事療法】

腎臓への負担を軽減し，浮腫を改善する．予後が良好である微小変化型と，微小変化型以外では，食事療法が異なる．食事療法の基本は，食塩制限による浮腫の軽減と十分なエネルギー量の確保，必要に応じたたんぱく質制限である．病態に応じて，カリウム制限，水分制限を行う．ネフローゼ症候群の食事療法を表 6.4 に示した．

表 6.4　ネフローゼ症候群の栄養食事療法

	総エネルギー (kcal/kg*/日)	たんぱく質 (g/kg*/日)	塩　分 (g/日)	カリウム (g/日)	水　分
微小変化型以外	35	0.8	5	血清カリウム値により増減	制限せず**
微小変化型		1.0 ～ 1.1	0 ～ 7		

＊：標準体重
＊＊：病態により前日尿量＋ 500 mL
日本腎臓学会 編，『腎疾患の生活指導・食事療法ガイドライン』，京医学社（1988）より改変．

1）**エネルギー**　ネフローゼ症候群患者では，異化が亢進し，エネルギー摂取不足により栄養障害の危険性があるため，十分なエネルギー量の摂取（35 kcal/kg 標準体重/日）が推奨される．

2）**たんぱく質**　過去には，低たんぱく血症改善のために高たんぱく質食が推奨された時代もあったが，高たんぱく質食でも低たんぱく血症は改善されなかった．また，高たんぱく質食は腎臓に負担をかける．現在では，たんぱく質の過剰摂取を避けることが基本となっている．微小変化型ネフローゼ症候群患者では，厳格なたんぱく質制限はせず，1.0 ～ 1.1 g/kg 標準体重 / 日程度とする．微小変化型以外のネフローゼ症候群では，軽度のたんぱく質制限（0.8 g/kg 標準体重/日程度）とする．

3）**食　塩**　微小変化型では，浮腫の程度により 0 ～ 7 g/日の範囲で調節する．微小変化型以外では，5 g/日とする．とくに，腎機能低下や高血圧がある場合には，浮腫の改善を目指し，3 ～ 6 g/日の範囲で調節する．

4）**カリウム**　腎機能低下による尿中へのカリウム排泄が低下して高カリウム血症となっている場合には，カリウムを制限する．一方，浮腫軽減のために使用される利尿薬により低カリウム血症となっている場合には，カリウム摂取量を増やす必要がある．血清カリウム値をモニタリングすることにより，適宜調節する．

5）**水　分**　浮腫が強い場合には，食事中の水分を含む総水分摂取量を，前日尿量＋ 500 mL（不感蒸泄量 － 代謝水）を目安とする．毎日体重を測

レベルアップへの豆知識

急性・慢性糸球体腎炎の栄養教育

1．高度な浮腫，高血圧を認め，利尿剤を服用中も水分・食塩の過剰摂取は避ける．

2．慢性進行性の腎機能低下例の食事療法は，たんぱく質制限，食塩制限，高エネルギーと血圧コントロールなどの保存的療法を主体とする．この時期は自覚症状も乏しく，患者は病期を軽視することも多くなることも認識したうえで教育する．

3．たんぱく質制限が必要な場合は，たんぱく質調整食品を利用する．目的，活用方法，少量のたんぱく質での調理方法を工夫するなど，飽きを生じず，無理なく継続できるよう導く．

4．食事療法が長期化する慢性糸球体腎炎患者には，とくに食事療法の必要性を認識させ，食行動の変容まで導くようにする．

5．高カリウム血症時は，カリウム含有量の多い食品，カリウムの減少法について教育する．同時にエネルギー確保が容易となるよう腎臓病治療用特殊食品の活用方法も教育する．

6．慢性糸球体腎炎では，カルシウム（Ca）拮抗剤，免疫抑制剤（シクロスポリン）服用時には，グレープフルーツジュース禁忌の栄養教育を欠かさず行う必要がある．

6章

定して浮腫の程度を評価し，適宜調節する．

6）**その他**　高コレステロール血症がある場合には，脂質エネルギー比率を 20 ～ 25%とする．治療のためにステロイド剤の投与が行われている場合には，合併症として食欲が亢進し，肥満や糖尿病を発症するリスクが高まるため，エネルギーの過剰摂取に注意する．

(3) 慢性腎臓病（CKD）

CKD とは，次に示すような，eGFR で表される腎機能の低下があるか，もしくは腎臓の障害を示唆する所見が慢性的に続いているものをいう．ⅰ），ⅱ）のいずれか，または両方が 3 カ月以上持続するものを CKD と定義する．

ⅰ）腎臓の障害

尿異常，画像診断，血液，病理で腎障害の存在が明らかであるもの．〔とくに 0.15 g/gCr 以上のたんぱく尿（30 mg/gCr 以上のアルブミン尿）の存在が重要〕

ⅱ）eGFR＜60 mL/ 分 /1.73 m^2

なお，腎臓の障害とは，微量アルブミン尿やたんぱく尿などの尿異常，片腎や多発性嚢胞腎などの画像異常や腎機能障害などの血液異常および病理所見などをいう．

CKD の重症度分類を表 6.5 に示す．透析患者（血液透析・腹膜透析）の場合には D，移植患者の場合には T をつける．

CKD は，一般に自覚症状に乏しく，たんぱく尿（微量アルブミン尿）などの尿異常からはじまる．徐々に腎機能が低下して，末期腎不全にまで進行する．易疲労感，倦怠感，食欲不振，嘔気，浮腫などの症状は，病気が進行してから現れる．また，eGFR の低下にともなって，高血圧，貧血，高カリウム血症，カルシウム・リン代謝異常が現れる．なお，CKD の原因がわからない場合には，薬剤服用歴を含めた詳細な病歴の聴取が必要である．

糖尿病腎症（後述）は，CKD の最重要課題の一つである．厳格な血糖コントロールと同様に，厳格な血圧管理も必要である．

さらに CKD では，脂質異常症を治療して，たんぱく尿の減少と腎機能低下を抑制することが必要である．このとき，LDL-C を 120 mg/dL 未満にすることが重要である．生活習慣の是正と同時に薬物療法を考慮する．

貧血をともなう場合には，鉄の補充が必要である．明らかな鉄欠乏がなくても鉄剤投与による貧血の改善が期待できる．また，エリスロポエチン製剤を用いるときには，相対的鉄欠乏の対策として鉄剤投与が必要である．エリスロポエチン製剤使用時の治療目標は，血清フェリチン＞ 100 ng/mL かつ TSAT（鉄飽和度）＞ 20%である（TSAT ＝血清鉄 /TIBC × 100）．

また，CKD においては，骨だけでなく血管の石灰化を含む（生命予後に

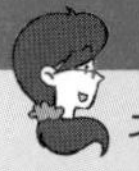

レベルアップへの豆知識

ネフローゼ症候群治療のための栄養教育

① 浮腫の程度や利尿期における食塩制限に注意する．

利尿期 ⇒ 低ナトリウム（Na）血症，低カリウム血症に注意する．

② 食塩制限が重要であり，患者の嗜好を考慮したうえで，継続実施可能な摂取方法，調理方法を教育する．

③ 食事療法は，浮腫消失した場合，24 時間蓄尿から食塩，たんぱく質摂取量を推定，血液検査，身体状況などから栄養評価を実施し，患者へのフィードバックを行う．

④ たんぱく質制限の場合には，食品構成表により 1 日の摂取量を表示し，腎臓病食品交換表の活用方法，低たんぱく質の腎臓病治療用特殊食品の紹介をする．

⑤ たんぱく質制限にともない必要量が増大したエネルギーは，たんぱく質をほとんど含まずエネルギーとして活用できる炭水化物，脂質食品の提示，低たんぱく高エネルギー腎臓病治療用特殊食品の紹介をする．

⑥ 水分出納（食事水，飲水，代謝水，尿，便，不感蒸泄）を加味した水分管理方法について教育する．

⑦ ステロイド薬服用による食欲亢進期には，過剰摂取とならぬよう空腹感緩和のために低エネルギー食品（野菜類，海藻類，人工甘味料および人工甘味料使用食品など）の活用方法について教育する．

＊④，⑤ともに調理実習を組み入れ，具体的な活用方法を教育する．

TSAT

Transferrin Saturation．トランスフェリン飽和度．血清鉄／TIBC × 100（%）．

TIBC
total iron binding capacity，総鉄結合能（μg/dL）.

ワンポイント

CKD 発症進行のリスクファクター

- 高血圧
- 耐糖能異常，糖尿病
- 肥満，脂質異常症，メタボリックシンドローム
- 膠原病，全身性感染症
- 尿路結石，尿路感染症，前立腺肥大
- 慢性腎臓病の家族歴，低体重出産
- 過去の健診での尿所見の異常や腎機能異常，腎臓の形態異常の指摘
- 常用薬（とくに NSAIDs），サプリメントなどの服用歴
- 急性腎不全の既往
- 喫煙
- 高齢
- 片腎，萎縮した小さい腎臓

表 6.5　CKD の重症度分類（糖尿病腎症*の病期分類をあわせて記載）

原疾患	たんぱく尿区分			A1	A2	A3
糖尿病	尿アルブミン定量 (mg/日) 尿アルブミン/Cr 比 (mg/gCr)			正常	微量アルブミン尿	顕性アルブミン尿
				30 未満	30 ～ 299	300 以上
高血圧 腎炎 多発性囊胞腎 移植腎 不明 その他	尿たんぱく定量 (g/日) 尿たんぱく/Cr 比 (g/gCr)			正常	軽度たんぱく尿	高度たんぱく尿
				0.15 未満	0.15 ～ 0.49	0.50 以上
GFR 区分 (mL/分/ 1.73 m^2)	G1	正常または高値	≧90	糖尿病腎症第 1 期（腎症前期）に相当	糖尿病腎症第 2 期（早期腎症期）に相当	糖尿病腎症第 3 期（顕性腎症期）に相当
	G2	正常または軽度低下	60 ～ 89			
	G3a	軽度～中等度低下	45 ～ 59			
	G3b	中等度～高度低下	30 ～ 44			
	G4	高度低下	15 ～ 29	糖尿病腎症第 4 期（腎不全期）に相当		
	G5	末期腎不全 (ESKD)	＜15	糖尿病腎症第 5 期（透析療法期）に相当		

重症度は原疾患・GFR 区分・たんぱく尿区分を合わせたステージにより評価する．CKD の重症度は死亡，末期腎不全，心血管死亡発症のリスクを ■ のステージを基準に，■，■，■ の順にステージが上昇するほどリスクは上昇する．

日本腎臓学会編 CKD 診療ガイド 2012 より．KDIGO CKD guideline 2012 を日本人用に改変したもの，および日本糖尿病学会 HP，糖尿病腎症合併症合同委員会報告「糖尿病腎症病期分類の改訂について」より作成．

＊糖尿病腎症については p. 137 参照．

CKD-MBD
CKD-mineral and bone disorder, CKD における骨ミネラル代謝異常.

影響を及ぼす）全身状態をきたす．これを **CKD-MBD** という．二次性副甲状腺機能亢進症による低カルシウム血症および高リン血症や，腎臓でのビタミン D 活性化障害などが複雑に関係している．CKD の進行とともに低カルシウム血症および高リン血症となり，PTH（副甲状腺ホルモン）が上昇（二次性副甲状腺機能亢進症）する．骨粗鬆症の存在を考慮して，カルシウム・活性型ビタミン D の投与を行うが，高カルシウム血症にならないように（腎機能が低下してしまうので）注意が必要である．

CKD が進展すると，腎機能の低下とともにアシドーシスを合併して，血清カリウム値が上昇する．血清カリウムが 7 mEq/L 以上になると，心停止の危険がある．食事においては，とくに果物と野菜の摂り方に注意が必要である．同時に，高血圧や高カリウム，アシドーシスの改善を目的に，ループ利尿剤，陽イオン交換樹脂，重曹などの薬物療法を実施する．

CKD における降圧療法の目標は，血圧を 130/80 mmHg 未満にすること

ワンポイント

高血圧をともなう CKD
生活指導・栄養食事指導では，十分な注意が必要である．降圧療法の目標は，血圧を 130/80 mmHg 未満にすることである．家庭血圧を重視して，ゆっくりとしたペースで降圧を行う．生活習慣の改善と，減塩が重要であるが，ACE-I や ARB といった降圧剤も積極的に使用する．目標の血圧を達成するためには多剤併用は必要となる場合が多いようである．

である．家庭血圧を重視して，ゆっくりとしたペースで降圧を行う．生活習慣の改善と減塩が重要であるが，ACE-I や ARB といった降圧剤も積極的に使用する．目標の血圧を達成するためには，多剤併用は必要となる場合が多い．

【慢性腎臓病（CKD）の食事療法】

十分なエネルギー量の摂取，たんぱく質制限，食塩制限，カリウム制限が基本である．CKD に対する食事療法の基準は，日本腎臓学会から示されている（表 6.6）．また，サルコペニア・フレイルを合併する CKD 患者に，たんぱく質制限を行うと，サルコペニア・フレイルを悪化させる可能性があるため，そのようなケースではたんぱく質制限を緩和する．

1）**エネルギー**　25 ～ 35 kcal/kg 標準体重/日とする．糖尿病や肥満などを合併する場合には，合併する疾患のガイドラインを参照し，病態に応じて適宜調整する．エネルギー摂取量を決定する際には，目標とする体重とともにたんぱく質量との関係を考慮する．たんぱく質制限を行っている場合，エネルギー量が少ないと，摂取したたんぱく質がエネルギー源として使われる（異化亢進が進行する）ため，たんぱく質を減らした分のエネルギー量の補給は，炭水化物や脂質により行う．その際には，動脈硬化予防の観点から，脂質の過剰摂取とならないよう，脂質エネルギー比率を 20 ～ 25%にとどめる．

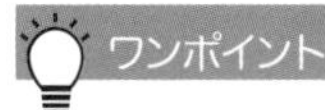

貧血をともなう CKD

貧血をきたしている場合には，鉄の補充が必要である．貧血をともなう CKD では，明らかな鉄欠乏がなくても鉄剤投与による貧血の改善が期待できる．また，エリスロポエチン製剤を用いるときには，相対的鉄欠乏の対策として鉄剤投与は必要である．エリスロポエチン製剤使用時の治療目標は，血清フェリチン＞100 ng/mL かつ TSAT（鉄飽和度）＞20% である（TSAT ＝血清鉄/TIBC）．

アシドーシス

血液の pH が 7.4 から酸性に傾いた状態．

表 6.6　CKD ステージによる食事療法基準

ステージ（GFR）	エネルギー（kcal/kg 標準体重/日）	たんぱく質（g/kg 標準体重/日）	食　塩（g/日）	カリウム（mg/日）
ステージ G1（GFR 90 以上）	25 ～ 35	過剰な摂取をしない	3 以上 6 未満	制限なし
ステージ G2（GFR 60 ～ 89）		過剰な摂取をしない		制限なし
ステージ G3a（GFR 45 ～ 59）		0.8 ～ 1.0		制限なし
ステージ G3b（GFR 30 ～ 44）		0.6 ～ 0.8		2000 以下
ステージ G4（GFR 15 ～ 29）		0.6 ～ 0.8		1500 以下
ステージ G5（GFR 15 未満）		0.6 ～ 0.8		1500 以下
ステージ G5D（透析療法中）	p. 142 の表 6.10 参照			

注）エネルギーや栄養素は，適正な量を設定するために，合併する疾患（糖尿病や肥満など）のガイドラインなどを参照して病態に応じて調整する．性別，年齢，身体活動度などにより異なる．
注）体重は基本的に標準体重（BMI = 22）を用いる．
日本腎臓学会 編，慢性腎臓病に対する食事療法基準 2014 年版，日腎会誌，**56**，564（2014）より．

2）**たんぱく質**　たんぱく質制限は，腎臓専門医ならびに管理栄養士の指導の下で，腎機能低下が進行するのを抑えるために行う．ステージ G1～G2 では，たんぱく質の過剰摂取を避ける．腎機能低下が認められるステージ G3a では，0.8～1.0 g/kg 標準体重/日，ステージ G3b 以降は 0.6～0.8 g/kg 標準体重/日に制限する．たんぱく質を制限する際は，アミノ酸スコアを考慮した良質のたんぱく質が推奨される．一般に，アミノ酸スコアは植物性たんぱく質より動物性たんぱく質のほうが高い．主食を低たんぱく質米やでんぷん製品などに置き換えると，たんぱく質制限がしやすい．

3）**食　塩**　3～6 g/日未満が望ましいものの，摂取量が低下して低栄養を招くことのないよう，とくに高齢者において注意することが重要である．3 g 未満の厳しい制限は，さらに低栄養を進展させる懸念があるため，推奨されない．

4）**カリウム**　腎機能低下により尿中へのカリウム排泄量が減少し，高カリウム血症が生じやすい．高カリウム血症は，不整脈や突然死の原因となる．腎機能低下が認められるステージ G3b では，2000 mg/日以下，ステージ G4，G5 では 1500 mg/日以下に制限する．

5）**その他**　CKD 患者の食事療法は長期にわたる継続が必要であり，注意すべき栄養素も多いことから，食品選択や調理面でのサポートが重要である．わが国では，高齢人口の増加にともない，サルコペニアを合併した CKD 患者が増加しており，一律のたんぱく質制限はすすめられていない．たんぱく質の上限（目安）量を表 6.7 に示した．いずれのステージにおいても，腎機能やサルコペニアの程度，食事療法と運動療法の実行性などを総合的に評価して，柔軟に対応することが重要である．

透析療法中（ステージ G5D）の食事療法は，透析患者の食事療法（後述）に示す．

表 6.7　サルコペニアを合併した CKD の食事療法におけるたんぱく質の考え方と目安

CKD ステージ（GFR）	たんぱく質（g/kg 標準体重/日）	サルコペニアを合併した CKD におけるたんぱく質の考え方（上限の目安）
G1（GFR 90 以上）	過剰摂取を避ける	過剰な摂取を避ける（1.5 g/kg 標準体重/日）
G2（GFR 60～89）		
G3a（GFR 45～59）	0.8～1.0	たんぱく質制限を緩和する場合（1.3 g/kg 標準体重/日） たんぱく質制限を優先する場合（該当ステージ推奨量の上限）
G3b（GFR 30～44）	0.6～0.8	
G4（GFR 15～29）		たんぱく質制限を優先するが，病態により緩和する（緩和する場合 0.8 g/kg 標準体重/日）
G5（GFR 15 未満）		

注）緩和する CKD は，GFR と尿たんぱく量だけでなく，腎機能低下速度や末期腎不全の絶対リスク，死亡リスクやサルコペニアの程度から総合的に判断する．

日本腎臓学会　サルコペニア・フレイルを合併した CKD の食事療法検討 WG，日腎会誌，**61**(5)，554（2019）より作成．

(4) 糖尿病腎症

1998 年以降，わが国における人工透析導入原因の第 1 位は糖尿病腎症である．細小動脈の硬化性病変（糸球体の硬化）が進展すると，ネフローゼ症候群をきたし，最終的には腎不全に至る．糸球体ろ過量（eGFR, p. 133 参照）と尿中アルブミン排泄量，あるいは尿たんぱく排泄量により評価する．eGFR（血清クレアチン値）による評価が困難な場合には，血清シスタチン C 値を用いて評価する（血清シスタチン C 値は筋肉量や食事，運動の影響を受けにくいため）．

男性：eGFRcys(mL/分/1.73 m^2) ＝ (104 × Cys-C$^{-1.019}$ × 0.996^{Age}) − 8

女性：eGFRcys(mL/分/1.73 m^2) ＝ (104 × Cys-C$^{-1.019}$ × 0.996^{Age} × 0.929) − 8

Age：年齢（歳）　Cys-C：血清シスタチン C 値（mg/L）

日本糖尿病学会による糖尿病腎症の病期分類を表 6.8 に示す．

【糖尿病腎症の食事療法】

糖尿病腎症の進展防止には，肥満の是正，禁煙とともに，血糖，血圧，

糖尿病腎症の進展予防

肥満是正，禁煙とともに，厳格な血糖，血圧，脂質の管理が最も重要であり，早期の介入によって寛解も期待できる．第 3 期からたんぱく質（0.8 ～ 1.0 g/kg 標準体重/日）と食塩の摂取量（6.0 g/日未満）の制限を指導し，腎機能の低下にともない，低たんぱく食（0.6 ～ 0.8 g/kg 標準体重/日）を考慮する．

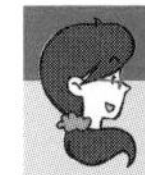

レベルアップへの豆知識

糖尿病腎症治療のための栄養教育

患者は食事療法が実行できずに腎症へ至ったケースが大半である．食事療法の必要性および糖尿病と腎症を加味した食事療法との違いを，患者自身の病期を踏まえて理解させていく必要がある．

表 6.8　糖尿病腎症の病期分類[注1]

病　期	尿アルブミン値（mg/gCr） あるいは 尿たんぱく値（g/gCr）	GFR（eGFR）（mL/ 分 /1.73 m^2）
第 1 期（腎症前期）	正常アルブミン尿（30 未満）	30 以上[注2)]
第 2 期（早期腎症期）	微量アルブミン尿（30 ～ 299）[注3)]	30 以上
第 3 期（顕性腎症期）	顕性アルブミン尿（300 以上） あるいは 持続性たんぱく尿（0.5 以上）	30 以上[注4)]
第 4 期（腎不全期）	問わない[注5)]	30 未満
第 5 期（透析療法期）	透析療法中	

注 1) 糖尿病腎症は必ずしも第 1 期から順次第 5 期まで進行するものではない．本分類は，厚生労働省研究班の成績に基づき予後（腎，心血管，総死亡）を勘案した分類である〔*Clin. Exp. Nephrol.*, **18**, 613（2014)〕.

注 2) GFR 60 mL/ 分 /1.73 m^2 未満の症例は CKD に該当し，糖尿病性腎症以外の原因が存在し得るため，ほかの腎臓病との鑑別診断が必要である．

注 3) 微量アルブミン尿を認めた症例では，糖尿病性腎症早期診断基準にしたがって鑑別診断を行ったうえで，早期腎症と診断する．

注 4) 顕性アルブミン尿の症例では，GFR 60 mL/分/1.73 m^2 未満から GFR の低下にともない腎イベント（eGFR の半減・透析導入）が増加するため，注意が必要である．

注 5) GFR 30 mL/分/1.73 m^2 未満の症例は，尿アルブミン値あるいは尿たんぱく値にかかわらず，腎不全期に分類される．しかし，とくに正常アルブミン尿・微尿アルブミン尿の場合は，糖尿病性腎症以外の腎臓症との鑑別診断が必要である．

【重要な注意事項】本表は糖尿病腎症の病期分類であり，薬剤使用の目安を示した表ではない．糖尿病治療を含む薬剤，とくに腎排泄性薬剤の使用にあたっては，GFR 等を勘案し，各薬剤の添付書にしたがった使用が必要である．

日本糖尿病学会 編・著,『糖尿病治療ガイド 2020-2021』，文光堂（2020)，p. 84 より．

これまで「糖尿病診療ガイド 2018-2019」では，糖尿病性腎症の食事療法として病期にあわせた総エネルギー量，たんぱく質制限，食塩制限，カリウム制限が示されていたが，糖尿病診療ガイド 2020-2021 では，エビデンスが十分ではないという理由から本文に示した食事療法のみが示されている．
なお，糖尿病腎症の病期分類と CKD の重症度分類との関係については表 6.5 参照．

6
章

脂質の厳格な管理が重要であり，早期の介入による寛解も期待できる．糖尿病食の原則（適正なエネルギー，バランスのよい食事など）にしたがうとともに，必要に応じて低たんぱく質食を取り入れる．

糖尿病腎症では，たんぱく質摂取量の上限をたんぱく質エネルギー比 20 %未満とする．サルコペニアやフレイルのリスクがある患者（とくに高齢者）では，重度の腎障害がなければ，たんぱく質量を制限せず，十分なたんぱく質量の摂取を促す．顕性腎症（第 3 期）以降は，たんぱく質制限 0.8 ～ 1.0 g/kg 標準体重/日を考慮してもよい．その際には，エネルギー量は 30 ～ 35 kcal/kg 標準体重/日（十分なエネルギー量）を確保する．不足するエネルギー量を補充する場合には，甘い菓子類やジュース類を避け，でんぷんを中心とした炭水化物と植物油を用いる．

食塩摂取量は，高血圧合併や顕性腎症の場合には，6 g/日未満に制限する．

糖尿病患者が炭水化物と脂質を減らすよう指導されていたところに，たんぱく質制限がはじまると，それまでとは反する炭水化物および脂質摂取を増やす指導がなされるため，患者が混乱する場合がある．たんぱく質制限に際し，エネルギー量が不足すると，低栄養のリスクが高まる．食事療法は長期にわたるため，無理なく継続できるよう，一方で複雑になりすぎないよう，できるだけ単純化することが重要である．

(5) 腎不全

腎不全には，急性腎不全と慢性腎不全がある．

① 急性腎不全

急激に糸球体ろ過量が低下して，乏尿～無尿となり，放置すると死に至る．適切な治療で一命を取り留めれば 1 カ月程度で回復する．

原因は，次の 3 つに分類される．

i ）腎前性：急激な腎血流の低下（ショック）
ii ）腎性：急性糸球体腎炎，急性尿細管壊死（ショック，毒物・薬物過剰投与・多量のミオグロビンなどによる）
iii ）腎後性：尿の流出障害など

症状は，数週間続く乏尿（400 mL 以下/日）～無尿と，老廃物の蓄積（尿毒症），電解質異常，アシドーシス，全身性浮腫などである．回復期（尿細管再生時期）には，尿細管における水分の再吸収能力が低いため多尿となり，脱水症に注意が必要である．重症の場合は，一時的に人工透析を実施する．

【急性腎不全の食事療法】

急性腎不全（急性腎障害，AKI）の食事療法は，原因となる疾患が改善されるにともなって回復に向かうため，一時的なものであることが多い．

重症の場合には，経静脈栄養法を実施する．回復に応じて経口摂取に移行する．透析が行われていない場合は，軽度のたんぱく質・水分・食塩制限を行う．透析が行われている場合には，異化が亢進するため，たんぱく質摂取量を増やす．

1）**エネルギー**　20 ～ 30 kcal/kg 標準体重/日程度とする．

2）**たんぱく質**　透析療法をしていない場合には，0.8 ～ 1.0 g/kg 標準体重 /日に軽度制限し，透析が行われている場合には，異化が亢進するため 1.0 ～ 1.5 g/kg 標準体重 /日（1.7 g/kg 標準体重 /日を上限）とすることが望ましい．

3）**食塩・水分**　乏尿期には，食事への添加食塩を 0 g とする．利尿期以降は，浮腫や高血圧の程度により 6 g/日未満の範囲で調節する．水分は食事からの水分量も含めて，前日尿量＋ 500 mL 程度とする．回復にともない制限を緩和する．

4）**その他**　可能なかぎり経口または経腸栄養とし，カリウムなどの電解質に注意しながら各種電解質などの摂取量を調節する．

【慢性腎不全の食事療法】

慢性腎不全（慢性腎障害）は，慢性腎臓病（CKD）のステージ G3 ～ G5

例題

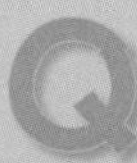

透析療法患者の栄養管理に関する記述である．正しいのはどれか．

(1) 血液透析では，たんぱく質摂取量を 0.9 ～ 1.2 g/kg 標準体重/日とする．
(2) 血液透析では，飲料水の摂取量を 50 mL/kg 標準体重/日とする．
(3) 血液透析では，カリウムの摂取量を 2500 mg/日以下にする．
(4) 腹膜透析では，腹膜吸収エネルギー分を摂取量に追加する．
(5) 腹膜透析では，リンの摂取量を 600 mg 以下とする．

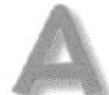

(1)

(2) 血液透析の水分摂取量は，できるだけ少なくする．
(3) 血液透析のカリウム摂取量は，2000 mg/ 日以下にする．
(4) 腹膜透析の腹膜吸収エネルギー分を摂取量から差し引く．
(5) 血液透析および腹膜透析では，リンの摂取量を「たんぱく質摂取量（g）× 15 mg」以下に制限する．

に相当する．慢性腎不全の食事療法は，腎機能低下の程度に応じたCKDの食事療法に準じる．

(6) 人工透析

血液中の老廃物除去，電解質維持，水分量維持を行う治療を人工透析という．わが国の慢性透析患者数，年別透析導入患者の主要原疾患の推移を図6.2，図6.3に示す．

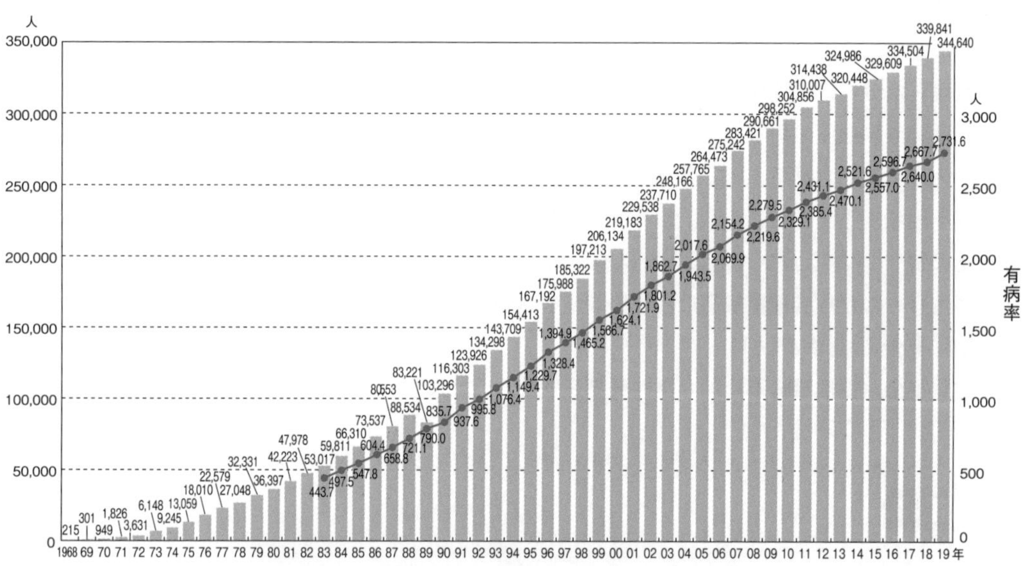

図6.2　わが国における慢性透析患者数と有病率の推移

（社）日本透析医学会統計調査委員会，わが国の慢性透析療法の現況より，2019年12月31日現在．

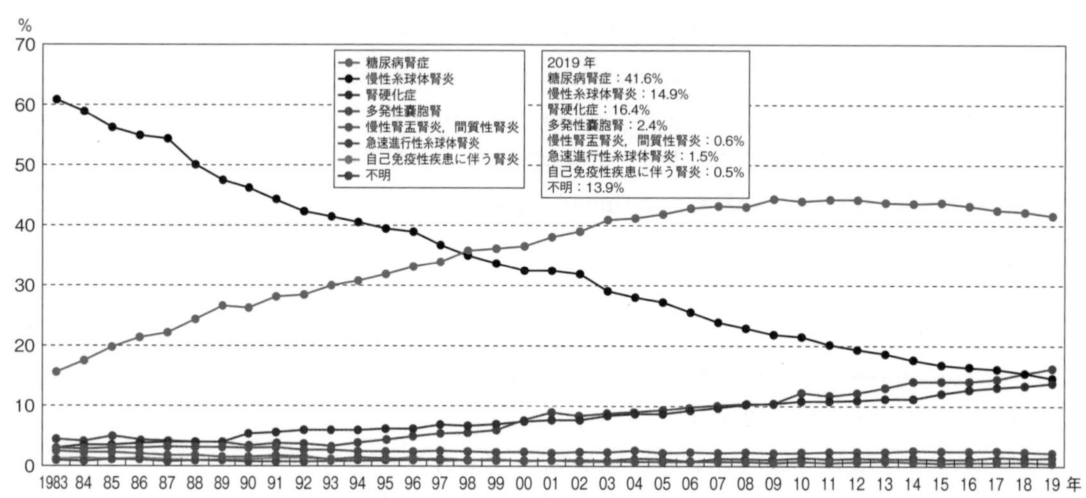

図6.3　年別透析導入患者の主要原疾患の推移

国内の糖尿病腎症による透析患者数は，1998年に透析原因のトップになり，以後も年々増加を続けている．
（社）日本透析医学会統計調査委員会，わが国の慢性透析療法の現況より，2019年12月31日現在．

① **血液透析**

血液を体外へ導出して限外ろ過と溶質除去を行う（図 6.4）．毎分 100～250 mL という血流量を得るため，維持透析患者では動脈と静脈を体表近くで交通させた内シャント（橈骨動脈と橈側皮静脈を吻合して橈側皮静脈に大量の動脈血をバイパスさせたもの）を作製し，シャント部に 2 本の針を挿入して血液を確保する．基本的に週に 3 回の透析が必要である．

② **腹膜透析**

自身の腹膜を透析膜として利用する方法である．**持続式携帯型腹膜透析**（CAPD）では，腹腔にチューブを留置し， 1 日に数回腹腔内に透析液を注入・交換することにより時間をかけて老廃物をろ過する（図 6.5）．頻繁な通院から解放され，操作による拘束時間が血液透析と比較して短いため，就業機会が増すのが利点である．また，緩徐な透析を行えるため循環器系への負荷が少ないことも有利である（表 6.9）．

ただし，腹腔に異物を留置することから，腹膜炎の発症が問題となる．また，長期にわたって施行すると，腹膜肥厚や被嚢性腹膜硬化症をおこすことがあり， 5 年以上の長期施行はすすめられない．

【透析患者の食事療法】

人工透析が行われている場合の食事療法は，血液透析・腹膜透析の別に基準が示されている（表 6.10）．血液透析・腹膜透析のいずれも適正なエネルギー量，軽度なたんぱく質制限とともに，食塩，水分，カリウム，リンの摂取量を調節する．人工透析により有害な尿毒素等が除かれるため，透析前の CKD ステージ G5 と比べ，たんぱく質制限が緩和される．

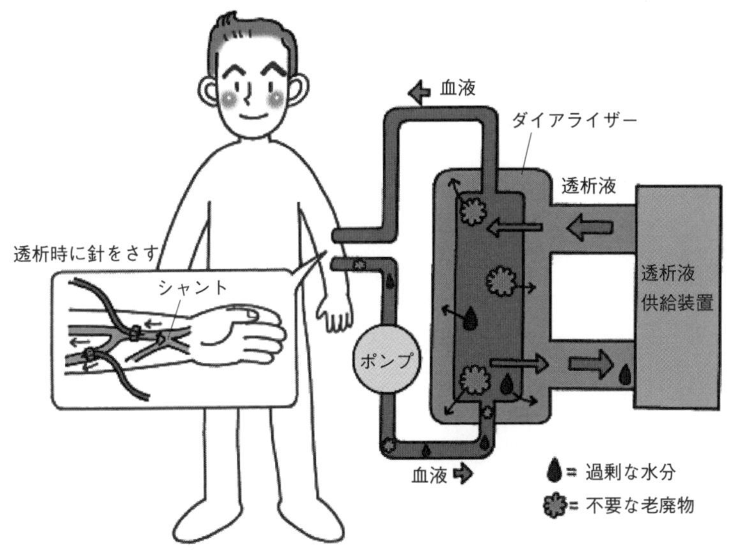

図 6.4　血液透析のしくみ

一般社団法人　全国腎臓病協議会 H.P. より．

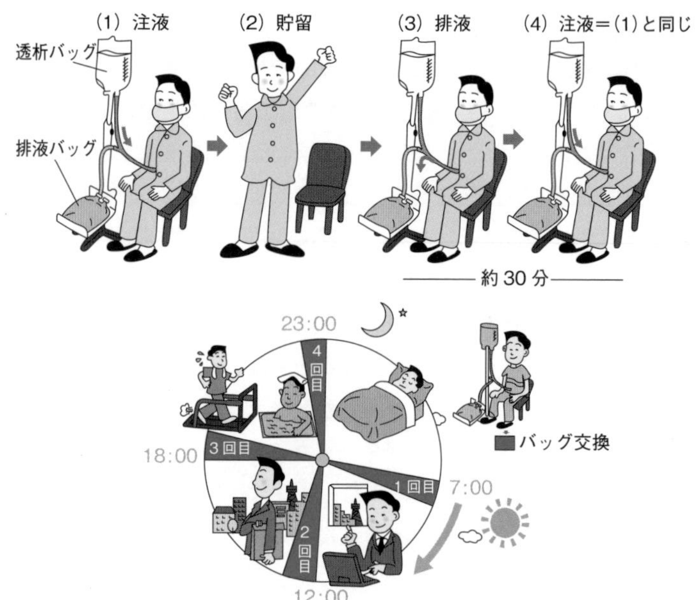

図 6.5 腹膜透析（CAPD）患者の生活例

表 6.9 血液透析（HD）と持続式携帯型腹膜透析（CAPD）の比較

項　目	HD*1	CAPD*2
食事制限	きつい	ゆるい
中分子除去能	小さい	大きい
小分子除去能	大きい	小さい
たんぱく質喪失量	小さい	大きい
血液，体液への影響	高い	低い
血糖，脂質値	影響なし	上昇しやすい

＊1 hemodialysis.
＊2 continuous ambulatory peritoneal dialysis.

表 6.10 慢性腎臓病のステージ G5D（透析療法）における食事療法基準

	エネルギー (kcal/kgBW/日)	たんぱく質 (g/kgBW/日)	食　塩 (g/日)	水　分	カリウム (mg/日)	リン (mg/日)
血液透析（週3回）	30 ～ 35*1,2	0.9 ～ 1.2*1	< 6*3	できるだけ少なく	≦ 2000	≦たんぱく質（g）× 15
腹膜透析	30 ～ 35*1,2,4	0.9 ～ 1.2*1	PD 除水量（L）× 7.5 ＋尿量（L）× 5	尿量＋ PD 除水量	制限なし*5	≦たんぱく質（g）× 15

＊1　体重は基本的に標準体重（BMI 22）を用いる．
＊2　性別，年齢，合併症，身体活動度により異なる．
＊3　尿量，身体活動度，体格，栄養状態，透析間体重増加を考慮して適宜調整する．
＊4　腹膜吸収ブドウ糖からのエネルギー分を差し引く．
＊5　高カリウム血症を認める場合には血液透析同様に制限する．
日本腎臓学会 編，慢性腎臓病に対する食事療法基準 2014 年版，日腎会誌，**56**，564（2014）より．

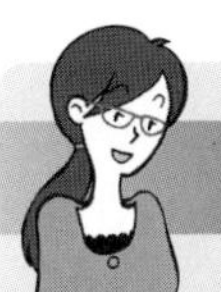

Column

腎疾患共通の食事療法の具体的なポイント

1. 腎臓への負担を減らすため，たんぱく質制限を行う．たんぱく質の量だけでなく，質にも注意を払う．

＊主菜：0.6 ～ 0.8 g/kg 標準体重/日のたんぱく質制限の場合，計算上は主菜（肉，魚）の量が1/2 程度になり，満足感や食事の質が低下する．良質のたんぱく質（肉類，魚介類，卵類，大豆および大豆製品，牛乳および乳製品）を中心に使用する．低たんぱく質食品である野菜やきのこ類，こんにゃく等を用いてかさ増しをする．野菜は大きめに切り，肉や魚は薄くするなどして表面積を大きくしたり，小さめの器に盛ったりするなどの工夫も大切である．

＊主食：主食にたんぱく質調整食品（米，麺，パン，小麦など）を活用すれば，主菜のたんぱく質は普通食と同程度とすることができる．

2. エネルギー量不足の回避

腎機能低下にともなう食事療法では，たんぱく質制限が標準であるが，その際にたんぱく質を多く含む食品の使用を控えると，エネルギー摂取量まで減少し，異化が亢進する（体たんぱく質が崩壊する）ため，炭水化物または脂質によるエネルギーの確保が重要である．

●エネルギー補給手段

- 砂糖に比べ甘くない低甘味の粉飴（でんぷんを分解したもので，マルトデキストリンを主成分とした甘みが低い糖質）を活用する．
- 中鎖脂肪酸（MCT）製品を活用する．料理には，普通の油に比べて消化吸収のよい MCT を使用した粉末の油脂（マクトンゼロパウダー）や液体の油脂（マクトンオイル）を活用する．MCT を使用した菓子やゼリー，飲み物などもある．

3. 食塩制限

体液量が増えて浮腫を悪化させないよう，食塩制限は重要である．

注意すべき食品

塩分の多い食品：漬物，梅干し，干物，佃煮，加工食品，インスタント食品，調味料など

塩分の多い料理：汁物，煮物，ラーメン，外食，中食など

なお，いわゆる減塩食品には，食塩（塩化ナトリウム）の代わりに塩化カリウムを使用している場合があり，下記のようなカリウム制限が必要とされる場合には注意が必要である．

4. カリウム制限

腎機能低下により，尿中へのカリウム排泄量が減少して高カリウム血症になりやすい．高カリウム血症になると，不整脈や心停止の危険がある．

カリウムを減らす工夫

- カリウムは，豆類，いも類，果物，海藻類に多く含まれている．水に溶けやすいため，調理前に水にさらしたり，ゆでこぼしたりすることで，カリウム含有量を 20 ～ 30％減らすことができる．
- 塩化カリウムを用いた減塩食品の使用を避ける．

5. リン制限

リンは，肉や魚などのたんぱく質，乳製品，小魚や加工食品に多く含まれている．日常の摂取量は多く，透析が行われている場合に除去することはきわめて難しい．したがって，容易に高リン血症となる．

リンを減らす工夫

- 骨ごと食べる小魚や，リンを食品添加物として使用した加工食品の摂取を控える．
- リンを制限しつつ必要な量のたんぱく質を摂取するためリン/たんぱく質比を考慮した食品を選択する（リン/たんぱく質比が低い食品を活用する）．食品中のリン/たんぱく質比が低い食品は，卵白，鶏肉（ひき肉，もも，むね肉，ささみ），牛もも肉，豚ロースなどである．一方，リン/たんぱく質比が高い食品は，牛乳，プロセスチーズ，ヨーグルト，ロースハムなどである．

1）**エネルギー**

人工透析が行われている場合のエネルギー量は，30 ～ 35 kcal/kg 標準体重 / 日が基本である．性別，年齢，合併症，身体活動度により適宜調整する．糖尿病や肥満を合併している場合には，血糖コントロールのために，適宜エネルギー量を調節する．人工透析に至るまでの期間に，たんぱく質制限や全身性炎症などの影響によりやせをきたしていることが多いため，エネルギー量不足にならないよう注意が必要である．

なお，腹膜透析が行われている場合には，腹膜透析液にグルコースが含まれているため，腹膜からグルコースが吸収されてエネルギー源となる．そのため，必要なエネルギー量からその分を引いた量を食事から摂取する．

2）**たんぱく質**

人工透析が行われている場合のたんぱく質量は，いずれの透析法でも 0.9 ～ 1.2 g/kg 標準体重/日が基本である．透析導入前のステージ G5 の間は，0.6 ～ 0.8 g/kg 標準体重/日としてきたため，透析導入時を境に，たんぱく質制限は緩和される．たんぱく質の摂取により産生される尿毒素が透析で減らせること，透析により異化が亢進することから，PEW 予防のためにたんぱく質量を透析導入前よりも増やす必要がある．このときには，動物性たんぱく質などのアミノ酸スコアの高い（良質な）たんぱく質を積極的に摂取することがすすめられる．

PEW
protein energy wasting

3）**食　塩**

人工透析導入後，時間の経過とともに尿量は減少して無尿となる．このような病態では，体内に水分（体液）が貯留する．食塩を多く摂取するとのどが渇くため，飲水量が増加し，さらに体内に水分が貯留する．毎回の透析前後に体重を計測し，透析後の体重（ドライウエイト）から次の透析前までの体重増加を 5 %以内にコントロールすることが望ましい．5 %以上の体重増加は，心臓への負担を増加させるため，生命に危険が及ぶ．

血液透析では，6 g 未満/日とする．また，腹膜透析では，腹膜透析（PD）除水量（L）× 7.5 ＋尿量（L）× 5 g/日とする．

4）**水　分**

血液透析では，体液増加による体重増加を防ぐため，水分量はできるだけ少なくする．腹膜透析では，水分量は除水量と尿量の合計（尿量＋ PD 除水量）とする．食塩の摂取と同様に，透析間の体重増加を 5 %以内にコントロールすることを目標とする．

5）**カリウム**

血液透析では 2000 mg/日以下に制限し，腹膜透析においても高カリウム血症がみられる場合には，同様に制限する．

6）**リ　ン**

高リン血症が持続すると，二次性副甲状腺機能亢進症や心血管疾患など

CKD-MBD の原因となることから，制限が必要となる．透析療法のいかんにかかわらず，たんぱく質（g）× 15 mg/ 日以下を基本とする．

7）**その他**　透析導入前のステージ G5 の厳しいたんぱく質制限から，透析導入時には大きく食事内容が変わること，その後も長期の食事療法の継続が必要であることから，引き続きサポートが必要である．人工透析は全身性の炎症などさまざまな理由で PEW を生じやすい．厳しいたんぱく質制限の継続は，栄養障害を増悪させてしまう．

練習問題

1　慢性腎臓病患者．58 歳女性，身長 160 cm，体重 62 kg，BMI 24.2 kg/m^2，標準体重 56 kg．血圧 155/95 mmHg，推算糸球体ろ過量（eGFR）35 mL/ 分 / 1.73 m^2，尿たんぱく量 0.5 g/ 日である．1 日あたりのエネルギー量とたんぱく質量の組合せで正しいのはどれか．　➜ p. 135〜p. 137 参照

（1）エネルギー 1200 kcal，たんぱく質 40 g
（2）エネルギー 1200 kcal，たんぱく質 60 g
（3）エネルギー 1600 kcal，たんぱく質 40 g
（4）エネルギー 1600 kcal，たんぱく質 80 g
（5）エネルギー 2000 kcal，たんぱく質 60 g

2　成人の治療反応性良好な微小変化型ネフローゼ症候群に関する記述である．正しいのはどれか．　➜ p. 132〜p. 133 参照

（1）エネルギー摂取量は，20 ～ 25 kcal/kg 標準体重/日とする．
（2）たんぱく質摂取量は，0.8 g/kg 標準体重/日とする．
（3）ステロイド剤使用時は，食欲低下に注意する．
（4）食塩制限はしなくてもよい．
（5）高コレステロール血症がみられるときは，脂肪エネルギー比率を 20 ～ 25 %程度とする．

7章

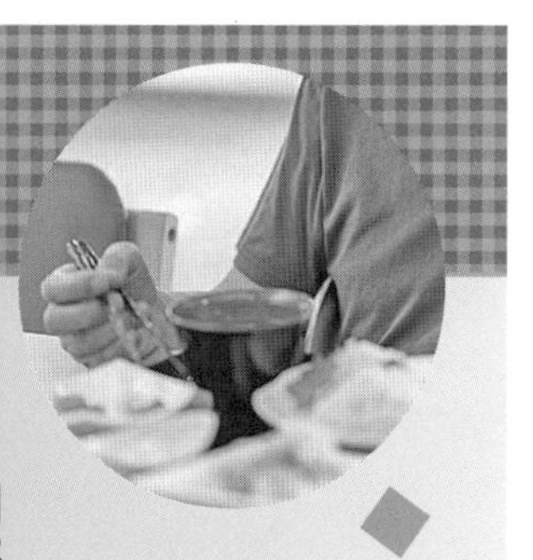

血液疾患の病態と栄養管理

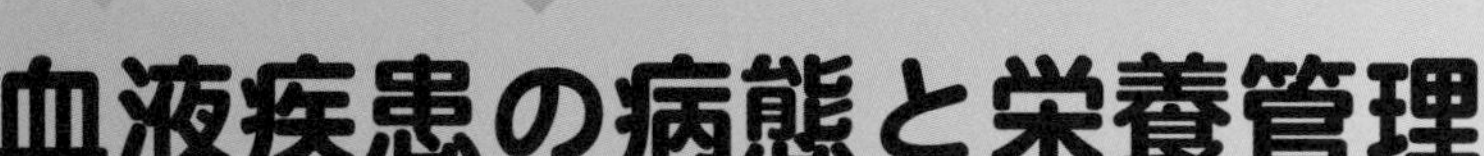

CHAPTER GUIDANCE & KEYWORD

7章で学ぶこと

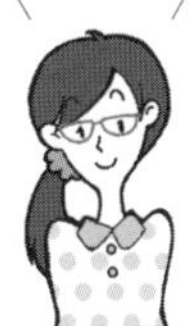

血液は体重の約7.7％を占め，そのうち，約90％は血管内を循環して，各臓器への酸素の供給と各臓器からの二酸化炭素の回収，栄養素や老廃物，ホルモンの運搬，止血など物質の運搬や生体防御の役割を担っています．栄養学に直接関連する血液の主要な疾患として，鉄欠乏性貧血や，ビタミンB_{12}や葉酸の不足によって生じる巨赤芽球性貧血があります．巨赤芽球性貧血のうち，悪性貧血は疾患の成り立ちが異なり，食事療法の対象にはなりません．

7章のキーワード

- □ 赤血球 □ 白血球 □ 血小板 □ ヘモグロビン □ 鉄欠乏性貧血
- □ 銅（Cu）□ 巨赤芽球性貧血 □ ビタミンB_{12} □ 葉酸 □ 溶血性貧血
- □ ビタミンK

1 血液の成分と機能

血液の構成成分と造血幹細胞からの分化について表7.1，図7.1に示す．

(1) 血液の構成成分

血液は体重の約7.7％（体重の約1/13），成人で約4～5Lである．約90％が血管内を循環しており，約10％は肝臓や脾臓内に停滞している．血液の循環速度は，心拍出量3～4L/分であることから，約1分で全身を回ってくる計算になる．

血液 ＝ 細胞成分（血液細胞）＋ 液体成分（血漿 ＝ 血清 ＋ フィブリノーゲン）

表 7.1　血液の成分と機能

成分		特徴	直径 (μm)	数（個 /mm^3）	生成場所	破壊場所	寿命	おもな はたらき	割合
有形成分	赤血球	円板形 無核	6 ～ 9	男 500 万 女 450 万	骨髄（胎児では肝臓・脾臓）	肝臓・脾臓・骨髄	120 日	酸素の運搬	
	白血球	アメーバ運動 有核	6 ～ 20	6000 ～ 8000	骨髄・脾臓・リンパ節	脾臓・骨髄	10 ～ 20 日	食作用 感染予防	45%
	血小板	無核	2 ～ 3	15 万～ 35 万	骨髄	脾臓	4 ～ 5 日	血液の凝固作用	
液体成分	血漿	水（約 90%），タンパク質*（約 7 %），無機塩類（約 0.9%），その他有機物（グルコース，脂質，ホルモンなど）からなる						物質運搬 感染防御	55%

ヒトの血液総量は体重の 7.7%（1/13）．白血球は血液中の呼吸色素（ヘモグロビン）をもたない細胞の総称．
*アルブミン 4 %，グロブリン 2.6%，フィブリノーゲン 0.4%．

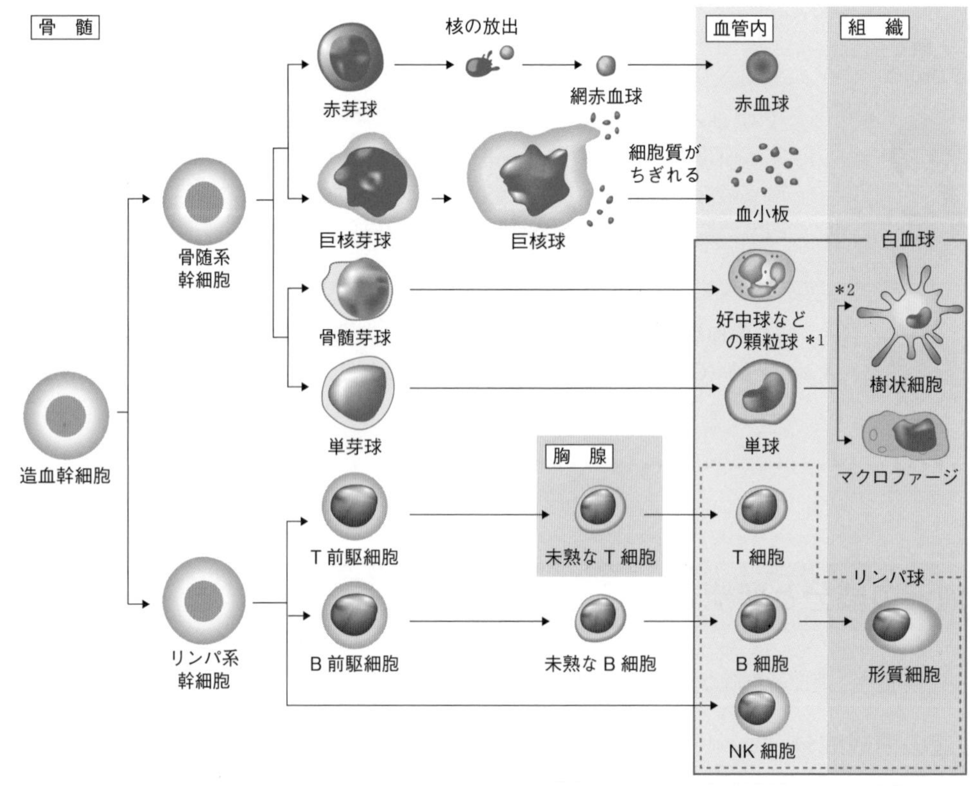

図 7.1　血液の構成成分

*1　好中球，好酸球，好塩基球，*2　樹状細胞は，リンパ系幹細胞などからも分化するとされる．
『ニューステージ新訂生物図表』，浜島書店（2019）より．

(2) 血液の役割

血液のおもな役割は，物質の運搬と生体防御である．

1．酸素の供給と二酸化炭素の回収：赤血球，血漿

2．栄養素を運ぶ　：血漿
3．老廃物を運ぶ　：血漿
4．ホルモンを運ぶ　：血漿
5．熱を運ぶ（体温の調節）　：血液（血球＋血漿）
6．出血を止める　：血小板，凝固因子
7．病原体などの処理　：白血球，リンパ球，抗体など

貧血の種類

小球性低色素性貧血：MCV ≦ 80，MCH ≦ 27

正球性正色素性貧血：MCV ＝ 81 ～ 100，MCH ＝ 28 ～ 32

大球性正色素性貧血：MCV ≧ 101，MCH ≧ 33

2 赤血球の異常

貧血とは，赤血球あるいはヘモグロビンの減少によって引きおこされる組織の酸素欠乏状態である．症状は，皮膚・粘膜の蒼白，動悸，息切れ，頻脈，頭痛，耳鳴り，めまい，失神などである．

貧血は，その成因から次のように分類される．

赤血球の大きさ　：小球性，正球性，大球性
ヘモグロビン濃度：低色素性，正色素性，高色素性
原　因　：産生障害によるもの，赤血球損失によるもの

(1) 鉄欠乏性貧血（小球性低色素性貧血）

鉄摂取不足，鉄吸収不全（胃上部小腸の切除など），慢性出血による鉄欠乏，供給以上の鉄需要の増大（妊娠時）により，ヘモグロビン合成に必要な鉄（Fe）が不足することによりおこる貧血であり，貧血のなかで最も多い．

【鉄欠乏性貧血の食事療法】

鉄欠乏性貧血は，貯蔵鉄が減少することにより，赤血球中のヘモグロビンが減少している疾患（小球性低色素性貧血）である．

食事から吸収される鉄の量は，消化管の鉄吸収能のほか，赤血球産生能，貯蔵鉄量，食事中の鉄の量と質，鉄吸収促進・阻害物質の有無などに左右される．健常成人の鉄吸収率は 8 ～ 10%程度であるが，状況によって 1 ～ 50%まで変動する．なお，鉄欠乏が長期間続くと，体内への鉄吸収率は高くなる．

基本：からだに必要なエネルギーを摂取すると同時に，鉄そのものやたんぱく質，銅，鉄の吸収を促進するビタミンCの十分な摂取が必要である．治療としての鉄の摂取基準は存在しないないため，日本人の食事摂取基準（2020 年版）を参照する．鉄は推奨量以上の摂取を目指す．

食品中の鉄の特徴と食事内容：おもな食物中の鉄含有量を表 7.2 に，また，食品別の鉄吸収率を表 7.3 に示した．

同じ鉄でも，ヘム鉄のほうが吸収率が高い．動物性食品〔肉や赤身の魚，

レベルアップへの豆知識

鉄欠乏性貧血の診断基準

鉄欠乏性貧血において，非ヘム鉄はヘム鉄に比べて吸収率は低いがビタミンCと同時に摂取することにより吸収率が高くなる．平均赤血球指数による貧血の分類をみると，平均赤血球容積（MCV）および平均赤血球ヘモグロビン濃度（MCHC）が鉄芽球性貧血と同様に低下する小球性低色素性貧血を示す．血清フェリチン濃度は鉄の貯蔵状態を表すマーカーなので鉄欠乏性貧血では低下する．鉄結合能はトランスフェリンと結合できる鉄の量をいう．鉄欠乏性貧血では血清鉄濃度は低下するが不飽和鉄結合能（UIBC）および総鉄結合能（TIBC）は増加する．これは鉄欠乏性貧血の特徴の一つである．

表 7.2　おもな食物中の鉄含有量

食品名	食品 100 g 中含有量（mg）	常用量（g）	常用量中含有量（mg）	食品名	食品 100 g 中含有量（mg）	常用量（g）	常用量中含有量（mg）
あさり水煮缶	30.0	30	9.0	ふだんそう，生（下段は茹で）	3.6 (2.1)	70 (70)	2.5 (1.5)
豚レバー	13.0	60	7.8	小松菜，生	2.8	70	2.0
鶏レバー	9.0	60	5.4	水菜，生	2.1	70	1.5
牛レバー	4.0	60	2.4	豆乳	1.2	150	1.8
牛ヒレ肉	2.5	80	2.0	納豆	3.3	50	1.7
かつお	1.9	80	1.5	そば，ゆで	0.8	200	1.6
ごまさば	1.6	80	1.3	凍り豆腐	7.5	20	1.5
まいわし	2.1	60	1.3	生揚げ	2.6	50	1.3
さんま	1.4	80	1.1	アーモンド	3.6	10	0.4
鶏卵	1.5	50	0.8	黒砂糖	4.7	5	0.2

資料：日本食品標準成分表 2020 年版（八訂）および本田佳子ほか 編，『イラストレイテッド臨床栄養学疾患別編 改訂第 2 版』，羊土社（2016）より作成．

表 7.3　食品別の鉄吸収率

食　品	吸収率
豚レバー	13 %
牛レバー	13 %
まいわし	11 %
獣鳥肉	23 %
魚肉	8 %
野菜	1 ～ 4 %
ほうれん草	1 %

日本鉄バイオサイエンス学会 編，『錠剤の適正使用による貧血治療指針 改定第 2 版』，響文社（2019）より．

内臓（レバーなど）〕に多く含まれるヘム鉄の吸収率は 10 ～ 30%である．一方，植物性食品（野菜や穀物など）に多く含まれる非ヘム鉄の吸収率は 1 ～ 8 %である．

鉄の吸収には，同時に摂取する食事中に含まれる物質が影響することが知られている．ビタミン C には，その還元力により，3 価の鉄イオン（非ヘム鉄）を 2 価の鉄イオン（吸収されやすい）に変換する作用がある．食事にビタミン C を多く含むいも類や野菜，果物を取り入れ，鉄吸収率のアップを促す．また，胃液にも，3 価の鉄イオンを 2 価の鉄イオンに変換する作用があるため，酢や香辛料，柑橘類などを適宜使い，よく咀しゃくして，胃液の分泌を促すことも効果的である．動物性たんぱく質にも，鉄の吸収を助ける作用がある．

ワンポイント

総鉄結合能，不飽和鉄結合能

循環血液中では，2 価鉄は酸化されて 3 価鉄となり，3 価鉄はトランスフェリン（鉄輸送たんぱく質）と結合して各臓器に運ばれる．健常人では，トランスフェリンの約 1/3 は鉄と結合し，約 2/3 は鉄と未結合のトランスフェリンとして存在する．また，トランスフェリンと結合していない鉄はフェリチンとして貯蔵されている（貯蔵鉄）．トランスフェリンと鉄が結合しているもの，すなわち血液中に流れている鉄の量を血清鉄という．鉄と結合していないトランスフェリンの量，すなわち，あとどれくらい鉄と結合可能なトランスフェリンが余っているか（鉄と結合しうるトランスフェリンの量）を不飽和鉄結合能（UIBC）という．

反面，緑茶やコーヒー，紅茶などに含まれるタンニンには，消化管において鉄と結合し，吸収を妨げる作用があるため，鉄欠乏性貧血である場合には，食事中はもちろん食前食後には，渋い緑茶やコーヒー，紅茶の飲用を控えることが望ましい．また，穀類（玄米など）や豆類に含まれるフィチン酸，食物繊維も鉄の吸収を妨げるため，鉄吸収を促したい場合には，必要以上の摂取に注意が必要である．

なお，薬物療法として鉄剤を服用する場合は，鉄剤には十分な量の鉄（例：100 〜 200 mg）が含まれていることや，鉄欠乏性貧血になると健康なときよりも腸管からの鉄の吸収がよくなることから，鉄剤をお茶で飲んでも大きな問題はないとされている．

そのほか，ヘモグロビンの合成に必要な銅，ヘムの合成（ヘモグロビンの鉄含有成分）にかかわるビタミン B_6 も，貧血にかかわりのある栄養素であり，十分摂取することが必要である．

(2) 巨赤芽球性貧血（大球性高色素性貧血）*

＊ MCV，MCH で判定すると高色素性だが，MCHC で判定すると正色素性を示す．したがって最近では，一般的に大球性正色素性貧血に分類されるようになりつつある．

巨赤芽球性貧血には，ビタミン B_{12} 欠乏性貧血と葉酸欠乏性貧血がある．

例題

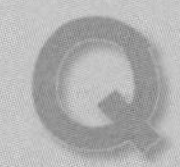

鉄欠乏性貧血に関する記述である．誤っているのはどれか．

(1) 妊娠時にみられる貧血の多くは鉄欠乏性貧血であり，妊娠月数が進むにしたがって貧血は進む傾向がある．
(2) 血清鉄が著しく減少し，不飽和鉄結合能および総鉄結合能が低下するので診断は容易である．
(3) 鉄の吸収率は動物性食品のほうが植物性食品よりも高いため，肉，肝臓などを多くする．
(4) 鉄剤を内服する際には，緑茶・コーヒーなどの飲用を避けなくてもよい．
(5) 鉄の吸収を促進するためには，香辛料などを適当に使用して胃液の分泌を促すのもよい．

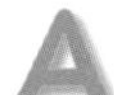

(2)

(1) そのとおりである．
(2) 不飽和鉄結合能および総鉄結合能は代償作用として高値を示す．
(3) 正しい．
(4) 鉄剤には十分な量の鉄が含まれていることなどから，鉄剤をお茶で飲んでも体内への鉄吸収に大きな問題はない．
(5) 鉄の多くは胃の塩酸で Fe^{2+} に還元され，ついで腸で腸管上皮内の還元酵素やビタミン C によっても還元（Fe^{2+}）され，水溶性になって小腸上部から吸収される．

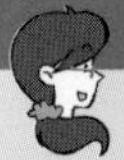

レベルアップへの豆知識

巨赤芽球性貧血

胃全摘術後にみられる巨赤芽球性貧血はキャッスル内因子の欠乏によるビタミン B_{12} の吸収障害によるものとされている．しかし，胃全摘出患者に巨赤芽球性貧血がおこらない症例も報告され，ビタミン B_{12} の吸収経路がほかにあるのではないかと考えられている．

ビタミン B_{12} 欠乏による巨赤芽球性貧血は手指・足指のしびれ，振動覚・位置覚の低下などの神経症状がみられるが，葉酸欠乏による巨赤芽球性貧血に神経症状はみられない．ビタミン B_{12} の体内貯蔵は比較的多く，胃全摘術後，巨赤芽球性貧血が出現するのは5年後以降が多い．

ワンポイント

キャッスル内因子

胃腺の壁細胞から分泌される糖タンパクでビタミン B_{12} と結合し，吸収にかかわる．

HbS

hemogbin S. ヘモグロビン S.

骨髄での無効造血（正常な赤血球が造られない）によりおこる貧血である．赤血球が未熟で大きく（巨赤芽球），壊れやすいため，貧血をきたす．

巨赤芽球性貧血のなかで，自己免疫が関与する胃粘膜の萎縮による内因子不全を原因とするものを悪性貧血とよぶ．貧血症状，消化器症状，神経症状がみられ，放置すると数年で死に至るが，ビタミン B_{12} の補充療法により予後が改善される．

【巨赤芽球性貧血の食事療法】

巨赤芽球性貧血は，ビタミン B_{12} 欠乏によるものと，葉酸欠乏によるものに大別される．さらに，ビタミン B_{12} 欠乏によるものは，胃全摘出により内因子の分泌が欠如してビタミン B_{12} が吸収できないものと，自己免疫の関与により胃粘膜が萎縮して内因子の分泌が欠如することによりビタミン B_{12} が吸収できないもの（悪性貧血）に分けられる．一方，葉酸欠乏によるものは，アルコール中毒や特別な場合（吸収障害をともなう消化管疾患や極端な偏食）を除いておこりにくい．

食事療法においては，両ビタミンとも，食事摂取基準の推奨量以上の摂取を目指す．食事療法のみで改善することもあるが，内因子の欠如がある場合には，ビタミン B_{12} を経口摂取しても吸収されないため，ビタミン B_{12} の筋肉注射を行う．一方，葉酸については，経口摂取を行う．

(3) 再生不良性貧血（正球性正色素性貧血）

骨髄の脂肪化のため，全能性造血幹細胞が減少し，赤血球が造られなくなる正球性正色素性貧血とともに，白血球減少，血小板減少も生じる．

治療には骨髄移植が必要である．

(4) 溶血性貧血

先天性と後天性（免疫性）のものがある．先天性溶血性貧血は，ヘモグロビン異常（鎌状赤血球貧血，サラセミア）である．鎌状赤血球貧血は，グロビン鎖のなかのβ鎖のN末端から6番目のグルタミン酸がバリンに置換されたHbSがゲル化して，鎌状赤血球となるため，慢性溶血および血流障害，貧血を引きおこす．サラセミアは，グロビン鎖の合成不均衡によりおこる小球性低色素性貧血である．

免疫性溶血性貧血には，自己免疫性，不適合輸血，Rh式血液型不適合胎児がある．

(5) 赤血球増加症

赤血球数増加による血液粘性の上昇のため，血管内凝固や梗塞の危険性が増している病態である．

i）相対的増加：脱水などによる液性成分の減少

ii）生理的増加：低酸素状態の継続（高地への長期滞在など）
iii）病的増加　：肺疾患などで骨髄の低酸素が続いた場合
iv）原因不明の骨髄性の赤血球数増加

3 白血球の異常

(1) 白血病（白血球数の増加）

白血病とは，骨髄における白血球系細胞の腫瘍性増殖である．無制限に異常な白血球（白血球としての機能が不十分）が増殖する．

i）急性白血病：未分化な白血球細胞が急激に増加している．
ii）慢性白血病：分化した白血球細胞が徐々に増加している．

治療は，白血球細胞の腫瘍性増殖を阻害するための化学療法や，骨髄移植である．

分　化
私たちの身体を構成する37兆～60兆個ともいわれる細胞は，もとをたどれば受精した1個の卵細胞（受精卵）に由来する．これらの細胞は増殖をしていく間に，受精卵とは異なる性質をもついろいろな細胞群に変化している．これを分化という．

(2) 顆粒球減少症（白血球数の減少）

薬剤（化学療法剤），放射線，白血病などによる，骨髄における白血球産生の低下（正常にはたらく白血球の減少）である．易感染性（感染症への罹患）が問題となる．

4 血小板と凝固系の異常

(1) 血小板減少症

薬剤，放射線障害，白血病などによる骨髄における血小板の産生低下，または血液中を流れる血小板の凝集や破壊増加により，次の病態を生じる．

i）播種性（はしゅせい）血管内凝固症候群（DIC）：激しいショック，敗血症，重症外傷，悪性腫瘍の全身転移などにより，血管内で血液凝固がおこり（血小板が消費されて）出血傾向をきたす．
ii）自己免疫性血小板減少性紫斑病：血小板に対する自己免疫抗体ができ，血小板が破壊されて出血傾向をきたす．紫斑がみられるのが特徴．

DIC
disseminated intravascular coagulation

(2) ビタミンK欠乏症

肝臓で血液凝固因子が合成されるためには，ビタミンKが必要である．ビタミンKが欠乏すると血液凝固因子が欠乏し，出血傾向をきたす．ビタミンKは，腸内細菌により合成されるため，消化管における吸収障害（脂溶性なので胆汁酸が必要）が原因となる．

(3) 遺伝性凝固因子欠損

ⅰ）血友病 A：第Ⅷ因子の欠損（伴性劣勢遺伝）

ⅱ）血友病 B：第Ⅸ因子の欠損（伴性劣勢遺伝）

ⅲ）フォン・ウィルブランド病：フォン・ウィルブランド因子の欠乏による第Ⅷ因子の欠乏

練習問題

➜ p. 149〜p. 151 参照

1 鉄欠乏性貧血に関する記述である．正しいのはどれか．

(1) 正球性正色素性貧血を示す．

(2) 非ヘム鉄よりも吸収率が高いヘム鉄は，植物性食品に多く含まれる．

(3) 非ヘム鉄の体内への吸収を高めるために，ビタミン A の同時摂取を促す．

(4) 緑茶やコーヒーなどに含まれるタンニンは，鉄の体内への吸収を促進する．

(5) 総鉄結合能は上昇する．

➜ p. 152 参照

2 巨赤芽球性貧血に関する記述である．正しいのはどれか．

(1) 小球性性低色素性貧血を示す．

(2) 鉄欠乏によっておこる．

(3) 内因子欠乏による貧血では，ビタミン B_{12} の吸収障害がある．

(4) 悪性貧血では，葉酸を多く含む食品を積極的に摂取する．

8章

呼吸器疾患の病態と栄養管理

CHAPTER GUIDANCE & KEYWORD

8章で学ぶこと

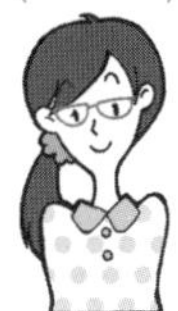

呼吸器はATPの合成に必要な酸素を体内に取り込む重要な器官です．細胞へのエネルギー供給源となるATPを合成するには酸素が必要です．呼吸器疾患が悪化すると，酸素が取り込めずATPの合成ができなくなり，最悪の場合，死にいたります．肺炎は日本人の死因の代表的な疾患です．なかでも誤嚥性肺炎は，高齢者や寝たきりの人に多い予後不良の疾患です．呼吸器疾患をもつ患者さんは慢性閉塞性肺疾患（COPD）に代表されるように，栄養状態もよくありません．生命維持に不可欠な呼吸器の構造と疾患を理解することは，栄養士にとって大切です．

8章のキーワード

□ 肺胞　□ 上気道　□ 下気道　□ 嚥下反射　□ ガス交換
□ 動脈血 O_2 濃度　□ 動脈血 CO_2 濃度　□ 動脈血酸素飽和度
□ パルスオキシメータ　□ 1秒率　□ 閉塞性換気障害　□ %肺活量
□ 拘束性換気障害　□ 市中肺炎　□ 院内肺炎　□ 医療介護関連肺炎
□ 誤嚥性肺炎　□ 気管支喘息　□ アレルゲン　□ Ⅰ型アレルギー
□ IgE抗体　□ 慢性閉塞性肺疾患（COPD）　□ 気流閉塞　□ 喫煙
□ エネルギー消費量　□ 体格指数（BMI）　□ 禁煙
□ 高エネルギー・高たんぱく食　□ 呼吸商

1 呼吸器の構造と機能

（1）呼吸器系の構造

呼吸器は，空気の通り道である**気道**とガス交換を行う**肺胞**からなる．気道には，**上気道**と**下気道**がある．

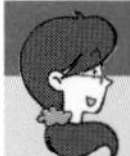

ワンポイント

化学受容器

化学受容器には，延髄に存在する中枢化学受容器と，頸動脈と大動脈に存在する末梢化学受容器がある．化学受容器は，O_2などの化学物質の濃度を感知して，その情報を呼吸中枢に送る．

レベルアップへの豆知識

動脈血ガス分析とパルスオキシメータ

動脈血ガス分析では，動脈血中のO_2濃度とCO_2濃度が測定できる．気体の濃度は分圧で示され，動脈血O_2分圧とは動脈血中に溶けているO_2の濃度のことである．肺のガス交換ではO_2を体内に取り込みCO_2を体外に排出するため，呼吸状態が悪化すると，動脈血O_2分圧は低下し動脈血CO_2分圧は上昇する．動脈血O_2分圧≦60 mmHgを呼吸不全という．換気障害があると動脈血O_2分圧の低下に加えて動脈血CO_2分圧が上昇する．パルスオキシメータでは，経皮的に動脈血O_2飽和度を測定できる．動脈血O_2飽和度とは，動脈血中のヘモグロビンO_2飽和度のことで，動脈血中のヘモグロビンに何%のO_2が結合しているかを示している．動脈血O_2飽和度と動脈血O_2分圧の関係は，S字カーブのO_2解離曲線で示され，正の相関関係にある．動脈血O_2分圧＝60 mmHgは動脈血O_2飽和度＝90%に相当するため，動脈血O_2飽和度≦90%は動脈血O_2分圧≦60 mmHgと同じで呼吸不全であることを意味する．呼吸不全では酸素投与が必要となるが，パルスオキシメータによって動脈血O_2飽和度を測定すれば，動脈採血なしに簡便に酸素投与の必要性が判断できる．新型コロナウイルス感染症では，呼吸不全の早期発見のために，パルスオキシメータが使用された．

上気道は，上から鼻腔，咽頭，喉頭で構成される．咽頭は，空気と食物の共通路である．嚥下時には，**嚥下反射**によって喉頭蓋が気管を塞ぎ誤嚥を防ぐ．下気道は，上から**気管**，**気管支**で構成される．右主気管支は左主気管支よりも太くて短く，傾斜が急なため，誤嚥による異物が入りやすい．気管支は，枝分かれを繰り返して徐々に細くなり肺胞に至る．気道の周囲には，気道の骨組みとなる軟骨と，気道の太さを調整する平滑筋がある．肺は，無数の**肺胞**が集まって構成される．右肺は上葉，中葉，下葉の3つに分かれ，左肺は上葉と下葉の2つに分かれている．心臓が左側に張りだしているため，左肺は右肺よりも小さい．

(2) 呼吸器系の機能

呼吸運動にともない，肺に入る空気を吸気，肺からでる空気を呼気という．横隔膜は呼吸筋の一つで，収縮すると胸腔が拡大し，吸気が発生する．**ガス交換**とは，呼吸によって酸素（O_2）と二酸化炭素（CO_2）が交換されることである．肺におけるガス交換を外呼吸，末梢組織におけるガス交換を内呼吸という．外呼吸によって，O_2は肺胞から血液に，CO_2は血液から肺胞に移動する．内呼吸によってO_2は血液から組織へ，CO_2は組織から血液へ移動する．血中のO_2は赤血球中のヘモグロビンと結合して運ばれる．CO_2の90%は重炭酸イオン（HCO_3^-）として血しょう中に溶解して運ばれる．呼吸運動の調節は，脳幹の延髄にある呼吸中枢によって行われる．呼吸中枢は，O_2濃度とCO_2濃度を感知する化学受容器からの情報を得て，呼吸筋の動きを調節する．

(3) 呼吸状態の評価

呼吸状態は，動脈血ガス分析，**パルスオキシメータ**，スパイロメータ等で評価する．

動脈血ガス分析では，動脈血液中のO_2濃度とCO_2濃度，pHなどが測定できる．呼吸状態が悪化すると，動脈血中のO_2濃度が低下し，換気障害があるとCO_2濃度が上昇する．パルスオキシメータを用いると（指先にセンサーを装着），爪や皮膚を通して動脈血の酸素飽和度が測定できる．患者に負担なく，誰でも簡便に使用できる．呼吸状態が悪化すると酸素飽和度が低下する．

スパイロメータは，吸気や呼気の量を測定する肺活量計で，**%肺活量**と**1秒率**を測定できる．%肺活量は，肺の伸展性の低下で減少する．1秒率は，気道の狭窄で減少する．%肺活量が80%未満を**拘束性換気障害**，1秒率が70%未満を閉塞性換気障害といい，両方ある場合を**混合性換気障害**という．

(4) 呼吸器疾患の食事療法

これまで呼吸器疾患の栄養ケアは積極的に行われてこなかった．2016年の診療報酬の改定により，1）がん患者，2）摂取機能もしくは嚥下機能が低下した患者，3）低栄養状態にある患者，に対する食事指導料が算定できるようになった．

2 肺　炎

(1) 疾患の概略と定義

肺炎とは，感染症によって肺実質に急性に炎症をおこした疾患である．

(2) 病　態

肺炎は65歳以上の高齢者に多く，日本人の死因の上位の疾患である．発症する場所によって，**市中肺炎**，**院内肺炎**，**医療介護関連肺炎**に分けられる．市中肺炎は基礎疾患のない，あるいは軽微な人におきる肺炎で，病院外で発症する肺炎をいう．市中肺炎の原因菌は，肺炎球菌やマイコプラズマなど，多くは薬剤非耐性菌である．院内肺炎は入院後48時間以上経過してから新しく発症した肺炎で，入院時にすでに感染していたものは除かれる．院内肺炎は，なんらかの基礎疾患のある人におきる．院内肺炎の原因菌は，メチシリン耐性黄色ブドウ球菌などの薬剤耐性菌が多い．医療介護関連肺炎は，介護施設や療養型病院に入所していて，介護を必要とする人に発症する肺炎である．医療介護関連肺炎では，**誤嚥性肺炎**が多い．誤嚥性肺炎は，老衰や脳血管障害，認知症などの寝たきり状態の人に多い．嚥下反射が低下して，口腔内常在菌を**不顕性誤嚥**して肺炎をおこす．誤嚥性肺炎は，難治性で何度も繰り返す例が多い．

(3) 症状・検査

肺炎の症状は，咳嗽(がいそう)，喀痰(かくたん)，呼吸困難などの呼吸器症状と，発熱，倦怠(けんたい)感，食欲低下などの感染症としての全身症状がある．血液検査では**炎症反応**がみられる．胸部X線検査では浸潤影が認められる．喀痰検査などの細菌学的検査で原因菌を同定する．呼吸状態が悪い患者では，動脈血の酸素濃度や酸素飽和度が低下する．肺炎の診断は，症状や検査などにより総合的に行う．

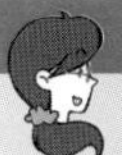

レベルアップへの豆知識

%肺活量と1秒率

%肺活量と1秒率は，スパイロメータで測定される．%肺活量は予測値の肺活量に対する%で，肺の伸展性の低下で減少する．1秒率は1秒量の努力肺活量に対する%で，気道の狭窄で減少する．努力肺活量は，最大限の呼気量で，最大の吸息位から最大の速度で吐いて得られる最大限の呼気量である．いいかえれば，思いっきり吸って思いっきり吐いて，すべて吐き切ったときの呼気量である．1秒量は，このとき最初の1秒間に呼出される空気の量のことである．1秒率＝1秒量 / 努力肺活量×100(%) で求められる．

ワンポイント

誤　嚥

空気以外の飲食物などの異物が気管から気道に入ることを誤嚥という．

ワンポイント

肺実質

肺には実質と間質がある．肺胞の内側を実質といい，肺胞と肺胞の間を間質という．いわゆる肺炎は肺胞の内側に炎症をおこす疾患で，肺胞と肺胞の間に炎症をおこす疾患は，間質性肺炎といい，肺炎とは区別される．

ワンポイント

不顕性誤嚥

意識しないで知らないうちに誤嚥することを不顕性誤嚥という．寝ている間に生じることが多い．一方，顕性誤嚥は目にみえる明らかな誤嚥で，誤嚥したときにむせたり咳き込んだりするものをいう．

(4) 治　療

肺炎の治療には，抗菌薬の投与を行う．抗菌薬は，原因菌に感受性のあるものを選択する．抗菌薬の感受性は，細菌学的検査によって評価する．感受性のない抗菌薬の使用や，感受性があっても長期の抗菌薬の投与は，薬剤耐性菌をつくる原因となるため避けなければならない．

【肺炎の食事療法】

肺炎の食事療法の対象は，おもに誤嚥性肺炎である．誤嚥性肺炎は予防が大切で，嚥下訓練，ギャッチアップの体位（体を 30 度に起こした体位），口腔ケアが有用である．誤嚥性肺炎は口腔内常在菌によって引きおこされるため，**口腔ケア**は重要である．口腔ケアによって，口腔内の細菌の質や量を改善できる．肺炎が落ち着いたら，嚥下障害テストによって，誤嚥の有無を評価する．嚥下障害は，高齢者，認知症，脳血管障害などをもつ患者に多い．食事を開始する際には，ペースト状やムース状にする，トロミをつけるなど誤嚥をおこしにくい調理の工夫をする．また，エネルギー量の高い食材を選択する．これらの食事は，嚥下困難食，きざみ食，ミキサー食，ゼリー食などとよばれ，多くの病院で工夫されている．誤嚥性肺炎を繰り返し経口摂取が困難な場合，**経鼻**や**胃瘻**による**経管栄養管理**が行われる場合がある．

3 気管支喘息

(1) 疾患の概略と定義

気管支喘息（以下，**喘息**という）は，気道の慢性炎症により可逆性の気道狭窄が生じる疾患である．

(2) 原因・病態

喘息の慢性炎症はおもに**好酸球**の炎症細胞浸潤によって生じる．狭窄の程度は変動し，病態はよくなったり悪くなったりする．急激に悪くなった病態が，喘息発作である．喘息の原因はさまざまで，遺伝的要因と環境的要因がある．**アトピー型**の原因および病態（表 8.1）は**Ⅰ型アレルギー**であるが，非アトピー型の原因および病態には不明な部分が多い．喘息の代表的な原因物質（**アレルゲン**）には，チリダニ，ペット，カビ，花粉などがある．

ワンポイント

細菌学的検査

病原性のある細菌を同定する検査で，喀痰塗抹検査や喀痰培養検査に代表される．尿を用いて細菌の抗原を同定する検査や，細菌の DNA を検出する PCR 検査など，近年多種多様な検査が実用化され進歩が著しい．

ワンポイント

メチシリン耐性黄色ブドウ球菌

薬剤耐性菌の代表で，メチシリンという抗菌薬が効かない細菌．英名 *Methicillin–resistant Staphylococcus aureus* の頭文字をとって MRSA とよばれる．

ワンポイント

浸潤影

胸部 X 線検査でみられる X 線透過性が低い部分で，浸出液を反映して白い影として描出される．

ワンポイント

抗菌薬

抗菌薬には，カビなどの微生物からつくられる抗生物質と，人工的に化学合成されたものがある．抗生物質の代表としてペニシリンがある．

ワンポイント

口腔ケア

歯みがきができる患者では，歯みがき，ポピドンヨードやお茶でのうがい，義歯の手入れを指導する．歯みがきができない患者では，介護者により口腔内清拭を行う．

ワンポイント

嚥下障害テスト

誤嚥の有無を評価するテスト．反復唾液嚥下テストや水飲みテストなどがある．誤嚥がないことを確認してから経口摂取を再開することが望ましい．

表 8.1　喘息の病型

	アトピー型	非アトピー型
病　態	IgE 依存型，外因型	IgE 非依存型，内因型
アレルゲン特異的 IgE	あり（チリダニが多い）	なし
年　齢	小児期発症が多い	成人発症が多い

(3) 症状・検査

喘息の症状は，発作性の呼吸困難，喘鳴，咳嗽であり，夜間や早朝に出現しやすい．発作時には閉塞性換気障害が認められる．また，アトピー型では **IgE 抗体**が検出される．

(4) 治　療

喘息の治療は，気道炎症を抑える吸入ステロイド薬を中心とした薬物治療である．

【気管支喘息の食事療法】

食物アレルギーがある場合には，原因となる食品を摂取しない．アルコール摂取により喘息発作が生じる場合には，飲酒やアルコール含有飲食物を摂取しない．

4 慢性閉塞性肺疾患（COPD）

(1) 疾患の概略と定義

慢性閉塞性肺疾患（chronic obstructive pulmonary disease，**COPD**）は，有害物質の吸入によって肺や気道が傷害され，非可逆性の閉塞性換気障害をおこしている疾患である．

(2) 原因および病態

本邦における COPD のほとんどは長期の**喫煙**が原因である．喫煙の継続により，ゆっくりと進行性に悪化する．禁煙しても一度破壊された肺はもとには戻らないが，禁煙により進行は止まる．人によってたばこの煙に対する感受性に差があり，喫煙しても発症しない人もいる．喫煙率は女性より男性が高いため，COPD は女性よりも男性に多い．また，長期の喫煙の末に発症するため，高齢者に多い．

中枢気道では粘液腺が肥大し，気道分泌物が増えるため痰が多くなる．末梢気道では変形と狭窄が生じ，**気流閉塞**がおこる．肺胞では壁が非可逆

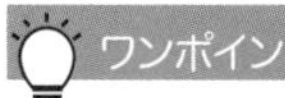

胃瘻

経腸栄養剤を注入する腹壁と胃の間のチューブ．多くは内視鏡の手術でつくられる．

ワンポイント

I 型アレルギー

アレルギー反応の分類の 1 つ．I 型は即時型といわれ，気管支喘息や花粉症，アレルギー性鼻炎，食物アレルギー，アトピー性皮膚炎など多くのアレルギーが I 型アレルギーである．アレルギーの分類はおもに 4 つあり，II 型は細胞障害型，III 型は免疫複合型，IV 型は遅延型とよばれる．

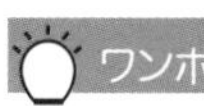

IgE 抗体

免疫グロブリンの一種．I 型アレルギー疾患でみられるアトピー素因とは，さまざまな環境アレルゲンに対して IgE 抗体を産生しやすい体質のことをいい，同一家系にみられることが多い．

ワンポイント

気流閉塞

空気の通り道である気管支などの気道が狭くなり，息を素早く吐きだせなくなる状態をいう．気流閉塞があると 1 秒率が低下する．

ワンポイント

肺高血圧症

肺動脈の圧力が高い病態のこと．一方，高血圧症は体動脈の圧が高い病態である．また，肺疾患が原因の右心不全を肺性心という．

的に破壊され，肺胞が拡大する（**気腫性病変**という）．気流閉塞により，息を吐きだしづらくなるため，肺内に空気が溜まり，肺は過膨張となる．気流閉塞と肺過膨張により，体動時には呼吸困難がおこる．

COPD では，肺胞の壁の破壊と同時に肺胞周囲の毛細血管も破壊されるため，肺循環の血管抵抗が増大して肺高血圧症を生じ，この病態が進行すると右心不全となる．

重症の COPD では，**体重減少**を認めることが多い．体重減少の程度はさまざまであるが，軽度の場合は**エネルギー消費量の増加**による脂肪量の減少であるが，中等度以上の場合は筋たんぱく質量の減少をともなう．また，気流閉塞が高度なほどやせている．体重減少が高度であるほど予後は不良である．

気流閉塞により呼吸運動の仕事量が増加し，呼吸をするのにエネルギーを要するためやせてくる．安静時も呼吸をするのが苦しく，呼吸筋のエネルギー消費量は 10 倍に増加し，安静時エネルギーの消費量は 120 ～ 140%に増加する．COPD では，肺が過膨張して横隔膜の位置が下がっているため，胃を圧迫して一度にたくさん食べられない．また，食事をするのにも呼吸が苦しく，食欲が低下するため食事摂取量が低下してやせてくる．

COPD では呼吸器症状が急に悪化することがあり，COPD の増悪または急性増悪という．増悪の原因は気道感染症が多い．

(3) 症状・検査

COPD のおもな症状は，労作時の呼吸困難，慢性の咳嗽および喀痰であるが，症状が乏しいこともある．進行すると，体重減少や食欲低下が出現する．喘息や心不全を合併していると喘鳴が認められる．重症例では，肺過膨張によって樽状胸郭が，気流閉塞によって呼気延長と口すぼめ呼吸が認められる．また，慢性の心肺疾患に共通する身体所見として，ばち状指が認められることもある．

COPD では，気流閉塞により 1 秒率が低下している（閉塞性換気障害）．典型例の気流閉塞は非可逆的であり，治療しても 1 秒率は正常には戻らない．COPD の病期は，対標準 1 秒量により I 期（軽症）～IV 期（最重症）に分類される．

呼吸状態が悪いと，動脈血中の O_2 濃度が低下し，CO_2 濃度が上昇する．同時に，動脈血酸素飽和度が低下する．

COPD の栄養障害の評価は体重測定で行い，**%理想体重**と**体格指数**で評価する．%理想体重が 80%未満では積極的な栄養摂取を勧める．除脂肪体重の測定により，体重よりもさらに鋭敏に栄養障害を検出できる．血清アルブミンは一般に栄養指標として使われるが，COPD の栄養障害ではあまり低下しない．一方，食事摂取量が低下するとたんぱく質不足により，

ワンポイント

在宅酸素療法

呼吸不全などの患者に対して在宅で酸素の投与を行う治療法．空気をフィルターに通して高濃度の酸素を取りだすタイプが多い．

ワンポイント

%理想体重

%理想体重＝現体重/理想体重 × 100．理想体重＝ 22 × 身長 $(m)^2$ で求められる．現体重を理想体重と比較して，栄養障害の程度を評価する．

ワンポイント

体格指数

英語では Body Mass Index といい，頭文字をとって BMI という．体重 (kg) ÷ 身長 $(m)^2$ で算出され，BMI ＝ 22 が標準とされる．BMI 25 以上を肥満，18.5 未満を低体重とする．

ワンポイント

除脂肪体重

体組成は大きく，脂肪量と除脂肪量に分けられる．除脂肪体重は，除脂肪量からなる体重を指す．除脂肪体重はおもに骨格筋の量を反映している．骨格筋量の低下で除脂肪体重は減少する．

ワンポイント

フィッシャー比

フィッシャー比＝分枝鎖アミノ酸／芳香族アミノ酸．肝機能が低下するとフィッシャー比が低下する．

フィッシャー比の低下がみられる.

(4) 治　療

COPD の治療の第一は**禁煙**である. また, ほとんどの COPD は禁煙によって予防可能である. 薬物療法の主体は抗コリン剤や β_2 刺激剤などの気管支拡張薬の吸入である. 気管支喘息合併例では, ステロイド剤の吸入も併用する. 呼吸状態が悪い患者には, 在宅酸素療法がおこなわれる. COPD では, 日頃から感染予防に努めることが大切で, 必ずインフルエンザワクチンの接種を勧める.

【COPD の食事療法】

COPD では, **高エネルギー・高たんぱく食**が基本となる. たんぱく源としては**分枝鎖アミノ酸**を多く含む食品の摂取が勧められる. COPD の患者は過膨張した肺で胃が圧迫されているため一度にたくさん食べられない.

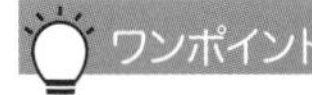
ワンポイント

呼吸商

整体内で栄養素が分解されてエネルギーに変換するまでの, 単位時間あたりの O_2 消費量に対する CO_2 排出量の体積比. 呼吸商の値は, 栄養素によって異なる.

炭水化物	1.0
たんぱく質	0.8
脂　質	0.7

例題

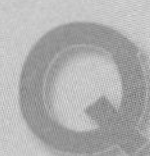

慢性閉塞性肺疾患 (COPD) についての記述である. 正しいのはどれか.

(1) 喫煙がリスク因子である.
(2) 体重が増加する.
(3) 安静時エネルギー消費量は減少する.
(4) 動脈血中の酸素濃度が上昇する.
(5) 1秒率が上昇する.

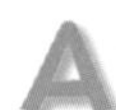

(1)

(1) COPD はたばこの煙を主とする有害物質を長期に吸入することによって発症する肺疾患である. COPD の治療は禁煙が最も重要である.
(2) 重症の COPD では体重減少がみられることが多い. 気流閉塞が高度なほどやせている. 体重減少が高度であるほど予後が悪い.
(3) COPD の体重減少は, エネルギー消費量の増加とエネルギー消費量の低下がおもな原因である. COPD の患者は, 座っているときのような安静時にも呼吸が困難で, 安静時もエネルギーを消費する.
(4) 肺のはたらきはガス交換をすることで, O_2 を体内に取り込み, CO_2 を体外に排出する. COPD でガス交換のはたらきが低下すると, O_2 を体内に取り込めなくなり, 動脈血中の酸素濃度は低下する.
(5) COPD では, つねに1秒率が低下し閉塞性換気障害を示す.

ワンポイント

骨粗鬆症

骨を構成する無機物と有機物の両方が減少して，骨密度が低下する疾患．閉経や老化などが原因であることが多いが，副腎皮質ステロイドの副作用でもみられる．骨粗鬆症は脊椎圧迫骨折や大腿骨頸部骨折などの病的骨折の原因となる．

食事は間食も含めて小分けにして何度も摂取させる．呼吸状態が悪く動脈血中のCO_2が上昇している場合は，**呼吸商**の大きな栄養素は避ける．呼吸商の大きな栄養素はCO_2の蓄積を助長させる．糖質の呼吸商は大きいため，糖質を減らし，たんぱく質と脂質の摂取割合を増やす．脂質は胃に長く留まり，横隔膜の動きを低下させるため，呼吸状態が悪いときには避けたほうがよい．呼吸筋のはたらきには，リン，カリウム，カルシウム，マグネシウムが必要で，とくにリンの十分な摂取が重要である．COPDは骨粗鬆(しょう)症の合併が多く，ビタミンDやカルシウムの十分な摂取が必要である．呼吸困難が顕著な症例では，食事摂取や調理が負担にならないような簡便なメニューを考案して勧めるとよい．

練習問題

➜ p. 155〜p. 156 参照

1 呼吸器の構造と機能に関する記述である．正しいのはどれか．
（1）右肺は，２葉に分かれる．
（2）異物の誤嚥は，右側の気管支に多い．
（3）横隔膜は，呼気時に収縮する．
（4）肺におけるガス交換を内呼吸という．
（5）呼吸中枢は，脊髄にある．

➜ p. 157〜p. 159 参照

2 肺炎と気管支喘息に関する記述である．正しいのはどれか．
（1）肺炎は，若年者に多い．
（2）院内肺炎の原因菌は，薬剤非耐性菌が多い．
（3）誤嚥性肺炎の予防には，口腔ケアが効果的である．
（4）気管支喘息では，つねに閉塞性換気障害がみられる．
（5）アトピー型の気管支喘息では，血液中にIgG抗体が検出される．

➜ p. 159〜p. 162 参照

3 慢性閉塞性肺疾患（COPD）に関する記述である．正しいのはどれか．
（1）女性に多い．
（2）食欲が低下する．
（3）拘束性換気障害がみられる．
（4）動脈血中のCO_2濃度が低下する．
（5）炭水化物を多く摂取させる．

9章 内分泌性疾患の病態と栄養管理

CHAPTER GUIDANCE & KEYWORD

9章で学ぶこと

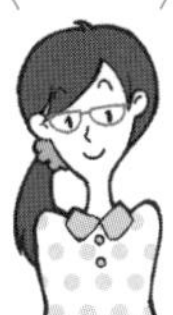

この章では内分泌性疾患における，食事の摂り方について学びます．恒常性の維持にかかわる栄養についてみていきましょう．内分泌疾患はホルモンの過剰と不足により生じます．ホルモンはフィードバック機構により厳密に調整されています．ホルモンは内分泌器官でつくられ，関係する臓器にはたらきかけて，生命の維持に重要な役割を果たし，生体の恒常性の維持に欠かせない物質です．内分泌器官には下垂体，甲状腺，副甲状腺，副腎，膵臓，性腺などがあります．この章ではおもに甲状腺と副腎皮質から分泌されるホルモンの分泌障害性疾患における，望ましい食事の摂り方を学びます．

9章のキーワード

□ 甲状腺ホルモン　□ バセドウ病　□ 橋本病　□ コルチゾル
□ カルシウム不足　□ 低カリウム血症　□ 低ナトリウム血症

1 内分泌系

ホルモンとは，内分泌組織（腺）から産生・分泌される生理活性物質であり，血液により全身に運ばれ，受容体（レセプター）をもつ標的細胞に結合して作用する（図9.1）．ホルモンは，微量で特異的な作用をもつ物質である（図9.2）．

2 甲状腺ホルモンの異常

甲状腺は，甲状軟骨の下（気管の前面）に存在する蝶形で20 gほどの内

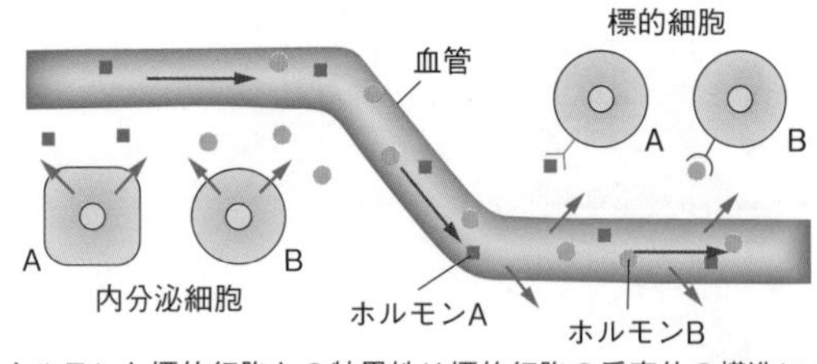

図 9.1 **内分泌細胞と標的細胞の関係** ホルモンと標的細胞との特異性は標的細胞の受容体の構造による

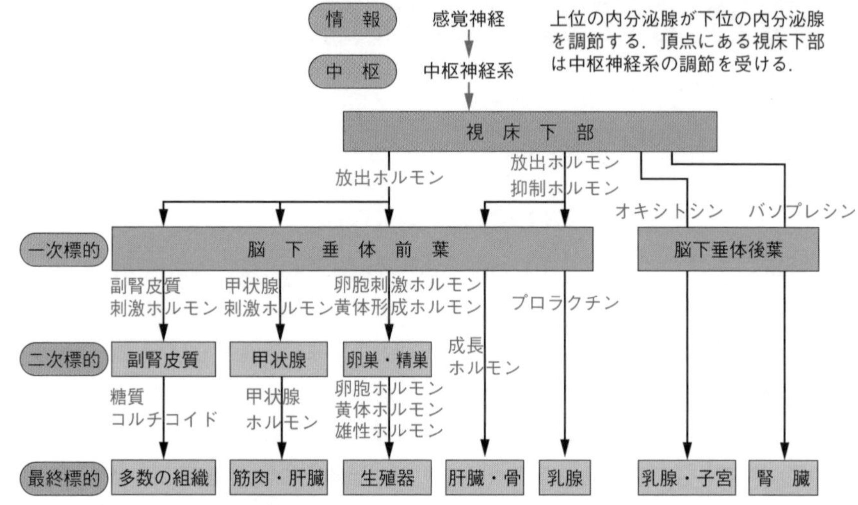

図 9.2 **視床下部によるホルモン分泌の支配**
『ニューステージ生物図表』，浜島書店（2021）より一部改変．

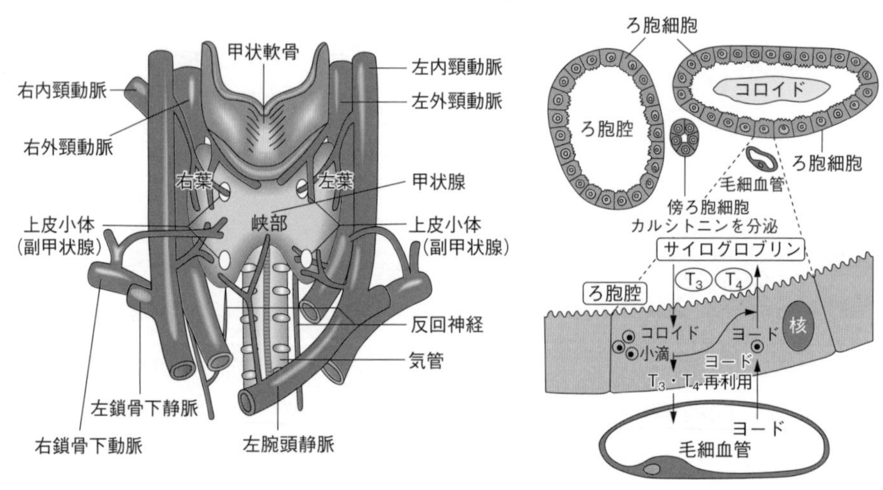

図 9.3 **甲状腺**

分泌組織（腺）である．甲状腺ホルモンを分泌するろ胞細胞に囲まれた多数のろ胞からなり，ろ胞とろ胞の間には，毛細血管とカルシトシンを分泌する傍ろ胞細胞がある（図 9.3）．

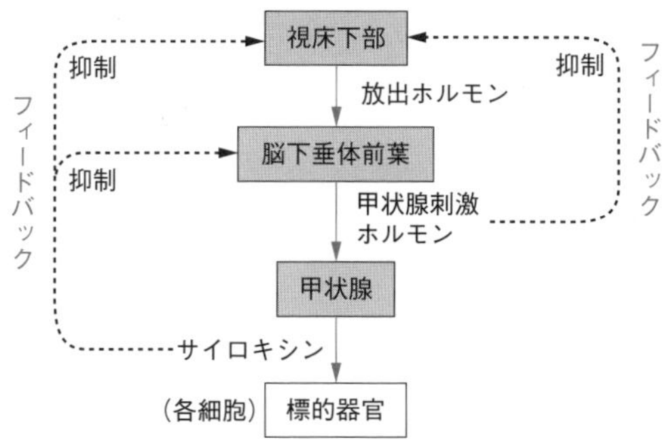

図 9.4 甲状腺ホルモンの分泌機構
『ニューステージ生物図表』，浜島書店（2019）より．

甲状腺ホルモンは，疎水性アミノ酸チロシンの誘導体にヨウ素（I）が結合したものである．ヨウ素が 4 つ含まれるものを T_4（サイロキシン），ヨウ素が 3 つ含まれるものを T_3（トリヨードサイロニン）という．ろ胞細胞で，ヨウ素とサイログロブリンが結合して，T_3，T_4 が産生され，貯蔵されている．これが必要に応じて分泌される．

甲状腺ホルモンの産生・分泌は，次のように，視床下部・下垂体・甲状腺の関係により厳格に制御されている（図 9.4）．

視床下部（甲状腺刺激ホルモン放出ホルモン＝ TRH）⇒ 下垂体
（甲状腺刺激ホルモン＝ TSH）⇒ 甲状腺（甲状腺ホルモン）⇒
視床下部・下垂体へネガティブフィードバック

TRH
thyroid-stimulating hormone releasing hormone，甲状腺刺激ホルモン放出ホルモン．

TSH
thyroid-stimulating hormone，甲状腺刺激ホルモン．

甲状腺ホルモンの作用は，成長・成熟の促進，基礎代謝（BMR）の促進などである．

(1) 甲状腺機能亢進症

甲状腺ホルモンの産生亢進により，基礎代謝亢進（体重減少），頻脈（動悸），心房細動（不整脈），興奮状態，耐糖能低下（高血糖）などの症状をきたす．高齢者の場合には，症状が現れにくいこともある．**バセドウ病**は甲状腺機能亢進症の代表例である．バセドウ病は 20 ～ 40 歳代の女性に多く，甲状腺刺激ホルモン受容体に対する自己抗体による甲状腺への刺激が続いている状態で，甲状腺ホルモンの産生過剰が生じる．甲状腺のびまん性腫脹をきたすことが多い．

甲状腺機能亢進症の診断は，TSH および甲状腺ホルモン〔トリヨードサイロニン（T_3・Free-T_3）とサイロキシン（T_4・Free-T_4）〕の測定による．たとえば，TSH の量が低く，かつ甲状腺ホルモンの量が高い場合には，甲状腺自体の機能が亢進しており，フィードバックにより脳下垂体のはたらきが抑制されている状態である．

9
章

治療には，甲状腺刺激ホルモン抑制剤を用いる．効果が不十分な場合には，手術やアイソトープによる治療を行うことがある．いずれの方法によっても，治療後に甲状腺機能低下症を引きおこす可能性があり，その場合には甲状腺ホルモン補充を行う．

【甲状腺機能亢進症の食事療法】

基本：**甲状腺ホルモン**の過剰分泌は食欲を亢進する．このとき，食事摂取量は増加するが，エネルギー代謝も亢進するため，体重は減少することが多い．十分なエネルギー量とたんぱく質の摂取が必要である．同時に栄養素の代謝が円滑となるように，水溶性ビタミンも十分に摂取する．とくに，補酵素としてはたらくビタミン B_1，ビタミン B_2，ナイアシンなどの十分な摂取が必要である．体温上昇，発汗増量がみられるときには，脱水に気をつける．**バセドウ病**の場合には，抗甲状腺薬の服用により，ほとんどが 1 ～ 2 カ月で甲状腺機能が正常化する．食事療法は短期間であることが多い．

栄養評価：食事摂取調査（エネルギー摂取量，栄養素バランスの評価，ビタミン・ミネラル摂取量など）を施行するとともに，体重減少の進行度，安静時エネルギー代謝量，体温上昇や発汗にともなう脱水の有無，脂質異常や耐糖能異常の有無などを確認する．

栄養基準：甲状腺機能が亢進している期間には，以下を目標とする．

① エネルギー摂取量　35 ～ 40 kcal/kg 標準体重/日．

② たんぱく質摂取量　1.2 ～ 1.5 g/kg 標準体重/日．

③ カルシム摂取量　600 ～ 1000 mg/日．

④ ヨウ素上限量　3000 μg/日以下．

栄養ケア：体重減少がみられている期間には，十分な栄養摂取が必要であるが，甲状腺機能が改善すると，栄養摂取の過剰が肥満の原因となるため，標準体重に合わせた適正なエネルギー摂取量に戻す．ただし，甲状腺ホルモンのはたらきが腸管からの炭水化物の吸収を促進するため，耐糖能異常（食後高血糖，高インスリン血症）がおこりやすい．食後血糖を上昇させやすい単糖類の過剰摂取を避ける必要がある．また，甲状腺ホルモンのはたらきは，たんぱく質の合成・分解を促進するため，窒素バランスが負に傾き，筋肉量が低下がおこる．エネルギー摂取とともに，たんぱく質の不足がないようにする．なお，ヨウ素を多く含む食品の摂り過ぎは，甲状腺ホルモンのバランスをくずすので控える（表 9.1）．

栄養指導：

- エネルギー産生栄養素をバランスよく摂取し，とくに良質のたんぱく質を含む食品を選ぶ．
- ヨウ素含有量の多い食品（昆布など）の摂り過ぎに気をつける．とくに昆布だし，インスタントのだしの素にはヨウ素が多く含まれているため，これらを使用した料理の過剰摂取に気をつける．また，ひじき，魚介類

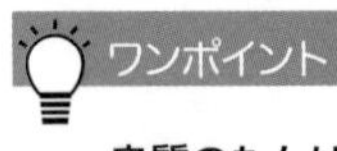

良質のたんぱく質

体内の利用効率が高いたんぱく質を指す．肉，魚（さんま，いわし），卵，大豆製品（豆腐，油揚げ），乳製品（チーズ）など．

表 9.1　ヨウ素を多く含む食品

食　品	1 回使用量	ヨウ素量
間昆布	1 g	2000 μg
ところてん	100 g	240 μg
干しヒジキ	1 g	450 μg
乾燥わかめ	1 g	19 μg
まだら	100 g	350 μg
あわび	100 g	200 μg
ズワイガニ	100 g	58 μg

文部科学省，日本食品標準成分表 2020 年版（八訂）より．

は 1 回量のヨウ素摂取量が多くなるために注意する．

- 野菜に含まれるビタミンやミネラルは，炭水化物，たんぱく質，脂質などの代謝効率を高めたり，過剰な塩分を排出したりするため，野菜を毎食摂る．

(2) 甲状腺機能低下症

甲状腺ホルモンの産生低下により，基礎代謝低下（体重増加），浮腫，精神活動低下（無力感），低体温，発汗減少（皮膚乾燥），偽痴呆（記憶力低下）などの症状をきたす．甲状腺ペルオキシダーゼとサイログロブリンを抗原とする自己抗体によって甲状腺が攻撃され，甲状腺が慢性炎症をおこして機能が低下している状態で甲状腺ホルモンの産生低下が生じる．発展途上国などでは，甲状腺ホルモンの材料であるヨードの摂取不足により甲状腺ホルモンを合成できないことも甲状腺機能低下症の原因となっている．先述の甲状腺機能亢進症の治療後や，甲状腺手術（摘出）後にも，医源性に甲状腺機能低下症が生じる可能性がある．なお，浮腫は粘液水腫といわれ，指で押しても凹みが戻らないため，本症診断の手がかりとなる．

先天性甲状腺機能低下症が**クレチン病**である．先天性の甲状腺欠損（出生後の甲状腺機能低下）により，発育障害（小人症）や中枢神経系発育不全（精神遅延）をきたす．後天性機能低下症の代表例が，甲状腺自己抗体により甲状腺が破壊される**橋本病**であり，甲状腺機能低下症の 70%を占める．その他の甲状腺機能低下には，ヨウ素の摂取不足による場合とヨウ素の過剰摂取による場合がある．いずれにも共通する症状は，食欲低下，便秘，無気力，易疲労感，眼瞼（がんけん）浮腫，体温低下（寒がり），体重増加，動作緩慢，傾眠である．

甲状腺機能低下症の診断は，TSH および甲状腺ホルモン〔トリヨードサイロニン（T_3・Free-T_3），サイロキシン（T_4・Free-T_4）〕の測定による．たとえば，TSH の量が高く，かつ甲状腺ホルモンの量が低い場合には，甲状腺自体の機能が低下しており，フィードバックにより脳下垂体のはたらきが亢進している状態である．

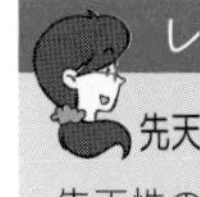

レベルアップへの豆知識

先天性機能低下（クレチン症）

先天性の甲状腺欠損 → 出生後甲状腺機能低下 →〔発育障害（小人症），中枢神経系の発育不全（精神遅延）〕

9
章

レベルアップへの豆知識

後天性機能低下（粘液水腫）

後天性かつ長期間の甲状腺ホルモン欠乏により，皮下にムコたんぱく質と水が貯留する．橋本病などによる甲状腺に対する自己抗体による甲状腺萎縮，長期間のヨード不足（甲状腺ホルモンの材料の不足），甲状腺刺激ホルモンの分泌低下などが原因となる．基礎代謝低下により，精神活動，身体活動低下をきたす．

治療には，合成甲状腺ホルモン剤（合成 T_4 薬，チラージン S®）の投与を行うが，軽度であれば経過観察のみとすることもある．なお，チラージン S® は 80%が腸から吸収されるが，高脂肪食では吸収が半減するため注意が必要である．甲状腺刺激ホルモンの正常化を目安として補充を行う．

ワンポイント

ヨウ素

ヨウ素は甲状腺ホルモンの原料となるもので，ヨウ素の摂取量が多少増えても，排泄により調節することができるが，過剰に摂取し過ぎると甲状腺ホルモンの分泌を抑制してしまい，甲状腺機能低下を引きおこす．ヨウ素を多く含む海苔やわかめなどの海藻類を過剰に摂取した場合などにおこる．

治療には，合成甲状腺ホルモン剤（合成 T_4 薬 = チラージン S®）の投与を行うが，軽度であれば経過観察のみとすることもある．なお，チラージン S® は 80%が腸から吸収されるが，高脂肪食では吸収が半減するため注意が必要である．TSH の正常化を目安として補充を行う．

【甲状腺機能低下症の食事療法】

基本：甲状腺ホルモンの不足により，胃腸のはたらきが低下して食欲が減り，エネルギー産生やたんぱく質合成が低下して体重増加や浮腫がおこる．多くはホルモン薬の補充により症状が改善するため，継続的な（厳しい）食事療法の必要性は低い．

心臓の周囲に水が貯まっている場合や二次性脂質異常症が認められる場合には，動脈硬化からの狭心症，心筋梗塞などの発症に注意する．

栄養評価：食事摂取調査（エネルギー摂取量，ヨウ素摂取量など）を施行するとともに，TSH，基礎代謝量，血圧，LDL，TG，ATL，AST，CK などを確認する．

栄養基準：栄養素摂取量は，日本人の食事摂取基準（2020 年版）に準じ，以下を目標とする．エネルギー摂取量 25 〜 30 kcal/kg 標準体重/日，ヨウ素上限量 3000 μg/日以下．

栄養ケア：基礎代謝低下にともなう肥満や脂質異常症がみられる場合には，それぞれに合った食事療法とする（4 章参照）．食事からのヨウ素の摂取不足が確認された場合には，ヨウ素含有量の多い食品を適度に補い，積極的な摂取を促すことで摂り過ぎにならないように気をつける．一方，甲状腺ホルモンの産生低下がみられる場合で，ヨウ素の摂取過剰が確認された場合には，過剰摂取による甲状腺機能低下を阻止するためにヨウ素含有量の多い食品の摂取を控える．

栄養指導：

- 標準体重を維持するために必要な最低限のエネルギー摂取量を下回らないようにする．
- 肥満や脂質異常症を併発している場合には，エネルギー摂取量が過剰とならないようにする．
- ヨウ素制限の場合には，海藻類だけでなく昆布だし，インスタントのだしの素の使用に注意する．
- 高コレステロール血症をともなう場合には，水溶性食物繊維の摂取を勧める．
- 心疾患がみられる場合や血圧高値の場合には，食塩摂取量 6 g/ 日未満とする．

3 副腎皮質ホルモンの異常

副腎皮質では，コレステロールを材料として合成された副腎皮質ホルモン〔糖質コルチコイド（コルチゾル）と電解質コルチコイド（アルドステロン)〕が産生される．糖質コルチコイドの分泌は，脳下垂体前葉から分泌される副腎皮質刺激ホルモン（ACTH）により調節される（図 9.2 参照）．また，電解質コルチコイドの分泌は，腎臓から分泌されるレニンにより調節される（図 9.5）．

(1) クッシング症候群（クッシング病）

糖質コルチコイドが過剰に分泌され，特徴的な症状を呈する疾患をクッシング症候群という．糖質コルチコイドは，下垂体から分泌される副腎皮質刺激ホルモンによって産生が促進される．副腎皮質刺激ホルモンは，さらに上位にある視床下部から分泌される副腎皮質刺激ホルモン産生ホルモン（CRH）の調節を受ける（図 9.2 参照）．

クッシング症候群の原因はさまざまである．副腎皮質刺激ホルモンが過剰に分泌され，結果として糖質コルチコイドが過剰となっている病態を，副腎皮質刺激ホルモン依存性クッシング症候群という．さらに，このなかで下垂体に原因があって副腎皮質刺激ホルモンを過剰に産生・分泌されている病態を，クッシング病という．一方，下垂体以外から副腎皮質刺激ホ

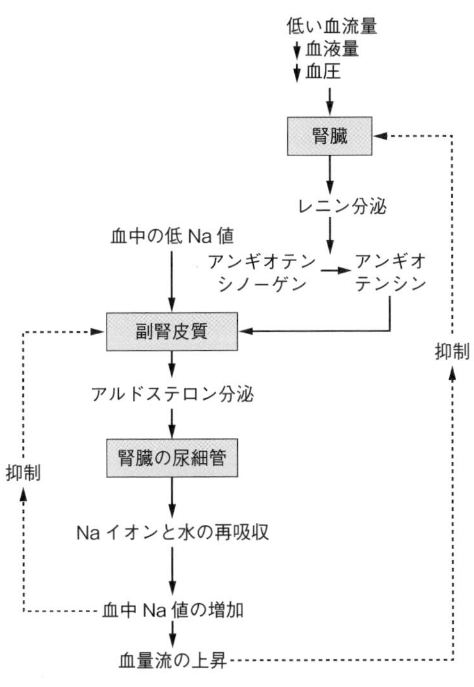

図 9.5 レニン-アンギオテンシン-アルドステロン系

9章

ワンポイント

クッシング症候群の診断① 血液，尿，唾液

ⅰ）尿中遊離糖質コルチコイド（コルチゾル）（UFC）値：ほぼすべてのクッシング症候群患者で 120 μg/24 時間（331 nmol/24 時間）を上回る.

ⅱ）デキサメタゾン抑制試験：健常者ではこの薬物により朝の血清コルチゾルが 1.8 mcg/dL 以下（50 nmol/L 以下）に抑制されるが，クッシング症候群の患者では，ほぼ常にこれよりも高値となる.

ⅲ）午前 0 時の血清または唾液の糖質コルチコイド（コルチゾル）値：クッシング症候群患者は，朝のコルチゾル値がときに正常範囲内であるものの，日中のコルチゾル産生減少が正常におこらず，その結果，午前 0 時の血清コルチゾル値が正常範囲を上回り，24 時間の総コルチゾル産生が増加する場合がある.

ⅳ）血清副腎皮質刺激ホルモン（ACTH）値：ACTH の減少は副腎腫瘍，ACTH の増加は下垂体腫瘍や異所性 ACTH 産生腫瘍が疑われる．ACTH が検出可能な場合には誘発試験を行う.

クッシング症候群の診断② 画像検査（CT，MRI，副腎シンチグラフィー）

ⅰ）腹部 CT・MRI：コルチゾル産生腺腫では腫瘍を認め，かつ対側副腎は萎縮傾向にある.

ⅱ）胸部 CT：異所性 ACTH 症候群の場合には，肺や胸腺の病変を疑う必要がある.

ⅲ）下垂体 MRI：クッシング病の場合には下垂体に腫瘍を認める.

ⅳ）副腎シンチグラフィー：コルチゾル産生腺腫では，腫瘍側に集積が亢進し，対側は抑制されている．副腎皮質刺激ホルモン依存性クッシング症候群では両側の集積亢進が認められる.

ルモンが過剰に産生・分泌されている病態を，異所性副腎皮質刺激ホルモン症候群という．さらに，副腎が原因で糖質コルチコイドが過剰に産生・分泌されている病態を，副腎皮質刺激ホルモン非依存性クッシング症候群または副腎性クッシング症候群という.

糖質コルチコイドは糖新生を促進するホルモンである．糖質コルチコイドの過剰により，中心性肥満や満月様顔貌，高血圧，耐糖能低下（高血糖），赤紫皮膚線条や皮下出血，筋力低下，骨粗鬆症，易感染性などの症状が現れる．女性では月経不順が生じる．女性で副腎腫瘍を原因とする場合には，アンドロゲンの産生が亢進するため，多毛症や側頭部の脱毛などの男性化徴候が現れる.

クッシング症候群は，特徴的な症状と徴候により疑われ，確定診断（および原因の同定）には，血液，尿，唾液の検査や，副腎の画像検査（CT，MRI，副腎シンチグラフィー）が必要である.

【クッシング症候群の食事療法】

基本：食事療法は，肥満，高血圧，高血糖，骨粗鬆症などの病態を改善するために行われる.

栄養評価：食事調査を実施し，エネルギー摂取量，エネルギー産生栄養素比率，カルシウム・ナトリウム・カリウム摂取量などについて確認する.

栄養基準：合併している病態それぞれの基準に合わせた栄養素の摂取量に準じる．食塩摂取量，カルシム摂取量，カリウム摂取量は，日本人の食事摂取基準（2020 年）に準じる.

高血圧を合併している場合には，食塩摂取量を 6 g/ 日未満とする.

栄養指導：易感染性があるため，低栄養にならないよう気をつける必要があるが，肥満をともなう場合には，エネルギー摂取量を制限する．たんぱく質の異化の亢進がみられるため，たんぱく質の摂取不足に気をつける必要がある．コルチゾルは，腸管からのカルシウム吸収を抑制し，尿中カルシウム排泄を増大するため，カルシウム不足に気をつける．コルチゾルに，腎臓のナトリウム再吸収とカリウム排泄を促進する作用があるため，低カリウム血症になりやすく，尿中へのカリウム排泄が増加している場合には，生野菜や果物の摂取量を増やす．食塩制限は，低カリウム血症の改善にも役立つため，減塩食とするのが望ましい.

(2) 原発性アルドステロン症

電解質コルチコイド（アルドステロン）は，腎臓の遠位尿細管・集合管に作用して，原尿からナトリウムの再吸収を促進する（カリウムを排出する）ホルモンである．ナトリウムが再吸収されると，水分の回収も促進されるため，血液量が増加して血圧が上昇する（図 9.5）.

原発性アルドステロン症（PA）とは，副腎腫瘍から自律的に過剰なアルドステロンが産生されている病態である．高血圧症をともなう頻度は 5～10%である．初期症状として，多飲，多尿，夜間尿がみられる．特徴的病態は，高血圧症，高アルドステロン血症，低レニン血症である．なお，低カリウム血症が認められるのは 50%程度である．

治療の原則は，片側副腎腫瘍の場合には，腹腔鏡下副腎摘出術である．手術拒否，手術不能，両側性の場合には，薬物療法を施行する．薬物療法として，低カリウム血症があれば，カリウム保持性利尿薬（さらにカリウム製剤を追加する場合もある）を，血圧の上昇に対しては降圧剤を使用する．なお，低カリウム血症の改善のためには，果物および野菜の摂取と，減塩が効果的である．

【原発性アルドステロン症の食事療法】

基本・栄養指導：アルドステロンは，糖代謝・脂質代謝異常と血圧上昇に関連したホルモンであり，エネルギー産生栄養素の摂取比率と食塩およびカリウム・ナトリウム摂取量を食事調査や尿中排出量などをもとに評価する．カリウム摂取量は，成人男性で 3000 mg/日以上，成人女性で 2600 mg/日以上を目標とする．カリウム摂取量を増やすために，野菜や果物を積極的に取り入れることが望ましいが，漬物やゆで野菜は食塩過多やカリウムの減少につながるため，生での摂取がすすめられる．食塩制限（6 g/日未満）を行う．

(3) 副腎皮質機能低下症

副腎皮質機能低下症は，自己免疫または副腎腫瘍の摘出，その他のがんの転移などによる副腎皮質の障害にともない発症する．副腎皮質ホルモン〔糖質コルチコイド（コルチゾル）と電解質コルチコイド（アルドステロン）〕の分泌低下にともなう，筋力低下（疲労），起立性低血圧，高カリウム血症などの病態をきたす．

副腎クリーゼ（著明な無力症，腹部や腰部や下肢の重度の疼痛，末梢血管虚脱，高窒素血症をともなう腎機能の停止，体温は低下する場合もあるが高熱がみられることも多い）を認めることもある．

原発性または慢性副腎皮質機能不全を**アジソン病**という．

コルチゾルの分泌低下は，副腎皮質が萎縮して機能不全がおこり，全身倦怠，食欲不振，体重減少，精神症状などをきたす．

【アジソン病の食事療法】

基本・栄養指導：ホルモン補充療法が基本であり，特別な食事療法を必要としない．ただし，やせや低血糖を認めるときには，高エネルギー食（高炭水化物食）とする．**低ナトリウム血症**が認められる場合には，食塩負荷（通常の 10%増）が必要となり，高カリウム血症が認められる場合には，カリウム制限が必要となる．食欲不振が強く食事がとれない場合には，栄養バランスを保ちつつ，食べやすい食事の形態を工夫して，食事摂取量の増加を期待する．嘔吐や下痢がみられる場合には，脱水にも注意が必要である．

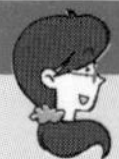

レベルアップへの豆知識

副腎の腫瘍の検査

高血圧患者を対象に，血漿アルドステロン濃度（PAC）・血漿レニン活性（PRA）または血漿活性レニン濃度（ARC）を安静状態で測定し，PAC 150 pg/mL 以上，PRA 1.0 ng/mL/時未満，PAC/PRA 比＞200 の場合に PA を疑う．腫瘍は小さく，CT ではみつからないことが多いようである．そのため，手術を前提とする場合には，ACTH 負荷副腎静脈サンプリング検査が必須となる．このときの左右の副腎静脈のアルドステロン / コルチゾル濃度比を参考に，左右どちらの副腎に腫瘍があるのか検討する．

4 その他のホルモン関連疾患

(1) 副腎腫瘍

副腎腺腫，副腎がん，ACTH 非依存性大結節性副腎過形成，原発性副腎皮質小結節性異形成など．

副腎腫瘍の摘出を行う．摘出後はグルココルチコイドの補充が必要である．手術不能例やがん再発例，転移例にはステロイド合成阻害剤を投与する．

(2) 異所性 ACTH 産生腫瘍

肺小細胞がん，気管支カルチノイド，胸腺腫，甲状腺髄様がん，膵がん，卵巣がんなど．

例題

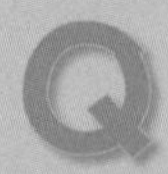

甲状腺ホルモン異常症に関する記述である．正しいのを 2 つ選べ．

(1) バセドウ病では甲状腺ホルモン分泌が少ない．
(2) バセドウ病ではエネルギー代謝が低下する．
(3) ヨウ素制限食はバセドウ病にも橋本病にも有効である．
(4) 橋本病では甲状腺ホルモン分泌が少ない．
(5) 橋本病ではエネルギー代謝が亢進する．

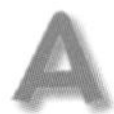

(3)，(4)

(1), (2) バセドウ病は甲状腺ホルモンの分泌が多く，甲状腺機能亢進を示す．エネルギー代謝が高くなり，高エネルギー食とする．

(3) ヨウ素制限食はバセドウ病にも橋本病にも有効である．ただしいずれも極端な制限は控えるように気をつける．

(4), (5) 橋本病は甲状腺ホルモン分泌が少なく，甲状腺機能低下を示し，エネルギー代謝が低くなる．

原因腫瘍の摘出や化学療法を行う．原因腫瘍の手術不能例では，副腎摘出を行う．

練習問題

1 バセドウ病に関する記述である，正しいのはどれか． ➡ p. 165〜p. 166 参照

（1）血清コレステロール値は高値を示す．
（2）基礎代謝は低下する．
（3）慢性の甲状腺機能低下症である．
（4）血中の TSH は上昇する．
（5）下痢がみられる．

2 クッシング症候群でみられない症候はどれか． ➡ p. 169 参照

（1）低血圧
（2）筋萎縮
（3）骨粗鬆症
（4）赤色皮膚線条
（5）満月様顔貌（がんぼう）（ムーンフェイス）

10章

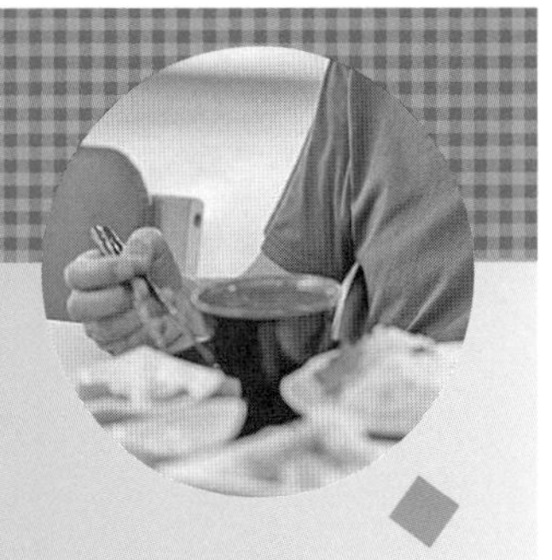

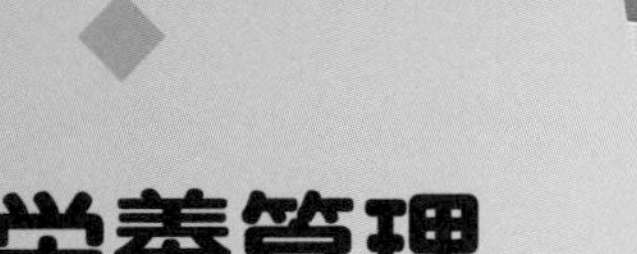

骨疾患の病態と栄養管理

CHAPTER GUIDANCE & KEYWORD

10章で学ぶこと

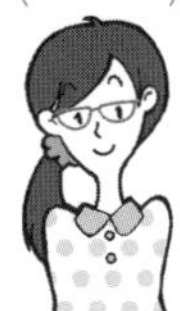

骨粗鬆症をはじめとする骨・関節疾患は，近年の超高齢社会において増加しています．栄養因子や日常生活など自分でコントロールできる因子と年齢，性別などコントロールできない因子を把握して，長期にわたって治療を継続しなければならない疾患です．

骨の形成には，カルシウム代謝が重要ですが，コラーゲン（たんぱく質）の形成も重要です．

10章のキーワード

- □ 骨粗鬆症 □ 骨軟化症・くる病 □ 骨塩 □ 類骨
- □ カルシウム（Ca） □ リン（P） □ 活性型ビタミンD
- □ カルシトニン □ 副甲状腺ホルモン

1 骨粗鬆症

骨粗鬆症とは，骨塩（ハイドロキシアパタイト）と類骨（コラーゲン線維）の双方が，バランスを保った状態で減少している病態である．後述の，骨軟化症およびくる病とは発生の機序が異なる．

治療の目標は骨折の予防である．十分なカルシウム（Ca）の摂取と適度の運動を必要とする．必要に応じて，「骨粗鬆症の予防と治療ガイドライン 2015 年版」（日本骨代謝学会）にしたがい，カルシウム製剤，活性型ビタミンD，ビスホスホネート，カルシトニン，その他の投与を行う．

【骨粗鬆症の食事療法】

エネルギー源および栄養素をバランスよく摂取することが基本である．カルシウム，ビタミンD，ビタミンKの摂取量を増やし，たんぱく質摂取

ワンポイント

骨組織

骨は，たんぱく質であるコラーゲン線維（類骨）に，カルシウムとリンを主成分としたハイドロキシアパタイト（骨塩）が結合してできている．コラーゲン繊維の量は十分であっても，カルシウムの沈着が少ないものが骨軟化症，くる病であり，コラーゲン繊維とカルシウムがともに少ないものが骨粗鬆症である．

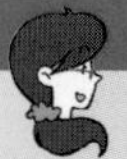

レベルアップへの豆知識

骨粗鬆症の危険因子

骨粗鬆症の危険因子を，自分でコントロールできない因子とできる因子に分類して示す．予防および治療には自分でコントロールできる因子を日常の生活においてリスクが最小限になるよう努めることである．

自分でコントロールできない因子
1．最大骨量が低値である 2．年齢（高齢） 3．性別（女性） 4．人種（白人，アジア人） 5．遺伝因子（家族歴）：両親の骨折の既往 6．身体的因子（遅い初潮年齢，早期閉経，両側卵巣摘出，小さい体格，やせ

自分でコントロールできる因子
1．栄養因子（Ca，ビタミンD，ビタミンK不足，低栄養など） 2．日常生活（運動不足，アルコール，タバコ，カフェイン過剰摂取，日光不足） 3．薬剤（副腎皮質ホルモン，甲状腺ホルモン，抗てんかん薬，抗凝固剤，免疫抑制剤の使用） 4．身体的因子（やせ，長期の臥床） 5．疾病（甲状腺機能亢進症，糖尿病，腎不全，肝不全，胃切除後）

• Caの尿中排泄を促進：食塩，カフェイン，アルコール，喫煙．たんぱく質の過剰摂取
• Caの食物からの吸収抑制：リン，喫煙

量と食塩摂取量の適正化を行う．

● **骨粗鬆症の治療時に推奨される栄養素**

① カルシウム

カルシウムは，骨の材料となるため，700～800 mg/日摂取することが推奨される．サプリメント，カルシウム薬を使用する場合には，過剰摂取にならないよう注意が必要である．牛乳，乳製品，小魚，緑黄色野菜，大豆・大豆製品などに多く含まれている（表10.1）．

表10.1　カルシウム含有量の多いおもな食品

食品名	食品100 g あたり（μg）	1回使用量（g）	常用量あたり（μg）
牛乳	110	200	220
プロセスチーズ	630	20	126
ヨーグルト（全脂無糖）	120	100	120
スキムミルク（脱脂粉乳）	1100	20	220
ししゃも	350	50	175
干しエビ	7100	5	355
こまつな	170	80	136
モロヘイヤ	260	80	208
みずな	210	80	168
切り干しだいこん（乾）	550	15	83
ひじき（ステンレス釜・乾）	1000	5	50

文部科学省，「日本食品標準成分表2021年版（八訂）」より．

② ビタミンD

ビタミンDは，カルシウムとリンの腸からの吸収を促進するため，10～20 μg/日摂取することが推奨される．魚類やきのこ類に多く含まれている（表10.2）．ビタミンDは，紫外線により皮膚でも合成されるため，1日15分程度の日光浴がすすめられる．

表10.2　ビタミンD含有量の多いおもな食品

食品名	食品100 g あたり（μg）	1回使用量（g）	常用量あたり（μg）
アンコウ・肝	110.0	40	44.0
ウナギ（かば焼き）	19.0	80	15.2
カレイ	13.0	80	10.4
サンマ	16.0	80	12.8
しらす干し（半乾燥）	61.0	10	6.1
シロサケ	32.0	80	25.6
しいたけ（乾）	17.0	6	1.0
きくらげ（乾）	85.0	2	1.7

文部科学省，「日本食品標準成分表2021年版（八訂）」より．

例題

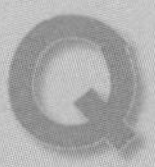

骨疾患に関する記述である．正しいのはどれか．

(1) 骨粗鬆症では血清カルシウム値が低下する．
(2) 副甲状腺機能低下症は骨粗鬆症発症の原因となる．
(3) ビタミンK摂取により，骨量は低下する．
(4) 骨軟化症では血清アルカリホスファターゼ活性が上昇する．
(5) 腎性骨異栄養症では副甲状腺ホルモンの血中濃度が低下する．

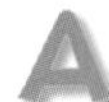

(4)

(1) 骨吸収によって血清カルシウムは維持されているので低カルシウム血症を示さない．
(2) 骨粗鬆症の原因になるのは副甲状腺機能亢進症の場合である．
(3) カルシウム不足時に骨吸収を抑制するはたらきがある．
(4) アルカリホスファターゼは骨芽細胞に多く含まれる酵素で骨軟化症では上昇するのが特徴的変化である．
(5) 血清カルシウム濃度を上昇させるため，副甲状腺ホルモンの分泌が増加する．

骨疾患の病態と栄養管理

③ ビタミンK

ビタミンKは，骨吸収を抑制して骨形成を促進するため，250～300 μg/日摂取することが推奨される．納豆や緑色野菜に多く含まれている（表10.3）．なお，抗凝固製剤であるワルファリン服用者は，ビタミンKの摂取がワルファリンの作用を弱めるため，医師との相談が必要である．

ワンポイント

ビタミンK

骨に存在するたんぱく質であるオステオカルシンを活性化し，カルシウムの尿中への排泄や骨吸収を抑制する．

ワンポイント

ビタミンK_2製剤

低脂肪食により吸収が抑制される．

表10.3 ビタミンK含有量の多いおもな食品

食品名	食品100 g あたり（μg）	1回使用量（g）	常用量あたり（μg）
糸引き納豆	600	50	300
こまつな	210	80	168
しゅんぎく	250	60	150
ツルムラサキ	350	60	210
ブロッコリー	210	50	105
ほうれんそう	270	80	216
モロヘイヤ	640	40	256
わかめ（乾）	660	2	13

文部科学省，「日本食品標準成分表2021年版（八訂）」より．

④ **その他**

たんぱく質は，体内でコラーゲン合成の材料となるため，食事摂取基準の推奨量レベルに相当する量を摂取する必要がある．さらに，果物や野菜に含まれるビタミンCなどの各種栄養素も骨形成に必要である．

● **骨粗鬆症の治療時に避けたほうがよい栄養素**

加工食品や一部の清涼飲料水などに多く含まれるリンは，腸でのカルシウム吸収を阻害する．また，食塩やカフェイン，アルコールの過剰摂取は，尿中へのカルシウム排泄を促進するために注意する．

日本人の成人期以降のカルシウム摂取状況は，400 ～ 600 mg/日程度と少ないことに加え，若年女性では，やせ志向によりエネルギー摂取量および各種の栄養素摂取量が減少している．過度の紫外線対策や身体活動量の低下なども骨粗鬆症リスクを増大させている．若い頃からの適切な方法による予防が重要である．

ワンポイント

骨粗鬆症治療薬である
ビスホスホネート系製剤

カルシウムなどの金属イオンと難溶性のキレートをつくるので，牛乳で服用しないことと服用後30分は飲食をしない．金属を多く含むビタミン剤や制酸薬などにより吸収が著しく抑制される．

2 骨軟化症・くる病

活性型ビタミン D_3 の不足は，骨形成不全（小児ではくる病，成人では骨軟化症）をきたす．骨形成において，類骨（コラーゲン線維）は正常に形成されるにもかかわらず，形成された類骨に骨塩（ハイドロキシアパタイト）が十分に沈着しないと，正常な骨組織が形成されない．また，ビタミンDが欠乏すると，血清カルシウムの低下，副甲状腺ホルモン上昇をきたす．活性型ビタミン D_3 の不足に対しては，活性型ビタミン D_3 の補充を行う．

(1) 骨軟化症

成人でおこる骨変形である．胃や小腸の切除などによるカルシウム吸収障害や，妊娠や授乳による母体のカルシウム不足により生じる．低リン血症，血清ALPの上昇が認められる．

ワンポイント

ALP (alkaline phosphatase)

アルカリホスファターゼ．骨芽細胞，肝細胞などに多く含まれ，これらの崩壊があると，血中に多く放出される．

(2) くる病

小児期に，軟骨内骨化を司る骨端軟骨に石灰化が生じないと，軟骨細胞が不規則に増殖して，骨端の肥厚やO脚，X脚，脊椎の後弯（こうわん）などがおこる．血清ALP上昇が認められる．

【骨軟化症・くる病の食事療法】

食事療法の基本は，ビタミンDやカルシウムを多く含む食品の積極的摂取を行うことである．日本人の食事摂取基準（2020年版）に準じて摂取量を指導する．

アレルギーや偏食が著明な場合や，菜食主義などにより極端な食事制限を行っている場合には，食事内容を見直して適正化する．完全母乳栄養や母親のビタミンD不足も発症に関連する．また日光への曝露不足もリスクとなることから，適度な日光浴がすすめられる．

練習問題

1 骨粗鬆症に関する記述である．正しい記述はどれか． ➜ p. 175 〜 p. 178 参照

(1) 有病率は閉経後に減少する．
(2) 骨密度は変化しない．
(3) 無月経はリスクを高めない．
(4) グルココルチコイドの長期投与はリスクを高める．
(5) 活性型ビタミンDはカルシウムの腸管吸収を抑制する．

2 骨粗鬆症に関する記述である．正しい記述の組合せはどれか． ➜ p. 175 〜 p. 178 参照

a. ビスホスホネート系薬剤は骨吸収を抑制する．
b. 閉経後は閉経前より骨吸収が低下する．
c. 閉経後では骨密度は皮質骨より海綿骨のほうが減少する．
d. 血清アルカリホスファターゼ値は低下する．

(1) aとb　(2) aとc　(3) aとd　(4) bとc　(5) cとd

11章 免疫・アレルギーの病態と栄養管理

CHAPTER GUIDANCE & KEYWORD

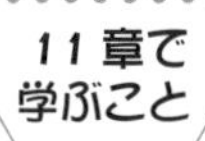

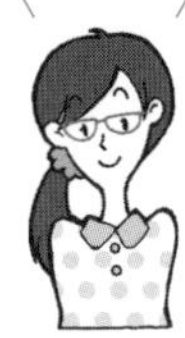

生体防御のシステムには，先天的に備わっているものと，後天的に獲得するものがあります．この章では，おもに後者（後天的免疫）について学びます．免疫・アレルギーあるいは移植の拒絶反応は，おおまかに同様のシステムです．

11章のキーワード

☐ マクロファージ ☐ ヘルパーT細胞 ☐ キラーT細胞 ☐ B細胞
☐ 抗体産生細胞 ☐ 自己免疫 ☐ アレルギー ☐ アレルゲン

1 免疫反応のしくみ

後天的免疫（獲得免疫または適応免疫）とは，生まれてから個別に獲得する生体防御のシステムであり，自己と非自己を認識して非自己を排除する反応，すなわち自己と異なる抗原を排除する反応のことである．細胞性免疫と体液性免疫が同時進行して，非自己を排除する．このような免疫のしくみを図11.1に示した．

細胞性免疫のおもなしくみは，次のように説明できる．

❶ 異物（抗原＝非自己）が体内に侵入（感染）する，❷ 感染部位に単球が遊走して樹状細胞が抗原を認識する（遊走する），❸ 樹状細胞が異物を取り込む（貪食する），❹ 樹状細胞がリンパ節に移動して，異物の一部を表面にだす（抗原提示），❺ 抗原提示を受けたT細胞がキラーT細胞に増殖・分化する．❻ キラーT細胞が感染した細胞を破壊する．

ワンポイント

先天的生体防御系

生まれつき備わっている，異物の侵入を阻止するシステム．

物理的阻止：皮膚や粘膜などの構造的なもの．

化学的阻止：殺菌物質（唾液，胃液，涙）など．

反射による排除：くしゃみ，咳，涙など．

侵入した異物の処理：好中球や単球の食作用．

血液流出の阻止：血小板による血液の凝固．

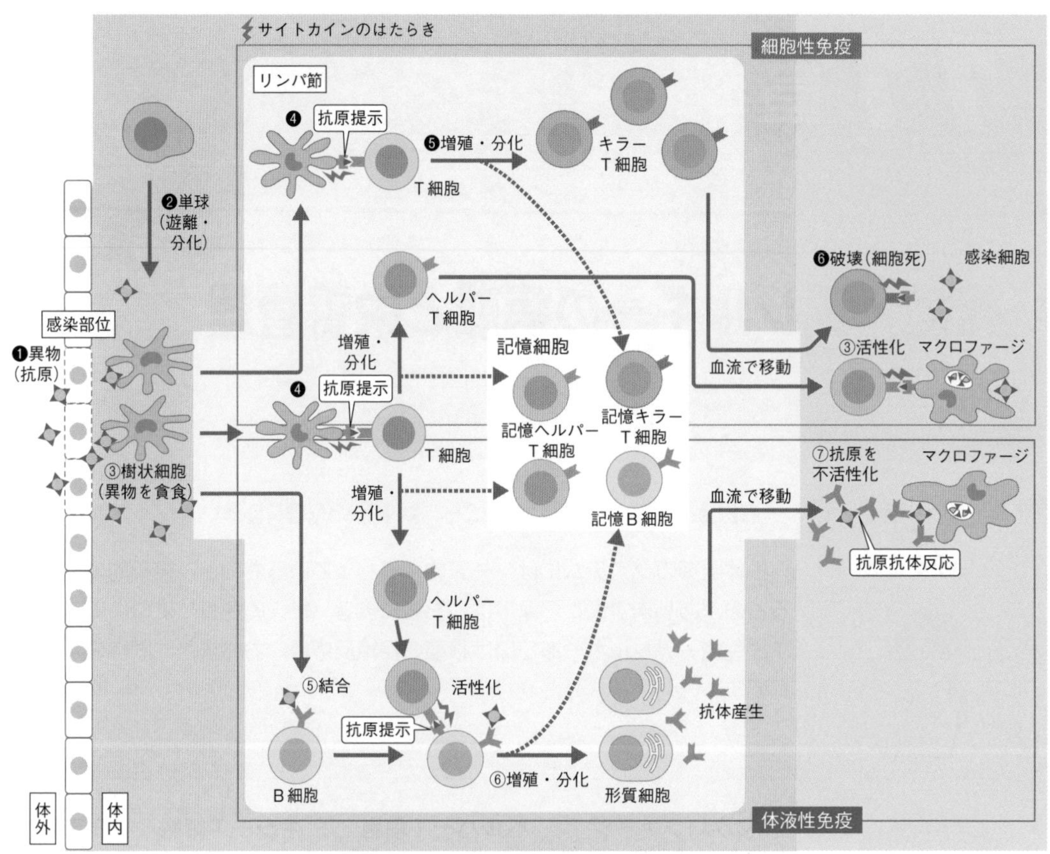

図 11.1　後天的免疫（獲得免疫）のしくみ
『ニューステージ生物図表』，浜島書店（2021）より改変.

体液性免疫のおもなしくみは，次のように説明できる．①～④までは細胞性免疫と同じである．

⑤ 侵入した抗原とB細胞が結合する．⑥ リンパ節において抗原提示をするB細胞をヘルパーT細胞が形質細胞（抗体産生細胞）に増殖・分化させる．⑦ 形質細胞から抗体が分泌され，感染部位で抗原抗体反応により抗原を不活性化する．

なお，抗体産生細胞（形質細胞）が産生する抗体には，表 11.1 のような種類と作用がある．

2 アレルギーの種類

アレルギー（反応）は，体内に侵入した異物（抗原＝非自己）を排除するためにはたらく，生体にとって不可欠な免疫反応が，特定の抗原に対し

表 11.1 抗体の種類と特徴

種類	特徴
IgM	抗原の侵入に対して最初につくられる
IgG	Ig の 70%を占める．ウイルス感染防御で重要．胎盤を通過し，胎児を守る 抗原結合部 / H 鎖 / L 鎖 / L 鎖 可変部：アミノ酸配列の違いにより，多様な抗原に対応する抗体ができる 定常部：クラスごとに同じアミノ酸配列
IgA	唾液，鼻汁，涙，消化液に含まれ，粘膜表面の免疫を行う．ストレスで減少する
IgD	B 細胞の表面に存在する．機能は不明
IgE	アレルギー（抗原抗体反応が生体に不利にはたらき，障害を与えるもの）にかかわる．好塩基球と結合して存在する

て過剰におこった状態である．代表的な疾患には，アトピー性皮膚炎，アレルギー性鼻炎（花粉症），アレルギー性結膜炎，アレルギー性胃腸炎，気管支喘息，食物アレルギー，薬物アレルギー，蕁麻疹（じんましん）などがある．

(1) I 型（即時型）アレルギー

IgE が，肥満細胞（マスト細胞）や好塩基球に結合し，そこに異物（抗原）が結合すると，これらの細胞がヒスタミンやセロトニンなどの生理活性物質を放出する．続いて，血管の拡張および透過性亢進などがおこって，浮腫，掻痒（そうよう）などの症状が現れる．この反応は抗原が体内に入るとすぐに生じるため，即時型アレルギーとよばれる．反応が激しく，全身におこる場合には急速に血圧が低下する（アナフィラキシーショックをきたす．I 型アレルギーは，抗原への接触後 10 分程度で現れてくるのが特徴である．

代表例は，アトピー性皮膚炎や食物アレルギー，じんましん，花粉症である．

(2) II 型（細胞障害型）アレルギー

IgG が，抗原を含む細胞に結合し，それを認識した白血球が細胞を破壊する反応である．たとえば，肝炎ウイルスを排除しようとする結果，肝炎ウイルスを含む肝細胞が破壊されるために肝炎が発生する．

代表例は，B 型肝炎や C 型肝炎などのウイルス性肝炎，あるいはペニシリンアレルギーや自己免疫性溶血性貧血である．

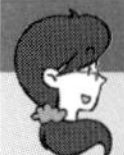

レベルアップへの豆知識

食物アレルギー発症の感作成立

アレルギーになりやすい体質の人はアレルゲンと接触しているとアレルゲンに対する IgE 抗体をつくりはじめる．これを感作の成立という．食物に対する IgE 抗体をつくっても，まだ食物に対するアレルギーが発症したわけではない．食物を食べて過敏症状が実際に出現する状態を食物アレルギーの発症という．感作の成立は食物アレルギーの発症の準備段階といえる．

食物アレルゲン
↓ 経口摂取／吸入／皮膚への接触
食物アレルギーになりやすい体質（アトピー素因）
↓ 食物に対する IgE 抗体をつくりはじめる
感作成立
↓ 食物抗原の摂取，吸入，皮膚接触によって過敏症状が出現
食物アレルギー発症

ワンポイント

アナフィラキシーショック
強い抗原抗体反応により，短時間にショック（血圧低下など）に陥った状態．

ワンポイント

アルサス型反応と血清病

免疫複合体の傷害する部位が限局的な部位にとどまる反応をアルサス型反応といい，全身に及ぶものを血清病とよぶ．過敏性肺臓炎はアルサス型反応，全身性エリテマトーデス，溶血性連鎖球菌感染後糸球体腎炎は血清病の代表例である．

(3) Ⅲ型（免疫複合体型）アレルギー

免疫反応により，抗原，抗体，補体などが互いに結合した免疫複合体が血流により運ばれていき，組織を傷害する反応である．免疫複合体の傷害する部位が限局的な部位にとどまるものと，全身にわたるものがある．2～8時間で発赤や浮腫が現れるのが特徴である．

代表例は，全身性エリテマトーデス（ループス腎炎），急性糸球体腎炎，関節リウマチ，リウマチ性肺炎，多発性動脈炎，アレルギー性血管炎，シェーグレン症候群である．

(4) Ⅳ型（遅延型）アレルギー

抗原と特異的に反応した感作T細胞から，マクロファージを活性化するさまざまな生理活性物質（サイトカイン）が分泌され，周囲の組織の障害を引きおこすものである．Ⅰ～Ⅲ型アレルギー体液性免疫によるものであるのに対し，Ⅳ型アレルギーは細胞性免疫によるものである．リンパ球の集簇（しゅうぞく）（集まってくること），増殖，活性化などに時間がかるため，遅延型とよばれる．

代表例は，ツベルクリン反応，接触性皮膚炎，移植の拒絶反応，薬物アレルギー，金属アレルギー，過敏性肺臓炎である．Ⅳ型アレルギーは，24～48時間後に発赤や硬結となって現れるため，ツベルクリン反応では皮内注射から48時間後に判定を行う．

3 自己免疫疾患

自己免疫疾患とは，自分自身の細胞や組織に対して，免疫機構が過剰にはたらいてしまうことにより症状をきたす疾患の総称である．全身にわたり影響が及ぶ全身性自己免疫疾患と，特定の臓器だけが影響を受ける臓器特異的自己免疫疾患の2種類に分けることができる．関節リウマチや全身性エリテマトーデス（SLE）などに代表される膠原（こうげん）病は全身性自己免疫疾患に，重症筋無力症や自己免疫性肝炎などは臓器特異性自己免疫疾患に分類される．

自己免疫疾患はアレルギーとは異なり，自己のもつ抗原（アレルゲン）に対して免疫反応がおこる疾患である．内因性アレルゲンによるアレルギー反応である点でアレルギーとは異なるが，そのメカニズムは同様である．免疫異常が疾患の原因となっていることから，多くの場合，治療にはステロイド剤と免疫抑制剤が用いられる．

4 免疫不全症候群

なんらかの原因により免疫能が低下し，日和見（ひよりみ）感染のリスクが高くなった病態を免疫不全症候群という．原因には，薬剤，放射線，白血病などによる免疫細胞の減少，後天性免疫不全症候群（エイズ，AIDS）による免疫機構の障害などがある．

エイズは，HIV がヘルパー T 細胞に感染することにより，ヘルパー T 細胞が障害されて，サイトカインの分泌を介した細胞性免疫と体液性免疫の双方の機能不全に陥った状態である．

5 アトピー性皮膚炎

多くはアトピー体質という遺伝的な素因が関係しており，気管支喘息やアレルギー性鼻炎なども併発しやすい．よくなったり悪くなったりを繰り返す痒みをともなう湿疹が主病変である．皮膚のバリア機能が低下しているため，アレルゲン（アレルギーの原因物質）や細菌などが容易に侵入して湿疹（炎症）がおこりやすい．また水分が蒸発して皮膚が乾燥する．I 型アレルギーに分類される．

6 食物アレルギー

特定の食品がアレルゲンとなって，免疫反応がおこるものをいう．食品によっては，アナフィラキシーショックをおこして命にかかわることもある．I 型アレルギーに分類される．

基本となる治療は，食べ物からの原因抗原の回避と除去である．しかしながら，抗原との完ぺきな接触の回避は簡単ではない．たとえば，ハウスダストや猫などに対するアレルギーの場合，アレルギー症状がおこりにくいレベルまで吸入抗原の濃度を減少させるのに数カ月を要することもある．また，アレルゲンには交差反応という現象も存在し，ラテックスとバナナ，しらかば花粉とりんごのように，本来の原因物質とは異なる（関係ない）と思われるような物質によっても症状が誘発されることがある．

【食物アレルギーの食事療法】

食物アレルギーは，「食物によって引き起こされる抗原特異的な免疫学的機序を介して，生体にとって不利益な症状が惹起される現象」と定義されている．図 11.2 に示したとおり，食物による不利益な反応は「免疫学的

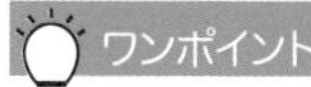

免疫不全症候群

- （原発性）先天性（遺伝）
- 後天性
  - ウイルス→エイズ（AIDS）
  - 薬剤

AIDS

acquierd immunodeficiency syndrome，後天性免疫不全症候群，エイズ．

HIV

human immunodeficiency virus，ヒト免疫不全ウイルス，エイズウイルス．

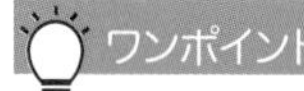

アトピー

ギリシャ語の *Atopos* 由来の言葉であり，不思議な病気という意味をもつ．

レベルアップへの豆知識

アレルギー疾患の罹患頻度

アレルギー疾患の罹患頻度は年齢によって異なる．非典型的な年齢において発症した場合は，ほかにアレルギーを誘発する疾患を合併していることがある．たとえば，成人発症のアトピー性皮膚炎を疑う場合は，T 細胞性の悪性リンパ腫も考える必要がある．

ワンポイント

交差反応

先に感作したアレルゲンと共通のたんぱく質構造をもつ食物などが体内に侵入することによりおこるアレルギー反応．花粉症の場合は，花粉に含まれるアレルゲン（たんぱく質の一部）と，果物や野菜などに含まれるたんぱく質が似ているために，花粉に対してつくられた IgE 抗体が，果物や野菜にも反応する．

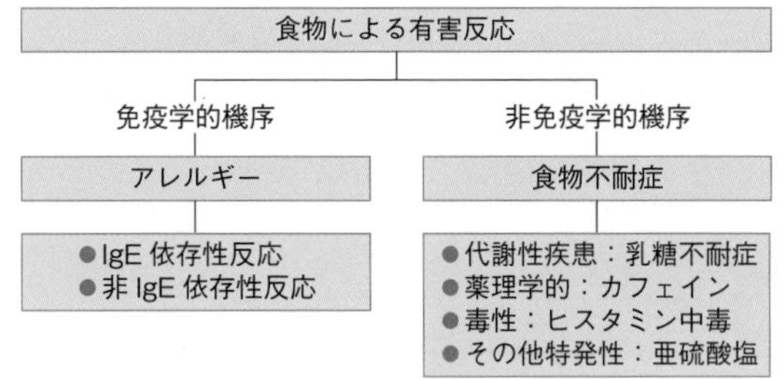

図 11.2　食物による不利益な反応のタイプ
日本小児アレルギー学会食物アレルギー委員会 編,『食物アレルギー診療ガイドライン 2021』, 協和企画（2021）より.

機序」によるものと「非免疫学的機序」によるものに大別されるが，食物アレルギーは免疫学的機序によるものである.

食物不耐症（乳糖不耐症，ヒスタミン中毒など）は，免疫学的機序を介さないため，食物アレルギーとは区別される.

食物またはその成分がアレルギー症状の誘発に関与している場合には，アレルゲンの侵入経路を問わず，食物アレルギーである．アレルゲンの侵入経路は，経口（摂取），経皮（接触），経気道（吸入）などである.

食物アレルギーを含むアレルギーでは，皮膚，粘膜，呼吸器，消化器，神経，循環器などのさまざまな臓器に症状が誘発される．また，アナフィラキシーは，アレルゲン等の侵入により，複数臓器に全身性にアレルギー症状が惹起され，生命に危機を与え得る過敏反応である．アナフィラキシーに血圧低下や意識障害をともなう場合を，アナフィラキシーショックという.

IgE 依存性食物アレルギーの臨床型分類とそれらの特徴を表 11.2 に示した．なお，このほかの病型として，IgE 依存性だけでなく，IgE 非依存性あるいはその両方の性質をもち，新生児期や乳児期早期にみられる「新生児・乳児食物たんぱく誘発胃腸症」（新生児・乳児消化管アレルギーと同義）もある．この病型では，牛乳（乳児用調整粉乳）を中心に，ときに卵黄や大豆，コメ等も原因食物となり，嘔吐や血便，下痢などの消化器症状を呈する．IgE 依存性の食物アレルギーの臨床型は，以下の①～④に大別される.

① 食物アレルギーの関与する乳児アトピー性皮膚炎

乳児アトピー性皮膚炎に合併して認められる食物アレルギーであり，食物に対する IgE 抗体の感作が先行し，食物が湿疹の増悪に関与している場合である．ただし，すべての乳児アトピー性皮膚炎に食物が関与しているわけではない.

② 即時型症状

最も典型的なタイプであり，原因食物を摂取したあと，通常 2 時間以内

表 11.2　IgE 依存性食物アレルギーの臨床型分類

臨床型	頻度の多い発症年齢	頻度の高い食物	耐性獲得（寛解）	アナフィラキシーショックの可能性	食物アレルギーの機序
食物アレルギーの関与する乳児アトピー性皮膚炎	乳児期	鶏卵，牛乳，小麦，大豆など	多くは寛解	（＋）	おもに IgE 依存性
即時型症状（蕁麻疹，アナフィラキシーなど）	乳児期～成人期	乳児～幼児：鶏卵，牛乳，小麦，そば，魚類，ピーナッツなど 学童：甲殻類，魚類，小麦，果物類，そば，ピーナッツなど	鶏卵，牛乳，小麦，大豆などは寛解しやすい．その他は寛解しにくい	（＋＋）	IgE 依存性
食物依存性運動誘発アナフィラキシー（FDEIA）	学童期～成人期	小麦，エビ，カニなど	寛解しにくい	（＋＋＋）	IgE 依存性
口腔アレルギー症候群（OAS）	学童期～成人期	果物，野菜など	寛解しにくい	（±）	IgE 依存性

「食物アレルギーの診療の手引き 2020」検討委員会，「食物アレルギーの診療の手引き 2020」（2020）より．

にアレルギー症状が誘発されることが多い．

③ 食物依存性運動誘発アナフィラキシー（FDEIA）

原因食物を摂取したあとに運動することによりアナフィラキシーが誘発される．

④ 口腔アレルギー症候群（OAS）

口唇，口腔，咽頭粘膜で即時型症状を呈する．なかでも，花粉症患者にみられるものを「花粉-食物アレルギー症候群（PFAS）」とよぶ．PFAS とは，おもに花粉の影響を受けた人が，その花粉アレルゲンと交差反応する生の果物や野菜を摂取したときに，口腔咽頭粘膜でアレルギー反応がおこるものである．

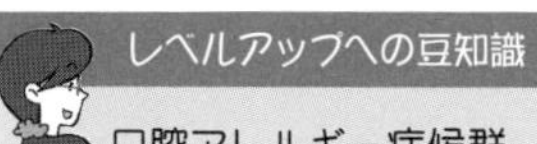

口腔アレルギー症候群

果物や野菜などの食物を摂取して，15 分以内に，直接，触れた唇や舌，咽が痒くなったり，腫れたりすること．下痢，嘔吐などをおこすこともある．基本的には原因となるものが粘膜に，直接触れることで生じるアレルギー反応．

●原因食物

アレルゲンとは，アレルギー反応を引きおこす物質のことである．食物アレルゲンの大部分は，食物に含まれるたんぱく質である．表 11.3 に「なんらかの食物を摂取後 60 分以内にアレルギー反応が出現し，かつ医療機関を受診したもの」における年齢別の新規発症の原因食物を示した．0 歳児では，鶏卵，牛乳，小麦が 90％以上を占める．発症頻度は，乳児で最も多く，幼児期，学童期と，加齢にともない減少する．

栄養管理のポイント：以下のポイントをおさえ，安心・安全な栄養管理を行う．

1）必要最小限の食物除去（アレルゲン除去）

食物アレルギーは，血液検査だけで正しく診断することはできない．実

表 11.3　新規発症の原因食物

n = 2764

	0歳 (1356名)	1，2歳 (676名)	3～6歳 (369名)	7～17歳 (246名)	≧18歳 (117名)
1	鶏卵：55.6%	鶏卵：34.5%	木の実類：32.5%	果物類：21.5%	甲殻類：17.1%
2	牛乳：27.3%	魚卵類：14.5%	魚卵類：14.9%	甲殻類：15.9%	小麦：16.2%
3	小麦：12.2%	木の実類：13.8%	落花生：12.7%	木の実類：14.6%	魚類：14.5%
4		牛乳：8.7%	果物類：9.8%	小麦：8.9%	果物類：12.8%
5		果物類：6.7%	鶏卵：6.0%	鶏卵：5.3%	大豆：9.4%

今井孝成，杉崎千鶴子，海老澤元宏，アレルギー，**69**，701-5（2020）より．

際の症状と，食物経口負荷試験などの専門的な検査結果を組み合わせ，医師が総合的に診断する．保護者は，心配や不安により，食物アレルギーを誘発する可能性のある食物を極端に避けたり，血液検査の結果から多数の食品を除去したりしている場合がある．

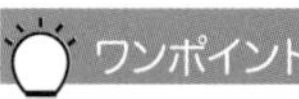

食物経口負荷試験

アレルギーが確定または疑われている食品を，単回または複数回に分割して摂取させ，症状の有無を医師が確認する検査．①原因食物の確定，②安全に摂取できる量の決定または耐性獲得の診断のために行う．

「食べられる範囲」は，症状が誘発されずに食べられる原因食物の量であり，その範囲（量）は患者によって大きく異なる．そのため，食物経口負荷試験などで症状が誘発されない量を１つひとつ確認し，原因物質が含まれていても「食べられる範囲」を自宅で食べるよう医師が指示し，その指示にもとづいて，管理栄養士が，原因食物が含まれる食品や料理，食べられる量について栄養指導を行う．治療においては，「必要最低限の原因食物の除去」の考え方が重要である．

なお，保育所や学校等（集団）における給食の提供では，「必要最小限の原因食物の除去」の考え方は該当しない．個別性の高い食事対応を行うことは，調理作業を煩雑にし，かえってアレルゲンの混入や誤配等のリスクを上昇させる．給食では，“完全除去”か“解除*”の両極でアレルギー対応食の単純化を図り，安全・安心を最優先とするべきである．

*ここでの解除とは，原因物質を含む食品（たとえば卵1個）を食べられるなど，給食などにおいて提供される日常摂取量を食べることができる状態をいう．

2）安全性の確保

「食べられる範囲」であると判断された量であっても，患者の体調や運動によってはアレルギー症状が誘発される可能性がある．十分な安全性が担保できる範囲とすることが必要である．

加熱調理により低アレルゲン化する（抗原性が下がる）食品もあるが，そうでない食品もあることに十分配慮する（表 11.4）．

食品の購入時に，アレルギー表示（表 11.5）などを活用し，原材料の確認することを習慣化するよう指導する．

生活のなかでの注意事項（料理の際の混入，食品の取り違え，原因食品の食べこぼしなど）について，家族の理解と協力を得られるよう指導する．正しい知識をもたずに不用意に食べ物を与えることがないよう，祖父母や兄弟姉妹など，周囲にも対応を理解してもらう．

表 11.4　食品の特徴と除去の考え方

鶏卵	• 卵白のアレルゲンが主原因であり，おもなアレルゲンにオボムコイド，オボアルブミンがある • オボアルブミンは，加熱によりアレルゲン性が低下するが，加熱温度や時間によって異なる • 鶏肉や魚卵とはアレルゲンが異なるため，基本的に除去する必要はない • 加工食品の原材料となる卵殻カルシウム（焼成・未焼成製品）はほとんどのケースで摂取できる
牛乳	• おもなアレルゲンにカゼイン，β-ラクトグロブリン，α-ラクトアルブミンがある • 牛乳のアレルゲンは，一般に加熱によるアレルゲン性の変化を受けにくい • 牛乳を除去すると，カルシウム摂取量が不足するため，ほかの食品で補う • 牛肉とはアレルゲンが異なるため，基本的に除去する必要はない • 菌の名前である乳酸菌，化合物の乳酸カルシウムや乳酸ナトリウム，卵黄や大豆等からつくられる乳化剤は，「乳」の文字が入るが，除去対象にならない • 乳酸菌飲料は牛乳成分が入るため，除去対象となる
小麦	• グルテンも含めた除去が必要である．グルテンは麩の原料にもなる • 大麦やライ麦などの麦類とは，交差抗原性が知られているが，すべての麦類の除去が必要となることは少ない • 醤油の原材料に利用される小麦は，醸造過程で小麦アレルゲンが消失する．したがって，原材料に小麦の表示があっても，医師の特別な指示がないかぎり，醤油を除去する必要はない．穀物酢も，医師の特別な指示がないかぎり，基本的に除去する必要はない • 食物依存性運動誘発アナフィラキシーの原因食物として頻度が高い
魚卵	• 乳幼児期では，はじめてイクラを摂取して症状が誘発される場合がある • ほかの魚卵（タラコ，シシャモの卵，ワカサギの卵，カズノコ，とび子など）をまとめて除去する必要はない
ピーナッツ	• ピーナッツはローストする（炒る）ことでアレルゲン性が高まる • ピーナッツオイルを含めた除去（スキンケア製品を含む）が必要である • ほかのナッツ類とまとめて除去する必要はない．しかし，ほかのナッツ類も原因食品となる頻度が多いため，食物経口負荷試験などによって個々に症状の有無を確認する
果物	• 原因となる頻度が高い果物に，キウイ，バナナ，モモ，リンゴ，サクランボがある • 花粉症患者で，生の果物や野菜を摂取して，口腔内や喉に痒みなどを感じる花粉－果物アレルギー症候群（PFAS）の多くは，加熱調理した野菜や果物の摂取は可能である • 違和感を感じたら摂取を止めることで症状が治まるため，厳密な除去は必要ないことが多いが，微量でアナフィラキシーを呈する病型の場合は注意する

「食物アレルギーの栄養食事指導の手引き 2022」より作成．

表 11.5　アレルゲンを含む食品に関する表示

	特定原材料等の名称	理　由	表示
特定原材料（表示義務） 8 品目	えび，かに，くるみ，小麦，そば，卵，乳，落花生（ピーナッツ）	特に発症数，重篤度から勘案して表示する必要性の高いもの	義務
特定原材料に準ずるもの （表示を推奨） 20 品目	アーモンド，あわび，いか，いくら，オレンジ，カシューナッツ，キウイフルーツ，牛肉，ごま，さけ，さば，大豆，鶏肉，バナナ，豚肉，マカダミアナッツ，もも，やまいも，りんご，ゼラチン	症例数や重篤な症状を呈する者の数が継続して相当数みられるが，特定原材料に比べると少ないもの 特定原材料とするか否かについては，今後，引き続き調査を行うことが必要	推奨 （任意）

消費者庁，アレルゲンを含む食品に関する表示；特定原材料にくるみが追加（令和 5 年 3 月 9 日），特定原材料に準ずるものとしてマカダミアナッツが追加，まつたけを削除（令和 6 年 3 月 28 日）．

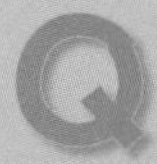

例題

Q 食物アレルギーに関する記述である．正しいのはどれか．

(1) 乳幼児期にはおこらない．
(2) II型アレルギーである．
(3) IgE が関与する．
(4) アナフィラキシーショックはおこらない．
(5) 低炭水化物食が有効である．

A (3)

(1) 乳幼児期に重要な疾患である．
(2) I 型アレルギーである．
(3) 正しい．
(4) I 型アレルギーの重症なものがアナフィラキシーである．
(5) アレルギーの原因成分除去を目的とすべきで低炭水化物食はとくに意味がない．

3）栄養面への配慮

除去した食物によって不足する可能性のある栄養素を，ほかの食品で補う．とくに，原因食品が牛乳の場合は，カルシウムが摂取量不足する．カルシウム含有量の多い食品や，牛乳たんぱく加水分解乳などを利用する．加水分解乳等は複数の会社から販売されているが，使用たんぱく質やたんぱく質の分解の程度など，個々に特徴があるため，医師に確認して用いることも必要である．

魚アレルギーの場合には，魚全般の除去が長期に続くと，ビタミンD摂取量が不足する．ビタミンDの多い食品（鶏卵アレルギーがない場合には卵黄も可）や牛乳たんぱく加水分解乳などで補う．なお，魚アレルギーにおいては，すべての魚の除去が必要とはかぎらない．摂取可能な魚をみつけるために，問診や食物経口負荷試験を行う．

4）患者家族の QOL 維持

患者家族には，いつまで原因食物の除去を続けなければならないのか（先がみえない）という不安や，毎食のアレルゲン除去にともなう日常的緊張やストレスが多い．また，原因食物の除去により，加工食品や外食の選択肢が少なくなるなど，家族全体の QOL が低下する可能性がある．

食品の特徴と除去の考え方（表 11.4）を参考に，必要以上に原因食物や

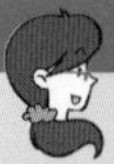

レベルアップへの豆知識

食物アレルギーの栄養食事指導料

外来・入院ともに，9 歳未満の患者に対して，初回は月 260 点（2 回目以降 200 点）の診療報酬が得られる．

原因となっていない食品まで除去していないかを確認し，食事に関する負担が軽減するようアドバイスすることが重要である.

練習問題

1 食物アレルギーに関する記述である．正しいのはどれか. ➜ p. 185〜p. 191 参照

（令和 2 年度：第 17 回栄養士実力認定試験より）

（1）有病率は，学童期が乳児期より高い.
（2）卵のアレルゲン活性は，加熱処理によって増強する.
（3）牛乳アレルギーでは，牛肉の除去が必要である.
（4）牛乳アレルギーでは，ヨーグルトを代替食品とする.
（5）小麦のアレルゲンには，グルテンがある.

2 食物アレルギーに関する記述である．正しいのはどれか. ➜ p. 185〜p. 191 参照

（第 35 回管理栄養士国家試験問題を一部改変）

（1）鶏卵アレルギーでは，鶏肉を除去する.
（2）グルテンは，加熱により抗原性が増大する.
（3）大豆は，特定原材料として表示する義務がある.
（4）ピーナッツは，アナフィラキシーの原因にならない.
（5）オボアルブミンは，加熱により抗原性が低下する.

12章

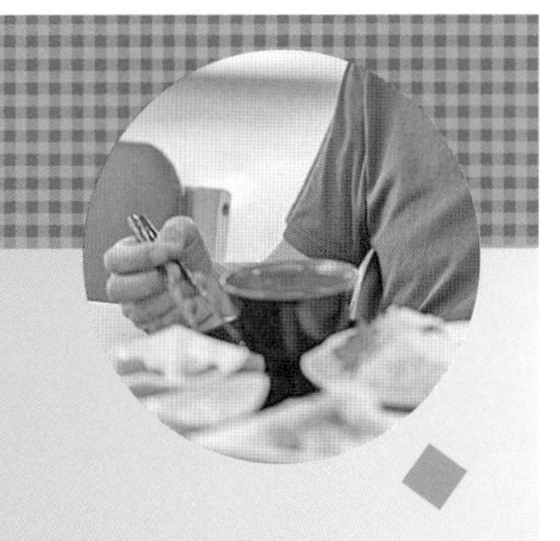

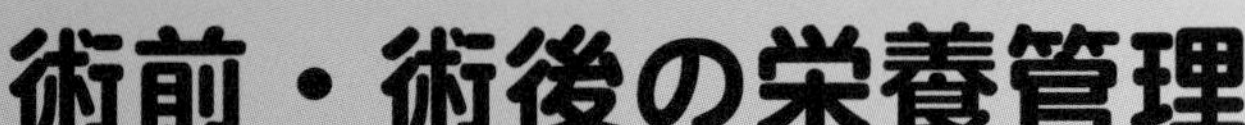

術前・術後の栄養管理

CHAPTER GUIDANCE & KEYWORD

12章で
学ぶこと

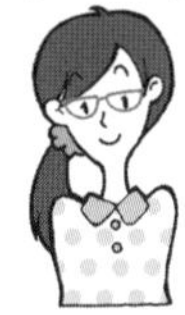

消化管（器）の手術を行う患者は，術前より適切な栄養管理が必要です．術後のすみやかな回復のために，栄養管理はきわめて重要です．

この章では，胃・十二指腸潰瘍の治療，短腸症候群，人工肛門（ストーマ）造設後の栄養管理について学びます．

12章の
キーワード

□ 術前管理　□ 術後ストレス応答　□ 侵襲　□ 短腸症候群
□ 人工肛門　□ 食物繊維の役割

1 術前・術後の栄養管理とは

外科手術には対象となる臓器によりさまざまなものがあるため，栄養管理は，ⅰ）一定期間の絶飲食をともなうもの，ⅱ）消化管以外の臓器に対するもので代謝に影響を与えるもの，ⅲ）摂食，消化吸収，代謝にほとんど影響しないものに分けて考える必要がある．

ⅰ）の場合は，対象となる消化管の部位とその再建方法により，本来の機能が失われることや低下することがあるため，それに応じた栄養管理を行うことになる．一方，ⅲ）の場合は，特別な栄養管理が必要となることはないが，ⅱ）の場合は，状況に応じた栄養管理が必要となる．

ⅱ）の例としては，心臓疾患や脳疾患，内分泌系疾患に対する手術などがある．心臓の手術では，水分や食塩の制限などの管理が必要となる．また，脳の手術では，意識レベルや麻痺などにより食物摂取が困難となるため，**経腸栄養**や**中心静脈栄養**（TPN，p. 222 参照）などの適応になること

TPN
tatal parenteral nutrition

PN
parenteral nutrition

がある．ⅰ）〜ⅲ）のどの場合でも全身麻酔をともなう手術では，術前・術後に絶飲食とする必要があるため，この期間は**経静脈栄養**（PN）となる．

一方，手術の対象となる疾患のほかに，基礎疾患がある場合は，それに対する栄養管理を行うことも必要である．とくに，肝機能障害や糖尿病などがある場合は，術後の栄養管理が重要となる．

(1) 術前の栄養管理

消化器疾患の術前には，消化器系の異常により食物の摂取・消化・吸収・排泄が十分にできていないことが多く，手術の邪魔になる食物残渣や排泄物が消化管内にできるだけ残らない状態にするための前処置として，TPNによる栄養管理が一定期間必要となることがある．また，どのような疾患でも，手術後のすみやかな回復のために，長期間にわたる出血や摂食障害や栄養吸収障害による低栄養状態についても検討し，水分・電解質のバランスや栄養状態の改善を行っておくことも大切である．

(2) 術後の栄養管理と予後判定

一般に，食物摂取や消化・吸収に問題がない疾患では，術後すみやかに経口栄養に戻ることができる．しかし，手術の侵襲（しんしゅう）（切除範囲の大きさ，再建方式による体の負担など）が大きくなると，血糖値の上昇とそれにともなう高浸透圧利尿がおこることがある．このような場合は，インスリンによる血糖値のコントロールや水分・電解質補正を行う必要がある．

消化器系の手術では，消化管の回復に応じて，経静脈栄養から経口栄養・経管栄養へと変えていく．しかし，切除範囲の大きさや再建術式によって，本来の消化管の機能が失われる場合や低下する場合には，それを補うための栄養管理を行うと同時に栄養支援による患者の理解を進めることが大切である．予後は，疾患によって左右される部分が大きいが，そのQOLの向上には栄養状態を適正に保つことが重要となる．

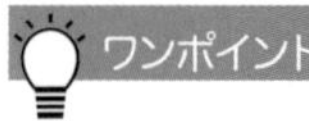

QOL（quality of life）
日常生活を送るうえでの肉体的，精神的，社会的な状況のこと．疾病などで，これらの状況に障害がおこると日常生活のレベルが低下するため，これらの改善を進めることが大切である．

【術前・術後の食事療法】

基本：術前・術後の栄養管理が患者の病態に影響をおよぼしやすいのは消化管（器）手術である．いずれの場合にも，手術の侵襲により異化が亢進し，術前・術後に適切な栄養管理がなされないと，組織修復力，免疫能が低下する（縫合（ほうごう）不全，術後感染症，多臓器不全へと進行する場合がある）．

栄養評価：消化器疾患の術前は，低栄養状態となっている場合が多い．％IBW，％UBW，血清アルブミン値，トランスフェリン，総リンパ球数などにより，術前の栄養状態を評価する．また予後栄養指数（PNI）を用いて，術後の予後を推測し，必要と判断された場合には，手術を延期してでも栄養状態を改善しなければならない場合もある．また，術前の栄養摂取

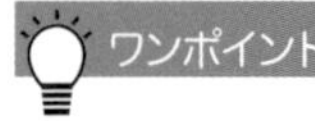

PNI
（p. 16参照）

12章

状況，食欲や消化器症状（嘔気，下痢，咀しゃく嚥下），既往疾患を把握し，手術までの栄養管理計画を作成し，栄養療法を実施する．

栄養ケア：術前の栄養評価により低栄養状態にあると判断された場合には，栄養状態を改善することにより，術後の合併症予防や，回復の短縮を期待できる．このとき，経口摂取により，必要な栄養量を充足できない場合には，経口での食物の摂取に経腸栄養法や経静脈栄養法を併用して，手術が可能な栄養状態へと導く．

術後の栄養管理が難渋するのは，食道がん，膵臓がん，肝臓がんなど侵襲の大きい疾患である．また，術後1週間以上経口摂取ができない場合，糖尿病を合併している場合なども難渋する．術後早期には，TPNにより循環動態の安定を図る．術後5日くらいからは腸瘻（ちょうろう）または胃瘻（いろう）などから経腸栄養剤を投与する場合がある．投与するエネルギー量の算出（p. 8参照）は，術後の栄養状態，合併症の有無などを考慮して決定する．

2 胃・十二指腸潰瘍の術後

(1) 胃・十二指腸潰瘍の外科治療

胃・十二指腸潰瘍は，保存的な治療により治癒するので，現在では外科手術の対象となることはほとんどない．しかし，長期間にわたり治療しないでおくと，潰瘍部（かいようぶ）が深くなり動脈からの出血が止まらなくなることやあながあいて**腹膜炎**になることがある．このような場合は，緊急手術でその部分を切除することがある．

ワンポイント

腹膜炎

腹腔内臓器の炎症が腹腔内へと広がったものをいう．原因として，消化管穿孔によるものや胆嚢炎，虫垂炎などがある．

(2) 胃・十二指腸潰瘍術後の症状

長期の出血による貧血や低栄養状態がある症例では，術直後は**術後縫合不全**となる可能性があり，それらを予防するために輸血やTPNによる栄養管理が必要となることがある．胃の切除範囲が大きくなると胃がんの術後と同様に**胃切除後症候群**（p. 26参照）がおこることもあるが，残存する胃が十分にある場合は術前と同程度に回復し，通常の食生活を送ることができるようになる．

ワンポイント

縫合不全

外科手術において縫合した部分の治癒は，肉芽形成がおこり組織が再生することによるため栄養状態不良やステロイドホルモンなどの影響で組織再生が不十分な場合に縫合部が治癒せず開いてしまうこと．

(3) 合併症

胃の切除範囲が大きくなると胃切除後症候群がおこることがある．また，術後にH_2ブロッカーなどの胃酸分泌抑制剤の投与が長くなると鉄（Fe）分やカルシウム（Ca）吸収が低下することにより，貧血や骨代謝異常がおこることもある．

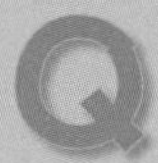

例題

Q 胃，十二指腸の手術前後の栄養管理に関する記述である．正しいのはどれか．

(1) 術前に低栄養状態になることはほとんどない．
(2) 手術後の合併症として，逆流性食道炎がおこることがある．
(3) 食事直後に起こる早期ダンピング症候群は低血糖が原因である．
(4) 胃全摘患者の術後におこる貧血はおもに鉄欠乏性貧血である．
(5) 胃全摘患者の術後におこる貧血はおもにビタミン B_1 吸収不全による悪性貧血である．

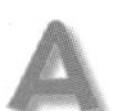

A (2)

(1) 術前から下痢，嘔気などにより食欲が低下し，低栄養状態である場合が多い．
(2) 胃切除による噴門部の逆流防止機構の障害で，消化液（胃酸や胆汁）が食道に逆流することによりおこる．
(3) 術後の食直後におこる早期ダンピングは，高浸透圧の食事が一気に小腸に流れ込むためにおこる．
(4) 胃全摘患者の術後におこる貧血は巨赤芽球性貧血である．
(5) 胃全摘患者の術後におこる貧血は，ビタミン B_{12} 吸収不全による巨赤芽球性貧血である．

【胃・十二指腸潰瘍術後の栄養療法】（p. 25 参照）

3 短腸症候群

(1) 短腸症候群とは

体のエネルギー源とおもな構成材料となる栄養素の吸収のほとんどが小腸で行われる．したがって十分な栄養素を食物中から吸収するには，一定の長さが必要となる．小腸の疾患*や外傷などで回復不能な損傷がおこった場合，その部分を外科的に切除してつなぎ合わせるが，切除範囲が 70～80%となり残された小腸の長さが不十分であると栄養素の吸収障害がおこり，**短腸症候群**となる．

＊ 小児では腸捻転や先天性腸管異常，成人では上腸間膜動脈血栓症や絞扼性（こうやくせい）イレウス，クローン病など．

ワンポイント

短腸症候群

小腸の疾患や外傷などで小腸が広範囲にわたって切除されたもの．栄養素の消化吸収には一定以上の長さの小腸が必要となるため，消化吸収障害による栄養失調がおこる．このため，補助的な栄養管理が重要となる．

(2) 短腸症候群の症状

小腸の吸収障害による，下痢，体重減少，脱水，栄養障害がおもな症状である．また，術後の経過により 3 つの病期に分けられる．

ⅰ）第Ⅰ期（術後約1カ月以内）では，経口摂取はできず，多量の下痢にともなう水分と電解質喪失がおこる．このため，TPNによる管理が必須となる．

ⅱ）第Ⅱ期（術後1～3カ月）になると小腸機能の回復がはじまり，下痢の改善がみられ，経口摂取が可能となるが，栄養吸収は不十分でありTPNを続ける必要がある．

ⅲ）第Ⅲ期（術後4～12カ月）は，腸管機能が回復するため，TPNからの離脱と経口・経腸栄養へと移行の時期となる．

(3) 合併症

鉄分やビタミン・微量元素の不足による貧血や皮膚症状，神経症状などさまざまな合併症がみられる．また，手術による腸管の癒着による腹痛や腸閉塞（ちょうへいそく）などがおこることがある．

【短腸症候群の食事療法】

基本：残存小腸が60 cm以下，あるいは回腸末端部分の残存が少ない場合，TPNからの離脱は困難であり，退院後も在宅静脈栄養法を継続することとなる．このような症例では高度の消化吸収不良状態が続くため，TPN，経腸栄養法による管理が長期に及ぶ，患者のメンタルケアを含めた総合的な栄養管理が重要である．

栄養評価：身体計測（身長，体重，TSF，AMCなど），血清アルブミン，ラピッドターンオーバープロテイン（RTP．プレアルブミン，レチノール結合たんぱく質，トランスフェリン），電解質，尿量などにより栄養状態を評価する．経腸栄養剤，経口食，経静脈栄養剤を併用した場合には総合した摂取栄養量の評価．脂肪の吸収障害の有無についての検査や，便状態の評価も行う．

栄養ケア：栄養管理について期間別に示す（表12.1）．

第Ⅰ期には，TPNによる管理が必須である．多量の下痢と，それにともなう電解質異常がおこるため，経静脈的に補正が必要である．第Ⅱ期には，下痢が除々に改善し，経腸栄養が開始される（TPN併用）．経腸栄養剤の選択は個々の消化吸収能に応じて行う．場合によっては上部消化管で吸収される成分栄養剤を用いる．第Ⅲ期には，残存する小腸が経口摂取に適応しはじめるため，経口摂取が開始される．ただし，安易にTPNを中止すると脱水を発生するため，電解質や尿量などを継続的にチェックしながら慎重に行う．とくに制限する食品はないが，吸収障害の状態に応じて易吸収性のたんぱく質，脂肪酸を含む食品，吸収性の高い中鎖脂肪酸（MCT）などを利用する．

MCT
medium chain triglyceride

それぞれの期間は症例により異なり，切除範囲や切除部位によっては第Ⅰ期から第Ⅱ期への移行に1年以上要する場合もある．短腸症候群の栄養

表 12.1　短腸症候群の栄養管理

	期　間	状　態	栄養管理	
第Ⅰ期	術後１カ月以内	多量の下痢（10 ～ 20 回/日） 水分，電解質の喪失 低たんぱく血症	TPN 管理	脱水，電解質異常に注意
第Ⅱ期	術後１～３カ月	残存腸管の再生促進． 下痢が除々に改善（2 ～ 3 回/日）	TPN と経腸栄養の併用（脂肪乳剤も考慮する） 経口水分補給	消化吸収障害による低栄養に注意．低脂肪栄養剤（成分栄養剤）を選択
第Ⅲ期	術後４～ 12 カ月	経口摂取に腸管が適応しはじめる	TPN 離脱（定期的な脂肪乳剤の点滴が必要）	脱水に注意．栄養補給量と排泄量（インアウト）を計測する

管理は個別に行い，患者の食事に対する不安にも対応しなければならない．

4　人工肛門（ストーマ）造設後

(1) 人工肛門（ストーマ）とは

肛門は消化管の唯一の出口なので，肛門周囲のがんや外傷などで肛門が使えない状況となった場合，別の場所に排泄物をだすための出口をつくる必要がある．このように肛門以外の場所に消化管の出口を人工的に造設したものを**人工肛門（ストーマ）**という．通常，使えない大腸の直前で切り離し，下腹部に穴を開けて，その断端を引きだし，粘膜面を皮膚に直接縫いつけたものとなる．このため，下腹部に粘膜面がむきだしとなった直径 5 cm ほどの大腸断端が直接開口することになる．当然，肛門括約筋がないので，便を我慢してためておくことができない．食後などの胃結腸反射などで大腸の蠕動（ぜんどう）運動が盛んになると，そこから直接便がでてくる．このため周囲に保護材を貼り，袋に内容物を受ける必要がある．

ワンポイント

人工肛門

なんらかの原因で肛門が使えない状況となった場合，肛門以外の場所に消化管の出口を人工的に造設したもの．通常，大腸を切断し直接腹壁からだし，皮膚に縫いつけたものとなる．**ストーマ**ともいう．

(2) 合併症

腸管粘膜が直接体表面にでるため，粘膜面の乾燥や損傷がおこりやすくなる．また，腸からの排泄物が直接皮膚に触れると皮膚にただれや潰瘍をおこすこともある．これらを防ぐためには，人工肛門周囲の保護材の貼りつけと内容物を受けるための袋の管理が大切となる．一方，人工肛門造設時の腸管の腹壁への固定が不十分であると，大腸が反転して飛びだしてくる人工肛門脱や，腹壁内への陥没などがおこることがある．また，腹壁から直接便がでてくることに対する心理的なダメージも大きく，心理的なケアも大切になる.

【人工肛門造設後の食事療法】

基本：腸管の術後に腸管と直腸との吻合が困難な場合や，直腸や肛門を切除する場合は排便機能が失われるため，腸管を腸壁に固定し便の排泄経路を人工的に造設したものを人工肛門（ストーマ）という．手術には大きく分けて大腸（結腸）を用いる結腸造瘻術（コロストミー）と，回腸を用いる回腸造瘻術（イレオストミー）がある.

直腸がんなどで肛門を切除した場合には，下行結腸，S 字結腸を使いストーマが造設される．この場合，小腸と結腸は正常に機能しているため，栄養管理は，結腸，直腸切除術後と同じである（p. 215 参照）．また，横行結腸を使ったストーマの場合も同様である.

栄養管理に難渋するのは，小腸ストーマの造設後である．小腸は 5～6 m と長く，栄養素の吸収が盛んに行われる部分であるが，小腸ストーマの造設後には小腸が短くなり（短腸症候群），栄養の吸収障害がおこる．一般に，小腸が 50%切除されると吸収障害に陥り，残存小腸が 70 cm から 100 cm になると栄養の代謝に障害が発生するといわれている．また，小腸による水分吸収が不良となると，脱水や電解質異常もともなう．残存小腸が 60 cm あれば，いずれは TPN からの離脱が可能であるといわれているが，経口摂取のみで栄養状態を適正に保つことは困難な場合が多く，そのような症例では TPN の併用が必須である.

栄養評価：水分と電解質の喪失量を評価するために，ストーマからの排泄量や，尿量，体重のチェックを行う，栄養アセスメントの指標には，RTP などの測定も重要である.

RTP
rapid turnover protein

栄養ケア：下痢や便秘をおこさないよう，食事指導が必要である．食物繊維には，便の性状や，腸内環境の改善効果が認められている．一般にペクチン，グアガム，寒天，藻類などの多糖類に含まれる水溶性食物繊維は，粘度の高い粘液をつくりだす．結腸細菌叢により，短鎖脂肪酸の酪酸，プロピオン酸，酢酸が産生される．短鎖脂肪酸は，結腸上皮細胞でエネルギー源として利用される．小腸の損傷部の治癒を促し，消化管粘膜の健康を維持するうえで，重要である（表 12.2）*．個別に病態に応じた適切な栄養管理が望まれる.

＊ B. A. Bowman，R. M. Russell 編，木村修一，小林修平 翻訳監修，『最新栄養学（第 9 版）―専門領域の最新情報』，建帛社（2007）を参照.

表 12.2　食物繊維の消化管機能維持効果

1．食物繊維が腸内細菌によって発酵を受け，短鎖脂肪酸を放出
2．腸上皮細胞は，短鎖脂肪酸をエネルギー源として利用
3．小腸の損傷部治癒を促す
4．バクテリアルトランスロケーション（bacterial translocation）の予防

練習問題

➜ p. 196～p. 198 参照

1 短腸症候群に関する記述である．間違っているのはどれか．

(1) 小腸の吸収障害による下痢，体重減少，脱水，栄養障害がおもなものである．
(2) 鉄の吸収が阻害され鉄欠乏性貧血が進行する．
(3) 手術後は，経静脈栄養による管理が必要である．
(4) 内臓たんぱく質の指標として血清アルブミンが適切である．
(5) 残存腸管が経口摂取に適応し経口食となった場合，中鎖脂肪酸はエネルギー補給に有効である．

➜ p. 194～p. 195 参照

2 消化器疾患の術前術後における栄養管理に関する記述である．正しいのはどれか．

(1) 術前に低栄養であることはほとんどない．
(2) 術後の栄養管理は術後 2 週間以上経口摂取ができない場合に行う．
(3) 不適切な栄養管理は免疫能を低下させる．
(4) 手術を延期してでも栄養改善を必要とする場合はない．
(5) 術前の栄養摂取状況や食欲などは把握する必要はない．

13章

乳幼児および小児期の疾患と栄養管理

CHAPTER GUIDANCE & KEYWORD

13章で学ぶこと

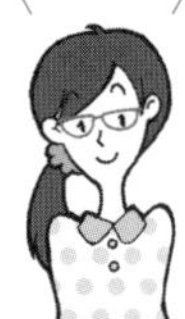

小児は，成人の縮小版ではなく，同一の疾患でも成人とは経過や治療法が異なることを学びましょう．とくに小児では，成長し，発達することが成人と異なる点で，小児の栄養管理においては「成長」を確保することが重要です．成長と発達は小児期の特性であり，成長障害は，発達障害をもたらします．

13章のキーワード

□ 成長 □ 身長 □ 体重 □ 頭囲 □ 肥満度 □ カウプ指数（BMI）
□ 栄養学的特性 □ マラスムス □ クワシオルコール □ 栄養補給
□ 周期性嘔吐症 □ 自家中毒 □ 電解質 □ 水分の補給 □ 頻回食
□ 経口イオン飲料 □ 小児肥満 □ メタボリックシンドローム
□ 肥満合併症 □ 睡眠時無呼吸 □ 体重減少 □ 体重増加速度
□ 運動療法

1 小児の栄養学的特性

「**小児は成長し発達する**」ことが成人とは異なり，栄養学的にも特徴がある．

1）水分：細胞外液が多く，腎臓の濃縮能が低いため，脱水になりやすい．消化管からの吸収能が未熟で，とくに新生児ではエネルギー量/水分量 = 0.6 ～ 0.8 kcal/mL が限界であり，濃いものは与えられない．

2）エネルギー量：必要なエネルギー量は成人に比べて大きい．それは体重に比して体表面積が大きく基礎代謝が大きいことと，成長に必要な（組織増加分）エネルギー量が大きい（1.5 ～ 5.0 kcal/1 g）ためである．

3）糖代謝：血糖値の調節能が低く，高血糖あるいは低血糖になりやすい．

13
章

NPC
non-protein calorie

4）たんぱく質代謝：たんぱく質（窒素N）が，たんぱく質として利用されるには，十分な非たんぱく質エネルギー（NPC）が必要である．NPC/N 比が成人の 100 ～ 150 に比べて，小児では 200 ～ 250 と高い．また，肝臓でのアミノ酸代謝が未成熟で，とくに 2 歳以下の新生児乳児における経腸栄養剤や高カロリー輸液のアミノ酸製剤を使用する場合には，小児用の製剤を使用する必要がある．成人用のものそのまま使用すると，血中のアミノ酸濃度が異常になる．

5）脂質代謝：脂肪の蓄積が少ないため，必須脂肪酸の欠乏に陥りやすい．一方，小児ではリポプロテインリパーゼの活性は低く，摂取した脂肪を十分に消化・吸収できない．

2 たんぱく質・エネルギー栄養障害（PEM）

PEM
protein energy malnutrition

乳児および小児にみられる PEM は，食物摂取不足や消化吸収不良が原因でおこる成長障害であり，従来は，途上国における食料安全保障や飢餓が原因であった．PEM はクワシオコールとマラスムスの 2 種類に大別される．**クワシオコール**の特徴は，おもにたんぱく質不足による低アルブミン血症と腹水および浮腫であり，**マラスムス**の特徴は，エネルギーとたんぱく質の同時不足による著明な，るい痩（浮腫を呈さない）である．いずれの場合にも，低血糖，低体温，脱水，免疫低下，貧血，下痢，脳発達障害等をきたすリスクや，急性感染症により死亡するリスクが高い．厳格な菜食主義，虐待，複数の食物アレルギーで食品の選択肢が少ない場合でも PEM は発生するが，わが国では，近年では小児（10 ～ 15 歳）の前思春期年齢（初潮前の小中学生）で発症する摂食障害も PEM の原因となっている．

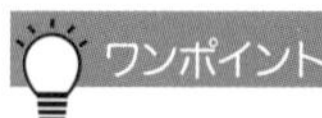

るい痩
極端にやせていること．

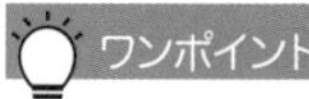

BMI-SDS
小児では BMI の平均や分布が性別や年齢により異なるため，日本人小児性別年齢別 BMI 基準値との差を SD スコア（SDS）という数字で表す（日本小児内分泌学会ウェブサイト，http://jspe.umin.jp/medical/taikaku.html 参照）．

小児の摂食障害には，やせ願望，神経性食欲不振症，学校給食での完食強要，過剰なトレーニングプログラムによる食物摂取の回避などがある．成長途上の心身に影響し，低身長，骨粗鬆症（病的骨折），無月経（不妊症），不登校，家族との関係悪化などに至り，進行すると認知面の障害があらわれる．治療への協力が得られず，難治性となることが多く，死亡率は 6 ～ 15%と推算されている．15 歳以下のやせの評価には，肥満度曲線や BMI-SDS を用いる．小児心身医学会のガイドラインによると，標準体重の 65%（BMI-SDS でおよそ－4.0 に相当）未満は入院による治療が必要と判断される．

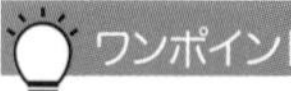

リフィーディング症候群
慢性的飢餓によりミネラルが枯渇している状態で再栄養（リフィーディング）が行われると，栄養開始直後ないし 4 ～ 5 日後に血中のカリウム，リン，マグネシウム，チアミン（ビタミン B_1）の血清濃度が低下し，心不全（脚気心），不整脈，呼吸不全，意識障害（ウェルニッケ脳症）を発症する．

【栄養障害の食事療法】

急激な栄養摂取によるリフィーディング症候群を防ぐため，微量栄養素を補充しながら段階的に摂取エネルギーを増やす．初期は安静を保ち，エネルギー量 15 kcal/kg，たんぱく質 1.5 g/kg 程度とする．正常の成長を得るためには，年齢相当よりも多くの栄養が必要であり，120 kcal/kg × 身長別標準体重 / 現在の体重（年齢相当の 1.56 ～ 2.0 倍の摂取量）が必要である．経口摂取だけでは成長のキャッチアップに必要な熱量をとることは困難で，中心静脈栄養法や経鼻栄養法の併用を行う．摂食障害では（児童）精神科医と連携を密にし，メンタルケアを重点的に行う．

経腸栄養剤のうち，成分栄養剤である成人用のエレンタール®に対して，小児用のエレンタール P®があり，アミノ酸組成は，母乳のアミノ酸組成に準じており，またエレンタール®には脂肪がほとんど含まれていないのに対して，エレンタール P®には必須脂肪酸欠乏にならないように最低限の 3.5%の脂肪が含まれる．高カロリー輸液用の小児用のアミノ酸液としてプレアミン P®があり，血中アミノ酸パターンが正常化できるようにフェニルアラニンを減じ，かわりに側鎖アミノ酸であるロイシン，イソロイシン，バリンを多く含んでいる．また，タウリンを含み，シスチン，チロシンも多く含まれている．なお，適切な量の脂肪投与も必要である．

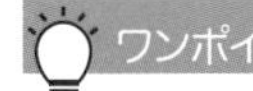

成長のキャッチアップ
病気や障害によって身長や体重の増加スピードが一時的に阻害されても，状況が改善すると，より速い速度で身長や体重が平均的なレベルに追いつくこと．

3 周期性嘔吐症

2 ～ 10 歳に多い激しい嘔吐を反復する（間欠期には異常を認めず）精査しても原因がみつからない疾患群を，周期性嘔吐症（自家中毒，アセトン血性嘔吐症）という．精神的ストレス，緊張，感染症などにより食事摂取量が低下した場合，筋肉の少ない小児は（グリコーゲンの貯蔵量が少ないため），容易に飢餓に陥る．このとき，糖新生は不十分であり，脂肪酸の酸化によりケトン体が産生される．このケトン体を適切に利用できない場合には，アシドーシスとなり，悪心，嘔吐，腹痛が発生する．

【周期性嘔吐症の食事療法】

予防として，長時間の飢餓を避ける．とくに，夕食を抜かないことが大切である．入学式，遠足，発表会などの前後は，緊張や疲労に注意し，食事摂取量を観察することが大切である．なんらかの症状を認めた場合には，経口補水液を少量ずつ摂取させるが，傾眠や嘔吐（低血糖が疑われる）が続く場合には，早急に医療機関を受診する．

4 小児肥満・小児肥満症

幼児期（3 歳以降）の肥満は，成人期へのもち越し（トラッキング）を生じやすく，心血管疾患，がん，糖尿病などの原因となるため，小児期か

 ワンポイント

肥満度

小児の肥満は肥満度により評価することが多い．

$$肥満度 = \frac{実測体重 - 標準体重}{標準体重} \times 100(\%)$$

なお，乳児の肥満度判定には用いない．

小児の標準体重の算定には 2 つの方法がある．

●性別・身長別標準体重
日本小児内分泌ウェブサイト：http://jspe.umin.jp/medical/files/fuhyo3.pdf

●性別・年齢別・身長別標準体重（5 歳以上）
日本小児内分泌ウェブサイト：http://jspe.umin.jp/medical/files/fuhyo4.pdf

幼児では　肥満度 15%以上は太りぎみ，20%以上はやや太りすぎ，30%以上は太りすぎ

学童では　肥満度 20%以上を軽度肥満，30%以上を中等度肥満，50%以上を高度肥満

乳児肥満は症候性肥満を除き経過観察．

 ワンポイント

参考項目

小児肥満症診療ガイドライン 2017 に示されている肥満症の診断項目における参考項目は以下の 5 つ．

1）皮膚線条などの皮膚所見
2）肥満に起因する運動器機能障害（既往あり，運動器健診で要受診，体育不参加）
3）月経異常（続発性無月経が 1 年 6 カ月以上持続）
4）肥満に起因する不登校・いじめなど
5）低出生体重児または高出生体重児（出生時体重：2500 g 未満または 4000 g 以上）

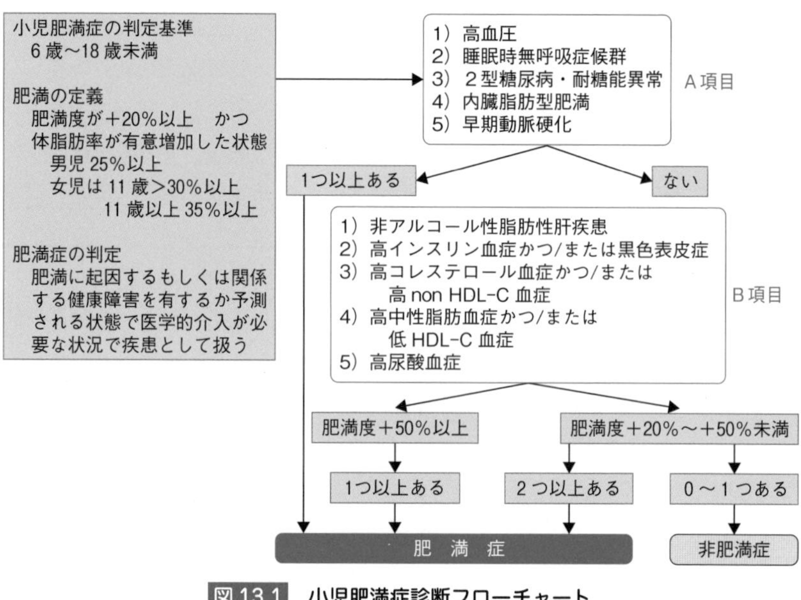

図 13.1　小児肥満症診断フローチャート

らの肥満対策が重要である．幼児では，**肥満度** 15%以上を軽度肥満（太りぎみ），20%以上を**小児肥満**（やや太りすぎ），30%以上を太りすぎと判定する．なお，1 年間で 3 kg 以上の体重増加は肥満の兆しありと判定する．学童期以降（6 ～ 18 歳未満）では，20%以上を軽度肥満，30%以上を中等度肥満，50%以上を高度肥満と判定する．なお，**体脂肪が有意に増加している状態**（男児：年齢を問わず 25%以上，女児：11 歳未満は 30%以上，11 歳以上は 35%以上）はいずれにおいても肥満と判定する．肥満にともなう健康障害を，医学的異常（A 項目），肥満と関係が深い代謝異常（B 項目），身体的因子・生活面の問題（参考項目）の 3 つに分け（表 13.1），①A 項目を 1 つ満たすもの，②肥満度が 50%以上で B 項目を 1 つ以上満たすもの，③肥満度が 50%未満で B 項目を 2 つ以上満たすもの（参考項目は 2 つあれば B 項目 1 つと同等）は，小児肥満症と診断する（図 13.1）．低身長をともなう肥満あるいは身長の伸びが悪い肥満は，二次性肥満（クッシング症候群や甲状腺機能低下症など）の可能性が高い，成人とは異なり，成長途上にある小児では，身長が伸びて，体重が現状を維持していれば肥満度の改善が可能であるため，必ずしも減量を必要としないことが多い．

【小児肥満・小児肥満症の食事療法】

小児肥満は家族集積性が認められる．食事摂取量の調査とともに，家族にも早食いの習慣がないかなどの聴収を行う．また，身体活動量の評価は重要であり，塾通いやゲームの時間を聞き取り，運動量や身体活動量の増加を促す．体重グラフの記入は，本人に自覚をもたせることに役立ち，認知行動療法的意義をもつ．日本人の食事摂取基準（2020 年版）をもとに，年

表 13.1　小児診断の診断基準

A項目 肥満治療を必要とする医学的異常	具体的なカットオフ値
1）高血圧	幼児≧ 120 ≧ 70 mmHg，小学校低学年≧ 130 ≧ 80 mmHg，小学校高学年・中学生女子≧ 135 ≧ 80 mmHg，中学生男子≧ 130 ≧ 85 mmHg，高校生≧ 140 ≧ 85 mmHg
2）睡眠時無呼吸症候群など換気障害	睡眠中にいびきや閉塞性呼吸障害をともなう 5 秒以上の呼吸停止が 1 時間に 1 回以上
3）2 型糖尿病・耐糖能異常	①空腹時血糖≧ 126 mg/dL，②随時血糖≧ 200 mg/dL，③ 75 g ブドウ糖負荷試験で境界型糖尿病型，④ HbA1c6.5 %以上 ①②に④がある場合，③がある場合
4）内臓脂肪型肥満	腹部 CT で内臓脂肪≧ 60 cm^2 以上，ウエスト周囲長；小学生≧ 75 cm 以上，中学生 ≧ 80 cm 以上かつまたはウエスト/身長比 ≧ 0.5 以上
5）早期動脈硬化	上腕足首脈波伝播速度が 1200 cm/秒以上など評価法を問わず基準値を超える場合
B項目 肥満と関連する代謝異常	
1）非アルコール性脂肪性肝疾患	AST ＞ AST，ALT が 25lU/l で画像診断を推奨．画像診断で脂肪肝所見あり
2）高インスリン血症	空腹時インスリン≧ 15 μU/mL 以上．高インスリン血症の影響をうける黒色表皮症は頚部で判定
3）高コレステロール血症	随時採血で≧ 220 mg/dL かつ/または高 nonHDL コレステロール血症≧ 150 mg/dL
4）高中性脂肪血症	随時採血で≧ 120 mg/dL かつ/または低 HDL コレステロール血症≧ 40 mg/dL
5）高尿酸血症	小学生男女・中学生女子＞ 6.0 mg/dL，中学生男子・高校生男女＞ 7.0 mg/dL
参考項目 身体的因子や生活面の問題	
1）皮膚線条などの皮膚所見	
2）肥満に起因する運動器機能障害	既往あり，運動器検診で要受診，体育不参加
3）月経異常	連続性無月経は 1 年 6 カ月以上持続
4）肥満に起因する不登校・いじめなど	
5）低出生体重児または高出生体重児	出生時体重：2500 g 未満または 4000 g 以上

日本肥満学会 編，『小児肥満症診療ガイドライン 2017』，ライフサイエンス出版（2017）を参考に作成.

齢別，性別に，身体活動レベルに合わせた食事摂取量の目標を作成する．たんぱく質摂取は減らさずに，炭水化物の多い飯やいも，菓子類を減らす．ただし，極端な炭水化物制限は行わない．間食は 1 日のエネルギー量の 10 ～ 15%程度とするのが望ましい．市販の菓子はエネルギー表示をみて量を決め，ご褒美や駆け引き，移動中などにおとなしくさせるためにお菓子を利用することは控える．子どもだけに厳しい食事制限や運動強化を遵守させることは非現実的であり，家族も協力して子どもの治療に参加することが不可欠である．

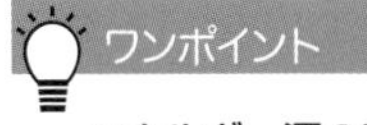

エネルギー源の転換

体脂肪 1kg 燃焼には約 7000 kcal のマイナスが必要.

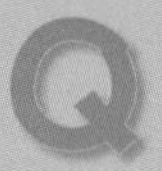

例題

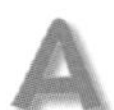

小児肥満に関する記述である．正しいのはどれか．

(1) 積極的にエネルギー制限を行い，体重減少させる．
(2) 体重測定はストレスなので行わない．
(3) 間食は習慣化しやすいので原則禁止する．
(4) 肥満度 30%で頸部に黒色皮膚症があるひきこもりの患児は肥満症ではない．
(5) 家族に対しても栄養教育を行う．

A (5)

(1) 体重減少ではなく体重増加を抑制し身長の伸びを待ち，肥満度を改善させる．
(2) 生活習慣の修正が肥満改善に効果があることを確認させると，治療継続の意欲が得られやすい．
(3) 具体的に分量とエネルギーを把握させ，時間を決めて摂取させる．
(4) 肥満度 50%以下で B 項目 1 つ，参考項目 2 つに該当するため肥満症と診断する．

5 小児糖尿病

1 型糖尿病は小児や若年成人に比較的多く発症する．膵 β 細胞の破壊による内因性インスリンの絶対的欠乏である．小児では，70 〜 80%が血中に膵島特異的自己抗体（抗 GAD 抗体など）が検出される．診断が確定したら，血糖自己測定により投与するインスリン量を決定する強化インスリン療法を開始する．進行した合併症がなく，血糖コントロールが安定していれば，運動療法としてすべてのスポーツが勧められる．小児科領域では，血糖 65 mg/dL 未満を低血糖として扱う．6 〜 7 歳以下の患者は低血糖を認知できないため重症低血糖となる可能性がある．厳格な血糖コントロールを目指すため，持続皮下インスリン注入療法（CSII）や持続皮下連続式血糖モニター（CGM）を活用する．

GAD
glutamic acid decarboxylase

CSII
continuous subcutaneous insulin infusion

CGM
continuous glucose monitoring

2 型糖尿病は，中年以降に発症することが多いが，学童期の小児にも増加している．小児では，インスリン抵抗性（80%以上が肥満をともなう）により発症するものが多い．清涼飲料水の多飲などを契機としてケトアシドーシスにより発症することがある．小学生より中学生に多い．その診断は，成人と同様にブドウ糖負荷試験により行われる（表 13.1）．肥満や 2 型糖尿病の家族歴は，2 型糖尿病を疑う根拠となる．食事療法および運動

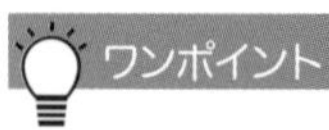

ブドウ糖負荷試験
(p. 62 参照)

療法を実施するが，十分な血糖コントロールが得られない場合には，経口血糖降下薬による治療やインスリン療法を施行する．小児の2型糖尿病は自覚症状に乏しいため，治療を中断しやすく，1型糖尿病より短期間で糖尿病合併症が進行するリスクが高いといわれている．家族背景や心理的・社会的問題も考慮し，個別に治療の中断を防ぐ対策が必要である．

【小児糖尿病の食事療法】

● 1型糖尿病

食事療法の基本は，食事制限ではなく，i）正常な成長発育に必要十分なエネルギー量の摂取，ii）良好な血糖コントロールの維持，iii）重症低血糖の回避である．食事中の炭水化物量に応じて追加インスリン量を調整するカーボカウントが有用である．一方，カーボカウントのみに固執すると栄養のバランスが乱れるため，炭水化物エネルギー比は40～60%とすることを繰り返し指導する．運動中の血糖値を80 mg/dL以上に保てるようにインスリン量を調整し，必要に応じて捕食をとる．

● 2型糖尿病

食生活や運動習慣を見直すことによりインスリン抵抗性を改善し，血糖コントロールの正常化を目指す．肥満をともなう場合には，小児肥満の栄養管理基準に準じ，減量のための有酸素運動や身体活動を増加（消費エネルギーを増大）させ，長期的視野に立って指導を継続する．

【家庭・学校での生活】

1型でも2型でも，治療によって良好な血糖コントロールが得られていれば，ほとんどの学校行事への参加を制限しない．そのためには，本人・家庭・学校・主治医の協力が必須である．また，小児期には発達段階に合わせた病気の特性や，それに応じた治療や家族へのサポート体制が必要になることも少なくない．

表13.2 小児期の発達段階による疾患の特性と問題点

発達段階	特　徴	よくみられる課題
乳幼児期	血糖値変動が激しい 低血糖を把握しにくい 家族の負担が大きい	注射を嫌がる 食事の食べむらがある
学童期	自己管理のスタート 学校などの家庭外の活動が増える	学校での注射や捕食，学校行事などの対応
思春期	療養の主体が本人 二次性徴による血糖値の変動 心身ともに不安定	血糖コントロールの悪化

※青野繁雄，『1型糖尿病と歩こう――"この子"への療養指導』，医学書院（2003）より改変．
日本小児科内分泌学会ホームページより．

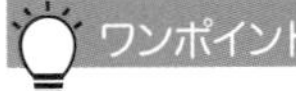
ワンポイント

強化インスリン療法

生理的インスリン分泌に近い血中インスリン動態をつくりだすために，患者自身が，血糖自己測定により血糖値の動きを把握し，医師から示されたインスリン投与量の範囲内で，食事内容や運動量に応じてインスリン投与量を調整しながら血糖コントロールを図る方法．基礎インスリン（持続型を1日1回）＋追加インスリン（速効型を食直前1日3回）の4回打ちが基本である．

ワンポイント

カーボカウント

食事ごとの炭水化物摂取量を把握してインスリン投与量を調節すること．基礎カーボカウントと応用カーボカウントがある．強化インスリン療法やCSIIを行っている患者や，食事摂取量が変動しやすい患者に対して用いることが多い（p. 69も参照）．

ワンポイント

不感蒸泄

皮膚からの水蒸気（汗）や唾液，吸収（呼気＝肺）などから失われる水分をいう．活動量，高熱などにより蒸泄量は，大きく変化する．小児は成人に比べ不感蒸泄量が2～3倍多くなっている．

小児の不感蒸泄量（mL/kg/日）	
新生児	30
乳　児	60～50
幼　児	40
学　童	30
成　人	20～15

6 糸球体腎炎

糸球体腎炎は，急性糸球体腎炎と，慢性糸球体腎炎に大別される．

● 急性糸球体腎炎

「先行感染後，比較的急な経過で発症し，血尿・たんぱく尿とともに，浮腫，乏尿，高血圧，糸球体ろ過量の減少を認める疾患」と定義されている．80 〜 90%は溶血性連鎖球菌感染後の急性糸球体腎炎である．

溶血性連鎖球菌感染後の急性糸球体腎炎の発症機序と症状：

5 〜 8 歳の小児期がA群β溶血性連鎖球菌（以下，溶連菌という）に感染すると，咽頭炎や膿痂疹（のうかしん）を発症し，その約 2 週間後に急性糸球体腎炎に至ることがある．溶連菌関連抗原とそれに対応する抗体により免疫複合体が形成され，糸球体毛細血管壁（糸球体のろ過膜）に沈着して糸球体ろ過量が減少し，血尿，浮腫，高血圧が出現する．高度の浮腫による心不全（頻脈，呼吸困難，高血圧，不機嫌）や高血圧性脳症（不機嫌，頭痛，悪心，嘔吐，意識障害，痙攣）を呈する．利尿薬や血圧管理を行う．

● 慢性糸球体腎炎

血尿およびたんぱく尿が持続し，適正な治療が行われないと腎不全に進行する疾患である．小児では，IgA 腎症と紫斑病性腎炎が代表的である．

IgA 腎症の発生機序と症状：

なんらかの遺伝的素因により，IgA 抗体の過剰産生がおこり IgA 免疫複合体が糸球体メザンギウム領域に沈着することにより発症する．尿たんぱく量と腎生検による病理学的診断により重症度が分類され，軽症例ではアンギオテンシン変換酵素阻害薬，重症例ではステロイド薬，免疫抑制剤，アンギオテンシン変換酵素阻害薬抗を用いた多剤併用療法が行われる．

紫斑病性腎症の発生機序と症状：

紫斑病（ヘノッホ-シェーンライン紫斑病）は 4 〜 10 歳の小児に多い．細小血管の血管炎で血小板減少をともなわない紫斑の出現，関節痛および腹痛に続発して，血尿 + たんぱく尿が出現する．腎症の発生初期に重症度を診断し，治療法を決定する．血尿のみか，たんぱく尿が中等度（0.5 〜 1.0 g/gCr）であれば経過観察あるいはレニン・アンギオテンシン系阻害薬や抗血小板薬を使用する．

7 ネフローゼ症候群

単一の疾患概念ではなく，高度たんぱく尿（夜間蓄尿で 40 mg/時/m^2 または早朝尿で尿たんぱく/Cr 比 2.0 g/gCr 以上）かつ低アルブミン血症

(2.5 g/dL 以下)，および脂質異常症の基準を満たす病態をきたす疾患群である（4 章参照）．急性期および慢性期には，糸球体ろ過量が低下して全身性の浮腫が出現する．90%は特発性ネフローゼ症候群（原因不明）であり，3～6 歳で突然発症する浮腫により発見されることが多い．ステロイド療法が奏効するが，80%で再発する．浮腫の管理には利尿薬やアルブミン製剤を使用する．

【小児ネフローゼ症候群の食事療法】

浮腫がみられる場合には，水分または食塩の制限を行う．乏尿期（小児 0.5 mL/kg/時未満，新生児 1 mL/kg/ 時未満）には，1～2 g/日程度の食塩制限と，前日尿量 ＋ 不感蒸泄（300 ～ 400 mL/m^2/日）相当分の飲水制限を行う．体重，飲水量，尿量の観察を行いながら，飲水量を 1 日のなかで配分し，一度に飲んでしまうことを避ける．利尿期に尿量が増加してきたら，水分制限および食塩制限が解除されていくことをあらかじめ患児や家族に説明し，理解を得ることが大切である．

回復期および慢性期で尿量が十分である場合には，飲水制限は行わない．このときの食塩制限は 3～6 g/日程度とするが，塩分過剰は浮腫を悪化させる．浮腫がみられている間は，消化管蠕動運動が低下しているため，食欲が低下する．厳しい食塩制限はさらに食欲低下を招くため，実際の摂取量を確認して柔軟に調整する必要がある．なお，腎障害が進行して透析導入前になった場合でも，小児は成長途上でありたんぱく質が必要なため，原則としてたんぱく質制限は行わない．

練習問題

➜ p. 202～p. 203 参照

1 小児の栄養状態に関する記述である．正しいのはどれか．

(1) クワシオコールは腹部周囲長が大きいので，栄養障害は重篤ではない．
(2) 子どもの摂食障害は，思春期には回復できるので成長を待てばよい．
(3) 低栄養の場合，キャッチアップには大量のエネルギーが必要なので早めに栄養量を増やしていく．
(4) 栄養補給開始時に心不全を発症したのはビタミンC不足が原因である．
(5) 標準体重の 65%（BMI-SDS でおよそ－4.0 に相当）未満は精神科または心療内科併設施設への入院治療が必要である．

➜ p. 208～p. 209 参照

2 小児の腎疾患に関する記述である．正しいのはどれか．

(1) 2.5 g/dL 以下の低アルブミン血症とたんぱく尿があればネフローゼ症候群である．
(2) 尿中に大量のたんぱく尿が排泄されるので，高たんぱく食にして補充する．
(3) 透析を回避するためにたんぱく質を 0.6 g/標準体重/日まで制限した．
(4) 塩分制限 3 g/ 日食の摂取量が 50%未満なので，主治医に塩分制限の中止を提言した．
(5) 水分制限時に塩分制限は必要がない．

➜ p. 205～p. 207 参照

3 小児の糖尿病に関する記述である．正しいのはどれか．

(1) 運動前に血糖が 70 mg/dL だったので，ブドウ糖を 20 g 摂取して運動を行った．
(2) 1型糖尿病はインスリン抵抗性が原因で，インスリンの相対的不足がおこる．
(3) 焼き肉店でいつもと同じライス以外にジャガイモ 1 個とトウモロコシ 1 本を追加したが，従来どおりのインスリン量を注射すれば良好な血糖管理が期待できる．
(4) 1型糖尿病に比べ 2 型糖尿病は軽症なので，合併症が発症しにくい．
(5) 2 型糖尿病でもインスリン注射へ移行すると 1 型糖尿病へ分類される．

➜ p. 203 参照

4 小児疾患に関する記述である．正しいのはどれか．

(1) 周期性嘔吐とは，乳児におこりやすく，胃の形が原因である．
(2) 周期性嘔吐時の検尿では「ケトン尿」が確認されやすい．
(3) 周期性嘔吐とは，ロタウイルスが原因である．
(4) 周期性嘔吐は，思春期以後まで長期化しやすい．
(5) 周期性嘔吐では，経口で水分のみ補給すれば回復する．

14章

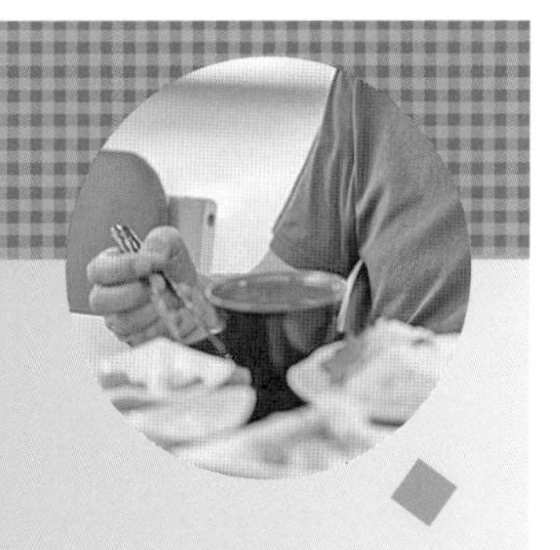

栄養療法・食事療法

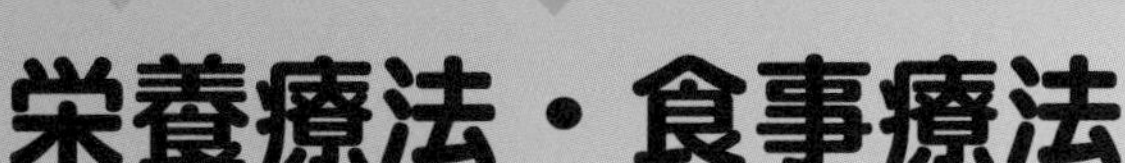

CHAPTER GUIDANCE & KEYWORD

14章で学ぶこと

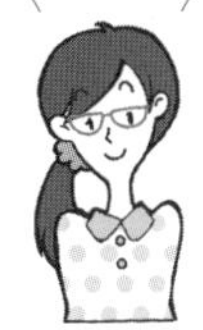

栄養の補給方法は，経口栄養法，経腸（経管）栄養法，静脈栄養法に大別されます．消化管が機能し，口から食べられる場合には，経口栄養が最も生理的な栄養法です．しかしながら，口からの摂取量が低下している場合や消化管機能が低下している場合などにおいては，低栄養に陥ることを防止する（低栄養を改善する）ために，そのほかの経路から栄養を補給する必要があります．本章では，栄養療法の種類と選択，特徴などについて学びます．

14章のキーワード

□ 栄養食事療法　□ 栄養補給法　□ バクテリアルトランスロケーション　□ 咀しゃく　□ 嚥下　□ 経腸栄養法の適用と禁忌　□ 経静脈栄養法　□ 経口栄養法　□ 一般治療食　□ 特別治療食　□ 成分別栄養管理　□ 天然濃厚流動食　□ 半消化態栄養剤　□ 消化態栄養剤　□ 成分栄養剤　□ 中心静脈栄養の合併症　□ 高張輸液　□ 浸透圧　□ カテーテル　□ 鎖骨下静脈

栄養療法および食事療法は各疾患の治療の基本であり，生命維持はもとより，薬物療法やリハビリテーションなどの治療を効果的に発揮するためにも必須である．医師の診断と治療方針にもとづき，患者の病態を十分に把握して，病期・病態に応じた栄養管理を行う必要がある．

栄養の補給方法には，経口，経腸（経管），静脈の3つのルートがある．

1 経口栄養法

消化管が機能し，口から食べられる場合には，この方法が最も生理的な栄養法であり，すべての場合において，経口栄養法が最優先である．

治療食は，一般治療食と特別治療食，検査食に大別される（図 14.1）．

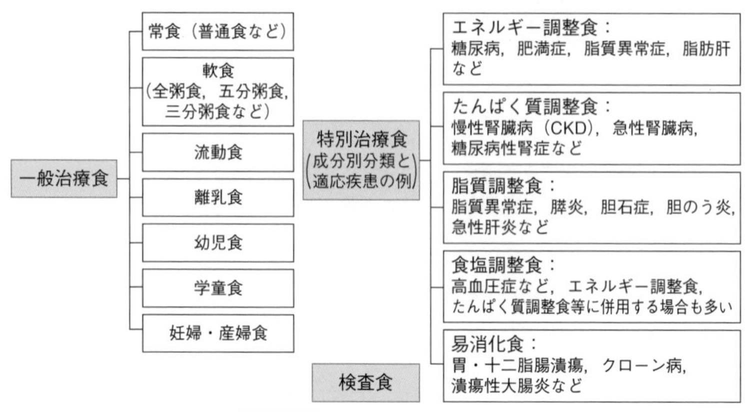

図 14.1　治療食の種類（例）

（1）一般治療食

① 常　食

一般治療食とは，咀しゃく・嚥下機能や消化・吸収機能に問題がない場合に用いられる患者食である．

主食は，米飯，パン，麺類など，主菜は，健常者が自宅で食べる食事と同等の形態のもので，日常摂取している食品や調理法でつくられる．日本人の食事摂取基準（2020 年版）にもとづく各施設の栄養基準量を満たした食事であり，患者の体格や年齢，性別などを考慮して幅広く対応できるように，各施設において幅のある常食の栄養基準量が設定されている（表 14.1）．

② 軟　食

歯の欠損や義歯の不調などによる咀しゃく機能の低下，加齢や麻痺などにともなう嚥下機能の低下，下痢などの消化器症状が認められる場合，感染症あるいは術後の状態にあって食欲不振や消化・吸収機能に問題がある

表 14.1　一般治療食の栄養基準量（参考）

食　種	エネルギー（kcal）	たんぱく質（g）	脂質（g）	炭水化物（g）
常　食	1400 ～ 2200	60 ～ 80	40 ～ 60	200 ～ 330
全粥食	1600 ～ 1800	65 ～ 70	40 ～ 50	220 ～ 280
七分粥食	1400 ～ 1600	55 ～ 65	30 ～ 35	190 ～ 260
五分粥食	1200 ～ 1400	45 ～ 55	25 ～ 30	160 ～ 220
三分粥食	900 ～ 1200	40 ～ 45	20 ～ 25	120 ～ 180
流動食	600 ～ 700	20 ～ 30	10 ～ 20	100 ～ 110

渡邊早苗 ほか 編著，『臨床栄養学概論』〈N ブックス〉，建帛社（2018）より一部改変．

場合に用いられる．

主食の形態は粥であり，三分粥から全粥まで，米粒の配合割合で分粥の状態を調整する．副食（主菜，副菜など）も，分粥の状態に応じて柔らかい形態とする．不溶性食物繊維が多い食品，噛み切りにくい食品，脂肪含有量の多い食品や調理法を控え，消化のよい食事とする．

③ 流動食

咀しゃく困難や高度の食欲不振などにより固形物の摂取が困難な場合や，術後あるいは絶食後の食事開始時に用いられる．水分補給や固形食への移行準備としての役割がある．流動食が長期に及ぶ場合には，経管栄養や静脈栄養の併用を検討する．

主食の形態は重湯であり，ほかには，くず湯，果汁（果汁飲料）などの糖質食品をベースとして，残渣のない野菜スープやみそ汁，豆乳，乳酸菌飲料などの流動食品を併用する．固形物は含まれていない．

(2) 特別治療食

特別治療食とは，疾病の治療の直接手段として，医師の発行する食事箋にもとづき提供された，適切な栄養量および内容を有する患者食である．

入院のうえ食事療養を行う保健医療機関において，次に示す特別治療食（表 14.2）を提供した場合には，診療報酬への加算（特別食加算）が認められる．

特別治療食には，治療の対象となる疾病の種類による疾病別分類（糖尿病食や腎臓病食など）と，特別食加算の対象となる栄養成分による成分別分類がある（エネルギーコントロール食，たんぱく質コントロール食など）．従来は，多くの施設において疾病別分類を用いてきたが，近年では，治療食の栄養組成が類似している治療食のとりまとめを行い，成分別分類によって特別治療食を区分化するなどの対応を行っている場合が多い（図 14.1）．

① エネルギーコントロール食

エネルギーコントロール食とは，エネルギー摂取量を，治療すべき疾病の病態を改善するために適切な量に調整した治療食である．たとえば，1000 kcal/日，1200 kcal/日，1400 kcal/日と，100 ～ 200 kcal ごとに基準を設定している施設が多い．総エネルギー量に対する，たんぱく質，脂質，炭水化物のエネルギー比率から基準量を設定し，ビタミン，ミネラルもバランスよく含まれる食事である．

② たんぱく質コントロール食

たんぱく質摂取量を，治療すべき疾病の病態を改善するために適切な量に調整した治療食である．エネルギー摂取量（エネルギー量の増加）やたんぱく質の質（BCAA 強化）を考慮したものもある．同時に，塩分も調整

BCAA
branched chain amino acid

表 14.2　加算の対象となる特別食

腎臓病食	• 食塩相当量が総量（1日量）6g未満の減塩食 • 心臓疾患，妊娠高血圧症候群等に対しての減塩食療法も含む • 妊娠高血圧症候群の減塩食の場合，日本高血圧学会，日本妊娠高血圧学会等の基準に準じること • 高血圧症に対して減塩食療法を行う場合は，認められない
肝臓病食	• 肝庇護食，肝炎食，肝硬変食，閉鎖性黄疸食（胆石症および胆のう炎による閉鎖性黄疸の場合も含む）等をいう
糖尿病食	
胃潰瘍食	• 十二指腸潰瘍の場合も認められる • 手術前後に与える高カロリー食は加算の対象としない．流動食も除く • 侵襲の大きな消化管手術の術後において，胃潰瘍食に準じる食事提供の場合は認められる • クローン病，潰瘍性大腸炎等により腸管の機能が低下している患者に対する低残渣食も認められる
貧血食	• 血中ヘモグロビン濃度が10g/dL以下であり，その原因が鉄分の欠乏に由来する患者
膵臓食	
脂質異常症食	• 空腹時定常状態におけるLDL-C値が140mg/dL以上である者またはHDL-C値が40mg/dL未満である者，もしくはTG値が150mg/dL以上である者 • 高度肥満症（肥満度が+70%以上またはBMIが35以上）に対する食事提供の場合も認められる
痛風食	
てんかん食	• 難治性てんかん（外傷性のものを含む.）の患者に対し，グルコースに代わりケトン体を熱量源として供給することを目的に炭水化物量の制限および脂質量の増加が厳格に行われた治療食 • グルコーストランスポーター1欠損症またはミトコンドリア脳筋症の患者に対し，治療食として当該食事を提供した場合も認められる
先天性代謝異常食	• フェニールケトン尿症食，楓糖尿症食，ホモシスチン尿症食，ガラクトース血症食
治療乳	• いわゆる乳児栄養障害（離乳を終らない者の栄養障害）に対する直接調製する治療乳 • 治療乳既製品（プレミルク等）を用いる場合および添加含水炭素の選定使用等は含まない
無菌食	• 無菌治療室管理加算を算定している患者
特別な場合の検査食	• 潜血食 • 大腸X線検査・大腸内視鏡検査のためにとくに残渣の少ない調理済食品を使用した場合は認められる • ただし，外来患者に提供した場合は，保険給付の対象外
その他	• 経管栄養であっても，特別食加算の対象となる食事として提供される場合は，当該特別食に準じて算定することができる

特別食加算は，入院時食事療養（Ⅰ）または入院時生活療養（Ⅰ）の届出を行った保険医療機関において，患者の病状等に対応して医師の発行する食事箋にもとづき，「入院時食事療養および入院時生活療養の食事の提供たる療養の基準等」（平成6年厚生省告示第238号）の第2号に示された特別食が提供された場合に，1食単位で1日3食を限度として算定する．ただし，流動食（市販されているものにかぎる.）のみを経管栄養法により提供したときは，算定しない．なお，当該加算を行う場合は，特別食の献立表が作成されている必要がある．

加算の対象となる特別食は，疾病治療の直接手段として，医師の発行する食事箋にもとづいて提供される患者の年齢，病状等に対応した栄養量および内容を有する治療食，無菌食および特別な場合の検査食をいうものであり，治療乳を除く乳児の人工栄のための調乳，離乳食，幼児食等ならびに治療食のうちで単なる流動食および軟食は除かれる．

厚生労働省，「入院時食事療養費に係る食事療養および入院時生活療養費に係る生活療養の実施上の留意事項について（通知）」，保医発0305第14号，令和2年3月5日より作成．

注）栄養食事指導にかかる特別食とは一部異なる．

されている場合が多い．

一般に，腎疾患や肝硬変の非代償期などではたんぱく質摂取量を制限する必要があるが，食事から十分なエネルギー量を摂取しなければ，体たんぱく質がエネルギー源として使われてしまう（異化が亢進する）．また，外傷や急性感染症などによりたんぱく質の異化が亢進すると（窒素バランスは負となり），たんぱく質の必要量が増加する．

③ 脂質コントロール食

脂質摂取量やその質を，治療すべき疾病の病態を改善するために適切な量に調整した治療食である．脂質の消化に問題がある場合や，脂質代謝を改善するために用いられる．脂質制限が長期化すると，必須脂肪酸の不足や脂溶性ビタミンの吸収不良がおこるため，植物性脂肪や魚類から適切な量の脂肪を摂る必要がある．

④ 食塩コントロール食（塩分コントロール食）

特別治療食中の食塩量を，治療すべき疾病の病態を改善するために１日６g 未満に調整した治療食である．心臓病や高血圧症，妊娠高血圧症候群などに用いられる．心臓病や妊娠高血圧症候群の場合は，腎臓食に準じて取り扱うことができる特別食加算の対象となるが，高血圧症に提供した場合は，特別食加算の対象外である．なお，高血圧症に対する栄養食事指導料については算定の対象となる．

食塩相当量として，６g/日未満，５g/日未満，４g/日未満などの設定がある．とくに，うっ血性心不全（p. 110 参照）が認められる場合には，厳しい食塩制限が行われることがある．一方，食塩制限により食欲が減退し，結果としてエネルギー摂取量が不足するリスクがある．そのような場合には，柑橘類や香草（薬味），香辛料を有効活用して，食欲を増大させる必要がある．

エネルギーコントロール食，たんぱく質コントロール食においても，食塩量の調整が必要な場合には，それぞれの特別治療食と食塩コントロール食を併用する．そのような場合には，各調整食に併用して食塩コントロールの基準が設定されている施設もある．

⑤ 易消化食

食事の形態を，治療すべき疾病の現在の病態に合わせて，流動食または軟食同様に柔らかく，さらに低刺激で低残渣，消化がよいように調整した治療食である．一般に，胃・十二指腸潰瘍食，侵襲の大きな消化管手術後の治療食，クローン病や潰瘍性大腸炎などにより消化管機能が低下している場合に用いる低残渣食が相当する．侵襲の大きな消化管手術後の治療食は「術後食」として区別し，易消化食とは別に基準を設けている施設もある．

(3) 検査食

特定の検査のために，その検査の精度を高める目的で，特定の食品や栄養素を低減または除去（調整）した食事である．

① 潜血食

便の潜血反応検査を行うために，検査結果に影響を与える食品中の血液，鉄，銅，葉緑素などが混入しないよう調整された食事．いまではヒトヘモグロビンと特異的に反応する免疫学的検査法が用いられるようになり，潜血食の必要性がなくなっている．特別食加算の対象となっている．

② 注腸食・大腸内視鏡検査食

注腸造影（大腸Ｘ線検査）や大腸内視鏡検査を実施するために，検査前日の食物残渣が大腸内に残りにくくするための低残渣食である．検査当日は，さらに前処置（下剤服用）を実施し，大腸のなかを空にする．入院している場合には，特別食加算の対象となるが，外来患者に提供した場合には，保険給付の対象外である．

③ 甲状腺機能検査食

甲状腺の検査・治療のなかには，ヨウ素が甲状腺に集まる特性を利用するものがある．そのような検査・治療を実施する場合には，食事に含まれるヨウ素（ヨード）を制限した食事である．必要に応じて，１～２週間提供することがある．どのくらいの量まで制限するのかは明確にされていないが，日本ではヨウ素を多く含む海草類（昆布，わかめ，のりなど）やだし汁などから多くのヨウ素を摂取している場合がある．そのため，海草類やだし汁などのヨウ素を多く含む食品の摂取を控え，日本人の食事摂取基準（2020 年版）に示されている量を目安に制限する．なお，ヨード制限食は，特別食加算の対象となる「特別な場合の検査食」に含まれないため，特別食加算の対象にはならない．

2 経腸栄養

消化管が機能していて，口から摂取した食事が消化・吸収できる場合には，最も生理的な栄養摂取法である経口栄養が最優先である．意識障害や嚥下障害，消化管の通過障害（食道狭窄，食道がんなど）などにより，経口栄養では十分な栄養摂取ができないと判断された場合には，経腸栄養が用いられる．また，エネルギー必要量の 60%以下しか摂取できない状態が１週間以上持続することが予想される場合には，経腸栄養による栄養摂取を考慮すべきことが推奨されている．図 14.2 に栄養補給法の選択のためのアルゴリズムを示した．

> **レベルアップへの豆知識**
>
> **経腸栄養のメリット**
>
> 経腸栄養は，静脈栄養に比べて，
> - 経口栄養に近く，生理的であり，消化管機能を維持しやすい
> - 腸粘膜萎縮を予防できる
> - 腸管免疫機能を維持できる
> - バクテリアルトランスロケーションを予防できる
> - 低コストで実施できる
>
> 「腸が機能している場合は腸を使う」ことが大原則である．その理由は，経腸栄養は（静脈栄養よりも）生理的（経口栄養に近い）であり，消化管本来の機能である消化・吸収や，腸管免疫系の機能が維持できるからである．

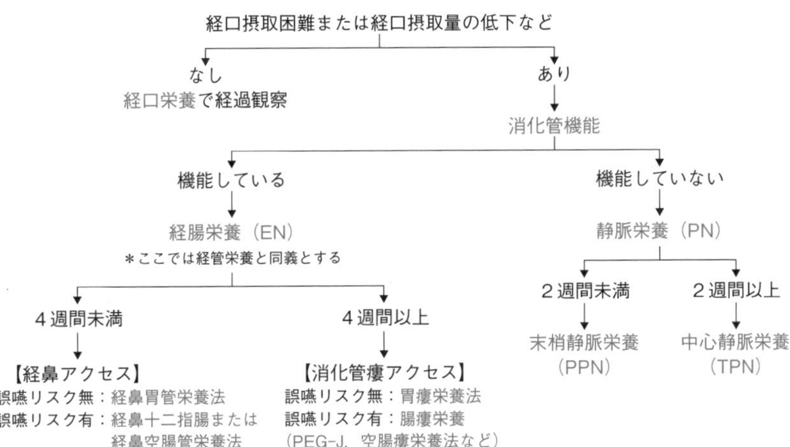

図 14.2　栄養補給法の選択のためのアルゴリズム

EN：Enteral Nutrition，PN：Parenteral Nutrition，PPN：Peripheral Parenteral Nutrition，TPN：Total Parenteral Nutrition

渡邉早苗 ほか 編著，『臨床栄養学概論』〈N ブックス〉，建帛社（2018）より改変．

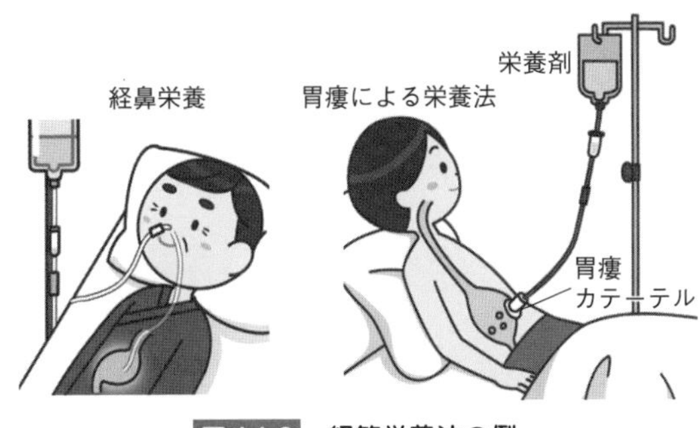

図 14.3　経管栄養法の例

イラスト：看護 roo！より．

経腸栄養のアクセスルートには，経鼻アクセス（経鼻胃管，経鼻十二指腸管，経鼻空腸管）と，消化管瘻（ろう）アクセス（胃瘻，空腸瘻など）がある（図 14.3）．

（1）経鼻アクセス

経腸栄養が 4 週間未満であると予測される場合には，経鼻アクセスとする．その際，誤嚥リスクがないと判断される場合には，「経鼻胃管」を選択する．鼻から胃内へチューブを挿入・留置し，栄養剤を注入する．

経管栄養が 4 週間未満と予測されるものの，誤嚥リスクがあると判断される場合には，「経鼻十二指腸管」または「経鼻空腸管」を選択する．鼻から十二指腸または空腸までチューブを挿入・留置し，栄養剤を注入する．

（2）消化管瘻アクセス

経管栄養が 4 週間以上である（長期に及ぶ）と予測される場合には，消

ワンポイント

経腸栄養の名称

空腸アクセスに際し，胃瘻を経て空腸にチューブを挿入・留置する場合には，本来は「経胃－空腸アクセス」である．PEG（percutaneous endoscopic gastrostomy，経皮内視鏡的胃瘻造設術）により設置された胃瘻を経て空腸にアクセスする場合には，PEG-J（PEG with jejunal extension）とよぶ．
なお，胃切除術後などには，胃瘻を経ずに，直接，空腸にチューブを挿入・留置し，空腸に直接，栄養剤を注入する．この場合には，direct PEJ とよぶ．
また，開腹手術により，直接，空腸内にチューブを挿入・留置する場合には，空腸瘻とよぶ．

化管瘻アクセスとする．胃瘻および腸瘻は，内視鏡手術または開腹手術を行って，腹壁と胃壁（または腸壁）を経て胃または腸にチューブを挿入・留置し，栄養剤を注入する．いずれも消化管が機能していることを前提とする栄養法である．消化管瘻アクセスにおいても，誤嚥リスクの有無により，胃瘻とするか，腸瘻とするか，適切なアセスメントを選択する必要がある．

誤嚥リスクがあると判断される場合，逆流性食道炎，胃運動機能低下，胃幽門閉塞，胃手術既往のため，胃がアクセスルートとして使用できない場合には，空腸へのアクセスが適切である．

(3) 経腸栄養の注意点

経管栄養，消化管の閉塞（イレウス），難治性の下痢，循環動態が安定していない状態などでは，禁忌である（表 14.3）．

表 14.3　経腸栄養の禁忌

1. 治療効果が期待できない場合
1）下部消化管完全閉塞（がんなどによる）
2）麻痺性イレウス
3）難治性下痢症，急性腸炎などによる激しい下痢
4）炎症性腸疾患急性増悪時
5）下部消化管出血
6）消化管外瘻（排液量が多い）
7）重度急性膵炎
8）ショック，多臓器不全
2. ほとんど治療効果が期待できない場合
1）がん化学療法による腸管障害が強いとき
2）術直後やストレスなど早期に経口摂食が可能なとき
3）急性胃腸炎
4）がん末期などの予後不良例
5）短腸症候群（残存小腸 30 cm 以下）

白石光一，『月刊ナーシング』，**26**(5)，58，学研メディカル秀潤社（2006）より．

経鼻アクセスでチューブを挿入すると，鼻部のびらんや食道潰瘍など（機械的合併症）をおこすことがある．それらの予防のためには，できるかぎり細径（5～12 Fr）のやわらかいチューブを用いることが望ましい．

経腸栄養専用に開発された経腸栄養用チューブは，材質としてシリコンまたはポリウレタンが使用され，チューブの硬さやチューブ内への栄養剤の付着性に配慮したものになっている．しかしながら，挿入する栄養剤によっては，チューブの内腔に栄養剤や薬剤が張りついて汚染されたり，細いチューブでは閉塞したりすることもある．定期的に温水などによる洗浄（フラッシュ）が必要である．なお，成分栄養剤であれば，5 Fr の細いチューブでも投与可能である．

Fr

French catheter scale.
「フレンチ」とよぶ．1 Fr = 1/3 mm．チューブ類の外径を表す単位．

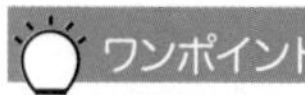

洗浄（フラッシュ）

チューブ内に温水（ぬるま湯）などを勢いよく注入して内腔を洗い流すこと．冷たすぎる水や熱すぎるお湯は，胃潰瘍や下痢などの原因になるため，避ける．栄養剤を注入していない間（食事と食事の間）10 倍希釈食酢（酢水）でチューブの内腔を充填する方法は，チューブ閉塞のみならず内腔の汚染予防にも有効であり，推奨される．

胃にチューブを留置する場合には，胃食道逆流やそれにともなう誤嚥が発生する場合がある．栄養剤を注入する際の体位や注入速度，栄養剤の種類（性質）の選択などに注意が必要である．体位については，栄養剤の投与中および投与後の上半身挙上が推奨される．

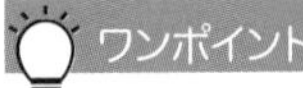

ダンピング症候群

おもに，胃切除後におこる腹部症状と全身症状（冷汗，動機，めまいなど）をいう．高濃度の食物が小腸に急速に流入することにより食事中や食直後に現れる「早期ダンピング症候群」と，食事によるインスリン過剰分泌が食後数時間後に低血糖を引きおこすことにより現れる「後期ダンピング症候群」がある．詳細は「胃切除後症候群」の項（p. 26 参照）を確認されたい．

(4) 栄養剤の投与法

栄養剤の投与方法を表 14.4 に示す．

持続的投与法は，長期間にわたり食事は絶食となり中心静脈栄養（TPN, p. 223 参照）で水分やエネルギー，その他の栄養素を補っていた症例，つまり長期間腸管を使用していないなどの重症例に対する胃への注入や，空腸への注入が適応である．このとき，空腸は胃に比べて内腔が狭く貯留能が低いため，注入後は栄養剤が肛門側に流れやすい．下痢や腹痛などの消化器症状がおきやすいため，空腸への栄養剤の注入には持続投与法が適している．また，空腸に急速に栄養剤が注入されるとダンピング症候群をきたすため，持続注入ポンプ（栄養ポンプ）を使用して注入速度を調節することが望ましい．その他の投与法は，一定量の栄養剤を一定時間で投与することが可能な場合に選択され，周期的投与法，間歇的投与法，ボーラス投与法がある．消化管の機能によって，はじめから間歇的投与法が選択される場合もあれば，最初は持続的投与法で開始し，病態の改善により一定時間に投与が可能になれば周期的投与法に変更するなど，投与法の見直しが図られる．

表 14.4　経腸栄養の投与方法

1．持続的投与法	栄養剤を一定の投与速度で，1 日最大 24 時間かけて緩徐に投与する． 例）重症症例に対する胃内投与，空腸内投与など． • 通常，20 mL/ 時程度の低速度で開始し，問題がなければ徐々に速度を上げる． • とくに空腸へ急速に注入するとダンピング症候群をきたすため，栄養ポンプを使用する．
2．周期的投与法	持続的投与の一種で，栄養剤を昼間だけ，夜間だけなどのように一定時間（12 ～ 20 時間）連続で投与する． 例）日中はふつうに食事を摂り，足りない分を夜間や睡眠中に投与するなど．
3．間歇的投与法	栄養剤を 1 日に数回に分けて，1 回 60 ～ 120 分程度の時間で投与する． 例）食事のように朝，昼，夕と 1 日 3 回，200 mL/ 時で 120 分（2 時間で 400 mL）投与するなど．
4．ボーラス投与法	間歇的投与の一種で，栄養剤を，シリンジ（注射器）を用いて 5 ～ 20 分かけて投与する．

日本静脈経腸栄養学会 編，『静脈経腸栄養ガイドライン第 3 版』，照林社（2013）および 渡邉早苗 編著，『臨床栄養学概論』〈N ブックス〉，建帛社（2018）より作成．

(5) 栄養剤の種類

経腸栄養に用いる栄養剤は，それらの原材料から，天然濃厚流動食と人工濃厚流動食に大別される（表 14.5）．天然濃厚流動食は，天然の食品からつくられているため，「食品」に分類される．人工濃厚流動食は，天然の

表 14.5　経腸栄養に用いる栄養剤の種類と特徴

	天然濃厚流動食	人工濃厚流動食		
		半消化態栄養剤	消化態栄養剤	成分栄養剤
特徴，分類	天然の食品からつくられる	医薬品と食品．食品は100種類以上が販売されている	医薬品と食品扱い（消化態流動食ともいう）がある	化学的に明確な成分から構成されている すべて医薬品
糖質	粉飴（こなあめ），麦芽糖など	デキストリン	デキストリン	デキストリン
たんぱく質（窒素源）	大豆たんぱく，卵たんぱく，乳たんぱくなど	カゼイン，分離大豆たんぱく，乳清たんぱくなど人工的に処理したたんぱく質	アミノ酸，ジペプチド，トリペプチド	アミノ酸
脂質	必要量が配合	必要量が配合	一部は低脂肪など製品によって異なる	きわめて低脂肪 必須脂肪酸欠乏予防のため脂肪乳剤の併用が必須.
適応例	消化管の安静を必要とせず，消化・吸収機能に問題がない場合	脳血管障害や神経疾患，上部消化管の通過障害など，消化・吸収機能に異常がない場合	たんぱく質を含有する半消化態栄養剤が使用できない場合，消化・吸収機能が著しく低下している場合，長期絶食後に経腸栄養を施行する場合，ICU患者で空腸から経腸栄養を施行する場合，短腸症候群および瘻孔をともなうクローン病に経腸栄養を施行する場合など	
その他	食品	医薬品と食品ある．食品は100種類以上が販売されている	医薬品と食品がある	すべて医薬品

日本静脈経腸栄養学会 編，『静脈経腸栄養ガイドライン 第3版』，照林社（2013）および秋山栄一ほか，『臨床栄養学概論』，化学同人（2020）より作成.

たんぱく質や糖質などの素材を人工的に処理したり，合成アミノ酸やビタミン・ミネラルなどを加えたりした栄養剤であり，製品によって「食品」のほか「医薬品」に分類されるものもある．現在，使用されている栄養のほとんどは人工濃厚流動食である．いずれの濃厚流動食も，1 mLあたり1～2 kcal程度の濃度に調整されている.

(6) 栄養剤による下痢

栄養剤の注入によりおこりうる合併症には，チューブによる機械的合併症（p. 218参照），瘻孔（ろうこう）周囲の皮膚トラブル，胃食道逆流（p. 22参照）に加えて，成分栄養剤の長期使用による必須脂肪酸の欠乏，下痢などがある．それらのなかで，下痢の原因と対策について表14.6に示した.

表 14.6　栄養剤による下痢の原因と対策

	原　因	対　策
1．栄養剤の組成	• 乳糖不耐症や食物アレルギーがある • 高浸透圧 • 脂質含有量が多い	• 乳糖不耐や食物アレルギーがあれば，乳糖や原因食品を含まない栄養剤に変更する • 浸透圧や脂質含有量を調整する • 脂質含有量が多くても中鎖脂肪酸であれば下痢の頻度は低下する
2．投与速度	• 投与速度が速い	• ゆっくりと投与する • 空腸内に栄養剤を投与する際は栄養ポンプを使用する
3．細菌汚染	• 経腸栄養剤や投与器具が汚染されている	• 開封，溶解状態で室温保存した場合，12 時間以降は急速に細菌数が増殖．つくり置き，使い残し厳禁 • 器具などの洗浄方法を確認
4．栄養剤の温度	• 冷たすぎる栄養剤の投与 • 加温によるたんぱく質の凝固・変性	• 冷所保存していた場合は，室温に戻してから投与する • 加温せず室温で投与する．加温の必要はない
5．患者の腸内細菌叢の変化	• 経腸栄養剤のみの栄養管理で腸内細菌叢が乱れる • 長期間にわたり無残渣の経腸栄養剤投与されると腸粘膜組織の廃用性萎縮が起こる	• 乳酸菌製剤の投与や水溶性食物繊維，オリゴ糖などを補充する

福岡県薬剤師会ホームページ（2013 年 5 月）を改変して作成．

3 経静脈栄養

体の維持に必要となる水分や栄養素を，直接静脈内から持続的に投与する方法を**経静脈栄養**という．誰もがよく知っている「点滴」による栄養補給のことである．この方法では消化管を使う必要がないため，消化管に障害がある場合や手術などで消化管が使えない場合などでも，水分や栄養素を補給することができる．また，消化・吸収という複雑な過程がないため，投与したものがすべて無駄なく体内へ入ることになる．このため，水分や電解質の補給の管理が容易であるだけでなく，薬剤の投与経路として優れた方法である．しかし，栄養素を投与する方法としては，血液中の濃度が急激に上がるため，浸透圧や pH の変化をおこしやすく，投与する量や速度に注意する必要がある．

経静脈栄養には，体表面近くの末梢の静脈に注射針や樹脂製の留置針などを刺し，ここから投与する**末梢静脈栄養**（**PPN**）と，外頸静脈や鎖骨下静脈などの太い静脈から右心房近くの大静脈までカテーテル（細長い樹脂製の管）を挿入して投与する**中心静脈栄養**（**TPN**）がある．

ワンポイント

経静脈栄養
体の維持に必要となる水分や栄養素を，直接静脈内から投与する方法のこと．体表面近くの末梢の静脈から投与する末梢静脈栄養（PPN）と右心房近くの大静脈までカテーテルを挿入して投与する中心静脈（TPN）がある．いわゆる点滴による栄養補給法のこと．

レベルアップへの豆知識

栄養法の選択

経静脈栄養と経腸栄養の比較を表に示す．それぞれの特徴を生かし，患者の病態に合わせて選択する．

経静脈栄養と経腸栄養の比較

経静脈栄養
・投与エネルギー量の目的達成が容易 ・投与量が正確 ・成分配分が容易 ・目標投与量に調整するまでの時間が短い ・消化器症状がない ・脂肪肝・肝障害が発生しやすい

経腸栄養
・コストが安い ・消化管機能の維持 ・感染症の減少 ・カテーテル敗血症がない ・清潔操作を要しない ・インスリン使用量が少ない ・代謝合併症が少ない ・熟練機能を要しない

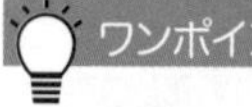

末梢静脈栄養（PPN）

peripheral parenteral nutrition. 体表面近くの静脈から水分や栄養を持続的に投与する方法．水分や電解質の補給法としてよく用いられる．血液浸透圧とほぼ同じ輸液製剤を使う必要があるため，1日に必要となるエネルギーを補うことはできず，栄養管理としては，短期間のものやや補助的なものが適応となる．

（1）末梢静脈栄養（PPN）

体表面近くの末梢静脈へ注射針あるいは留置針を挿入し投与するため簡便な方法であるが，血管に負担がかかるため同一の経路を長期間にわたり使用することは難しく，一時的な投与や2週間以内の短期間の投与法として用いられる．また，末梢静脈の血流量はそれほど多くないため，輸液の浸透圧やpHの影響を受けやすく，投与可能な輸液の浸透圧は900 mOsm/kg程度となる．このため水分や電解質の補給に適しているが，エネルギーの補給にグルコースを投与するとしても，濃度として10～13%が限度となる．したがって，末梢静脈栄養で，1日の必要エネルギー量を補うことは難しく，高エネルギーで等張中性の脂肪乳剤を併用しても1日あたり1200～1500 kcalの補給が限界となる．

PPNの適応は，一時的な脱水や電解質異常の補正などのほかに，短期間の絶飲食が続く場合の水分・栄養補給となる．例としては，ⅰ）検査のための短期間の絶飲食，ⅱ）外科手術の術前・術後管理，ⅲ）腸閉塞，ⅳ）腸管安静必要時（胃・十二指腸潰瘍急性期や急性胃腸炎など）などがあげられる．しかし，慢性腎疾患や心疾患などの水分制限が必要な場合については，エネルギー補給効率が悪いため，栄養法としては使われない．また，末梢静脈の確保が困難な場合には患者の負担を避けるため，別の方法を検討する必要がある．

PPNの合併症としては，浸透圧が血液に比べて高い高張輸液による静脈炎がある．これは針を刺した静脈に沿って赤く腫れ（発赤）痛み（疼痛）を感じる．静脈炎がおこった場合は，すみやかに針を抜去し，ほかの血管に差し替え，炎症がおこった部位を冷やして炎症を抑える必要がある．また，針を留置した血管の損傷により周囲に輸液が漏れる場合や，血液の逆流によるライン（点滴の管のこと）の閉塞などがおこることもあり，針の固定やラインの管理には十分な配慮が必要となる．さらに，長期間にわたり同じ経路を使い続けると表在菌からの感染がおこることがあるため，3～4日ごとにラインを交換することが望まれる．

（2）中心静脈栄養（TPN）

静脈栄養だけで長期間にわたり十分な栄養管理を行うためには，高濃度の糖質やアミノ酸を含む高張輸液を用いなければならない．このためには十分な血流がある大静脈のなかに，輸液を直接入れて薄め，浸透圧やpHの影響を抑えることが必要となる．中心静脈栄養は投与できる成分の組合せの自由度が高いため，その適応範囲は広く，ⅰ）消化管の障害や手術などで長期間にわたり消化管からの栄養吸収ができない場合の栄養管理，ⅱ）水分管理が必要となる心疾患や腎疾患，ⅲ）栄養代謝に問題がある肝障害，iv）食事を十分に摂ることができない神経障害，呼吸器障害，v）悪性腫瘍による栄養状態の低下時や制がん剤による副作用時，vi）重大な外傷や熱傷による異化亢進時など，さまざまな病態が対象となる．

TPN を実施するためには，カテーテルを適切な場所に留置し，刺入部にしっかりと固定する必要がある．このカテーテルの刺入部は患者の動きやすさや管理のしやすさから，i）鎖骨下静脈，ii）外頸静脈，iii）大腿静脈，などが選ばれる．それぞれの体表面から局所麻酔下にカテーテルを大静脈まで挿入し，皮膚に直接固定する．カテーテルの位置は，X 線写真などで確認する必要がある．また，刺入部の汚染は，カテーテルからの感染の原因となるため，清潔な状態が保てるように保護しなければならない．

TPN の合併症として，i）カテーテル挿入時におこるもの，ii）カテーテル留置中におこるもの，iii）栄養製剤投与によるもの，がある．カテーテル挿入には太い針による穿刺（せんし）をともなうため，周囲の組織への損傷（肺損傷による気胸，動脈損傷，神経損傷，胸管損傷など）や，カテーテル挿入時の血管内への空気流入による空気塞栓などがおこることがある．カテーテル留置中には，静脈内にあるカテーテルに感染がおこる可能性がある．この感染源としては，刺入部からのもののほか，輸液製剤の混合時やライン交換時の混入がある．さらに，ラインのねじれやフィルターの目詰

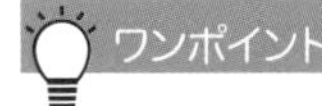
ワンポイント

中心静脈栄養（TPN）

total parenteral nutrition．右心房近くの大静脈内にカテーテルを留置し，持続的に栄養を投与する方法．高張の高カロリー製剤の投与も可能であるため，消化管が使えない場合でも長期間の栄養管理が可能となる．しかし，すべて輸液製剤からの栄養投与となるため微量栄養素の欠乏やさまざまな合併症に注意が必要である．

栄養療法・食事療法

例題

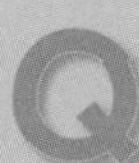

経腸栄養剤に関する記述である．正しいのはどれか．

(1) 1 kcal/mL 濃度の経腸栄養剤 100 mL の水分含有量は 60 mL である．
(2) 消化態栄養剤の窒素源はたんぱく質である．
(3) 成分栄養剤の長期投与では必須脂肪酸欠乏症が発生する．
(4) 肝不全用経腸栄養剤には分枝鎖アミノ酸が含まれない．
(5) 腎不全用経腸栄養剤の特徴は高エネルギー・高たんぱくである．

(3)

(1) 80％が水分なので間違い．
(2) 窒素源はアミノ酸である．
(3) 正しい．
(4) 分枝鎖アミノ酸が多く，芳香族アミノ酸が少ないのが特徴である．
(5) 基本的には低たんぱくであるので間違い．

まり，血液の逆流によるカテーテルの閉塞などのカテーテルトラブルや患者自身によるカテーテルの自己抜去などがある．TPN では，高濃度の栄養輸液を直接血管内に投与するため，高血糖とそれによる浸透圧利尿がおこりやすくなる．また，血糖の上昇によりインスリン分泌が高レベルに維持されるため輸液の突然の中断により低血糖になることがある．また，長期の TPN では，肝臓への負担が大きくなり肝障害や脂肪肝となるほか，必須脂肪酸，ビタミン，微量元素の欠乏症などに注意する必要がある．

練習問題

→ p. 212〜p. 216 参照

1 経口栄養法に関する記述である．間違っているのはどれか．

（令和元年度：第 16 回栄養士実力認定試験より）

（1）常食は，患者の年齢を考慮した食事である．
（2）軟食は，主食の形態により分類される．
（3）三分粥は，重湯と全粥の割合が 7：3 である．
（4）流動食の目的の一つは，水分補給である．
（5）濃厚流動食とは，10 kcal/mL 以上の流動食である．

→ p. 211〜p. 224 参照

2 栄養補給法に関する記述である．正しいのはどれか．

（令和 2 年度：第 17 回栄養士実力認定試験より）

（1）天然濃厚流動食は，消化を必要としない．
（2）半消化態栄養剤は，医薬品と食品に分類される．
（3）成分栄養剤は，脂肪の含有量が多い．
（4）静脈栄養補給法では，合併症はおこらない．
（5）末梢静脈栄養補給法は， 3 週間以上の栄養管理に適している．

参考書

日本病態栄養学会 編，『病態栄養ガイドブック 改訂第6版』，南江堂（2019）.

日本動脈硬化学会 編，『動脈硬化性疾患予防ガイドライン 2017年版』，ナナオ企画（2017）.

日本静脈経腸学会 編，『静脈経腸栄養ガイドライン 第3版』，照林社（2013）.

日本病態栄養学会 編，『病態栄養ガイドブック 改訂第6版』，南江堂（2019）.

日本鉄バイオサイエンス学会 編，『錠剤の適正使用による貧血治療指針 改定第2版』，響文社（2019）.

佐藤和人ほか，『エッセンシャル臨床栄養学 第5版』，医歯薬出版（2011）.

本田佳子ほか，『栄養科学イラストレイテッド臨床栄養学 疾患別編 改訂第2版』，羊土社（2016）.

日本呼吸器学会COPDガイドライン第5版作成委員会 編，『COPD（慢性閉塞性肺疾患）診断と治療のためのガイドライン 2018［第5版］』，日本呼吸器学会（2018）.

一般社団法人日本アレルギー学会喘息ガイドライン専門部会 監，『喘息予防・管理ガイドライン 2018』，協和企画（2018）.

日本呼吸器学会成人肺炎診療ガイドライン2017作成委員会 編，『成人肺炎診療ガイドライン 2017』，日本呼吸器学会（2017）.

森田純仁，『呼吸器系，解剖生理学―人体の構造と機能及び疾病の成り立ち』，上嶋繁ほか 編，南江堂（2020）.

森田純仁，『呼吸器系，臨床医学―人体の構造と機能及び疾病の成り立ち』，羽生大記ほか 編，南江堂（2019）.

森田純仁，『最新　臨床栄養学　第4版　―栄養治療の基礎と実際―』，上原誉志夫ほか 編，光生館（2021）.

日本肥満学会，『肥満症診療ガイドライン 2016年版』，ライフサイエンス出版（2016）.

伊藤 貞嘉，佐々木 敏 監，『日本人の食事摂取基準 2020年版』，第一出版（2020）.

日本糖尿病療養指導士認定機構 編，『糖尿病療養指導ガイドブック 2020』，メディカルレビュー社（2020）.

日本先天代謝異常学会 編，『新生児マススクリーニング対象疾患等診療ガイドライン 2019』，診断と治療社（2019）.

矢﨑 義雄，総編，『内科学（11版）』，朝倉書店（2017）.

日本脳卒中学会 編，『脳卒中治療ガイドライン 2015（追補2019対応）』，協和企画（2019）.

山本拓史 編，『脳卒中の栄養療法』，羊土社（2020）.

海老澤元宏，伊藤浩明，藤澤隆夫 監，『食物アレルギー診療ガイドライン 2016』，日本小児アレルギー学会食物アレルギー委員会（2016）.

海老澤元宏ほか厚生労働科学研究班，「食物アレルギーの栄養食事指導の手引き 2017」，https://www.foodallergy.jp/wp-content/themes/foodallergy/pdf/nutritionalmanual2017.pdf

日本小児アレルギー学会 編，『小児アレルギーエデュケーターテキスト実践編 改訂第3版』，治療と診断者（2018）.

厚生労働省，「保育所におけるアレルギー対応ガイドライン（2019年改訂版）」，2019（平成31）年4月，https://www.mhlw.go.jp/content/000511242.pdf

渡邉早苗ほか，『Nブックス臨床栄養学概論』，建帛社（2018）.

芦川修貮ほか，『食事療法実務入門 第9版』，学建書院（2020）.

竹山廣光ほか，静脈経腸栄養，**26**(2)，43（2011）.

一般社団法人日本感染症学会，公益社団法人日本化学療法学会 JAID/JSC 感染症治療ガイド・ガイドライン作成委員会 敗血症ワーキンググループ，『JAID/JSC 感染症治療ガイドライン 2017―敗血症およびカテーテル関連血流感染症―』，https://www.kansensho.or.jp/uploads/files/guidelines/guideline_JAID-JSC_2017.pdf

日本緩和医療学会 編，『終末期がん患者の輸液療法に関するガイドライン 2013年版』，金原出版（2013）.

井上善文，『中心静脈栄養長期施行例に生じた肝機能障害の原因と対策は？』，日本医事新報社，No. 4882，2017年11月18日発行，p. 65：https://www.jmedj.co.jp/journal/paper/detail.php?id=8614

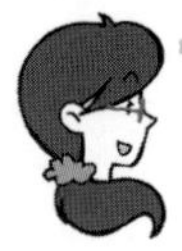

用語解説

ALP

アルカリホスファターゼ．骨芽細胞，肝細胞などに多く含まれ，これらの崩壊があると，血中に多く放出される．

BMI

body mass index の頭文字．体格指数の一つ．体重(kg)/［身長(m)］^{2} で求める．18.5 以上 25.0 未満が普通体重とされている．

BMI-SDS

小児では BMI の平均や分布が性別や年齢により異なるため，日本人小児性別年齢別 BMI 基準値との差を SD スコア（SDS）という数字で表す（日本小児内分泌学会ウェブサイト，http://jspe.umin.jp/medical/taikaku.html 参照）．

CT

コンピューター断層撮影法のこと．体に放射線をあて，それぞれの部分の放射線の吸収量を測定し，コンピューターにより体の断面図として画像化する方法．造影剤を使用すると血管の走行などを立体化した像としてみることもできる．

eGFR

血清クレアチニン値をもとに，年齢や性別による筋肉量を考慮して糸球体ろ過量を推定するものである．同じクレアチニン値であっても，年齢により大きく異なる腎機能をクレアチニン・クリアランスよりも適切に判定可能である．

EIS

内視鏡で静脈瘤を直接みながら硬化剤を注入して固め，出血を防ぐ方法．

H_2 受容体拮抗薬

胃の壁細胞のヒスタミン H_2 受容体に拮抗的に作用して胃酸分泌を抑える薬．

IgA 腎症

慢性糸球体腎炎のうち，上気道炎やなんらかのウイルス感染後に発作性の血尿がみられる病態である．このとき IgA の産生亢進傾向があり，糸球体メサンギウム細胞と基質の増殖性変化とメサンギウム領域への IgA を主体とする沈着物を認める．慢性糸球体腎炎に至り，腎不全へ移行する．なお，本症の確定診断には腎生検が不可欠である．根本的な治療法がないため，病態により生活規制に加え，抗血小板剤の長期投与や降圧剤による血圧コントロールを基本としている（対症療法）．

IgE 抗体

免疫グロブリンの一種．Ⅰ型アレルギー疾患でみられるアトピー素因とは，さまざまな環境アレルゲンに対して IgE 抗体を産生しやすい体質のことをいい，同一家系にみられることが多い

MRI

核磁気共鳴画像のこと．CT と同様に体の断面図をみることができるが，放射線の代わりに磁力を使い，水素原子の振動エネルギーを測定して画像化するため，水素原子を多く含む組織の診断に適している．

PEM

ペム．たんぱく質・エネルギー栄養不良のこと．高齢者の食生活において，たんぱく質やエネルギーの低栄養状態をいう．

QOL

日常生活を送るうえでの肉体的，精神的，社会的な状況のこと．疾病などで，これらの状況に障害がおこると日常生活のレベルが低下するため，これらの改善を進めることが大切である．

ST 上昇

心電図において，心室の収縮が完了した時期にあたる S 波から心室の拡張がおこる T 波の区間を ST 部分といい，心室部分の心筋に損傷がおこることで，この部分が陽性方向に上昇する現象．

アシドーシス

血液の pH が 7.4 から酸性に傾いた状態．

アテローム

動脈壁にできたプラークの内容物をアテロームという．アテロームを包む線維性被膜が薄く，破れやすいものを不安定プラーク，線維性被膜が厚く破れにくいものを安定プラークという．

アトピー

ギリシャ語の *Atopos* 由来の言葉であり，不思議な病気という意味をもつ．

アナフィラキシーショック

強い抗原抗体反応により，短時間にショック（血圧低下など）に陥った状態．

アニサキス

海産魚介類の生食から感染する寄生虫．摂取された幼虫の一部が消化管壁に穿入して，障害を与える．

アルサス型反応と血清病

免疫複合体の傷害する部位が限局的な部位にとどまる反応をアルサス型反応といい，全身に及ぶものを血清病とよぶ．過敏性肺臓炎はアルサス型反応，全身性エリテマトーデス，溶血性連鎖球菌感染後糸球体腎炎は血清病の

代表例である.

アルブミン

血液中のタンパク質の1種．血液中のタンパク質で最も多く，血液中のタンパク質の半分がアルブミンである.

アレルゲン

アレルギーの原因となる物質のこと．アレルゲンは通常は有機物である.

異常Q波

心電図において，心室収縮のための刺激が伝わる際に記録される波形部分をQRS波とよぶ．この波形の先端部分であるQ波は通常わずかに陰性であるが，なんらかの原因により大きく陰性となったものを異常Q波という.

I型アレルギー

アレルギー反応の分類の1つ．I型は即時型といわれ，気管支喘息や花粉症，アレルギー性鼻炎，食物アレルギー，アトピー性皮膚炎など多くのアレルギーがI型アレルギーである．アレルギーの分類はおもに4つあり，II型は細胞障害型，III型は免疫複合型，IV型は遅延型とよばれる.

胃瘻

経腸栄養剤を注入する腹壁と胃の間のチューブ．多くは内視鏡の手術でつくられる.

右心不全

心不全のうち，右心室の機能が低下した状態．心不全には左心不全と右心不全があるが，心不全の多くは両心不全である.

ウロビリノーゲン

胆汁として腸管内に排泄されたビリルビンが，腸内細菌により分解されてできたものがウロビリノーゲン（urobilinogen）である．大半は便とともに体外に排泄されるが，一部は腸管から再び吸収されて血液中に流れ，肝臓に戻る途中で尿中にも排泄される.

嚥下障害テスト

誤嚥の有無を評価するテスト．反復唾液嚥下テストや水飲みテストなどがある．誤嚥がないことを確認してから経口摂取を再開することが望ましい.

炎症反応

おもに血液検査のCRP（C反応性タンパク）の数値で評価する．CRPは臨床で多用される.

横隔膜

呼吸筋の1つで，胸腔と腹腔の境界になる骨格筋.

オルニチン回路

たんぱく質の分解によって有害なアンモニアが生じる．ほ乳類などでは，これを肝臓で毒性の少ない尿素に変換する．このときの反応経路をオルニチン回路という.

咳嗽

咳（せき）の医学用語.

化学受容器

化学受容器には，延髄に存在する中枢化学受容器と，頸動脈と大動脈に存在する末梢化学受容器がある．化学受容器は，O_2などの化学物質の濃度を感知して，その情報を呼吸中枢に送る.

可逆性

もとに戻る性質.

喀痰

たんの医学用語.

過膨張

正常よりも膨らみ過ぎている状態.

カーボカウント

食事ごとの炭水化物摂取量を把握してインスリン投与量を調節すること．基礎カーボカウントと応用カーボカウントがある．強化インスリン療法やCSIIを行っている患者や，食事摂取量が変動しやすい患者に対して用いることが多い.

冠性T波（T波の逆転）

心電図において，拡張期に記録される波形部分をT波とよぶ．通常陽性の波形を示すが，冠動脈の狭窄などで血流不足が起こると陰性波形となる．これを冠性T波，あるいはT波の逆転とよぶ.

感染症

微生物によって引きおこされる疾患．微生物が体内に侵入し増殖することを感染といい，感染してなんらかの症状が出た場合を感染症という.

基礎カーボカウントと応用カーボカウント

基礎カーボカウントは，1日の糖質量を3食に均等に配分し，1食に食べる糖質量をコントロールする方法．応用カーボカウントは，基礎カーボカウントを理解したうえで，インスリン投与量と食品の糖質量を合わせて血糖をコントロールする方法である．1型糖尿病や2型糖尿病でインスリン治療を行っている患者に適応となる.

基礎疾患

治療している疾患以外の持病.

キャッスル内因子

胃腺の壁細胞から分泌される糖タンパクでビタミンB_{12}と結合し，吸収にかかわる.

ギャッチアップ

ベッドで頭を上げて身体を起こすこと.

強化インスリン療法

生理的インスリン分泌に近い血中インスリン動態をつくりだすために，患者自身が，血糖自己測定により血糖値の動きを把握し，医師から示されたインスリン投与量の範囲内で，食事内容や運動量に応じてインスリン投与量を調整しながら血糖コントロールを図る方法．基礎インスリン（持続型を1日1回）＋追加インスリン（速効型を食直前1日3回）の4回打ちが基本である．

狭窄

管状の器官の内側が狭くなっている状態．

胸部X線検査

胸のレントゲン写真を撮影する検査．

気流閉塞

空気の通り道である気管支などの気道が狭くなり，息を素早く吐き出せなくなる状態をいう．気流閉塞があると1秒率が低下する．

食い養生

食べ物に注意し，栄養になるものを食べて養生すること．（『広辞苑』より）

口すぼめ呼吸

ひょっとこのように口をすぼめて呼吸するさま．COPDでは口すぼめ呼吸をすると呼吸が楽になる．

グリセミックロード

食品に含まれる炭水化物の重量にGI値をかけて100で割った値．空腹時にブドウ糖を50 g摂取したときの2時間後までの血糖変動曲線が描く面積を100として，それぞれの食品のGI値が求まる．GI値と食品の利用可能炭水化物の積がGLであり，1食分の食品に含まれる炭水化物量を考慮して計算されたものであり，ある食品を1食分食べたときに，どの程度血糖値が上昇するかがわかりやすくなっている．

グリセミックインデックス

基準食に対して各食品の摂取後の血糖上昇を示す指標．基準食のブドウ糖，白米，食パンを100とした場合に，各食品の摂取後の血糖値の上昇を相対値として表した値である．GI値が低いほうが消化吸収に時間を必要とするということになり，摂取後の血糖値の上昇が緩やかになると判断できる．低GI食には魚・肉などのたんぱく質，乳製品，豆類，海藻類，そばなどがある．

クリティカルパス

質の高い医療を提供するため，入院から退院までの検査，治療（リハビリを含む）などの計画を立てたものをクリティカルパスと称する．

クレアチニン

筋肉などのエネルギー代謝産物であり，血中濃度が安定している．糸球体でろ過され，尿細管でほとんど分泌・再吸収されない．

クレアチニン・クリアランス

かつての臨床現場では，糸球体ろ過量を評価するために用いていた方法である．糸球体で1分間に処理された血漿量に相当し，1分間の尿量（mL/分）×尿中の物質の濃度（mg/dL）/血漿中の物質の濃度（mg/dL）により，糸球体ろ過量を評価することができる．

経管栄養

食事摂取の代わりに，管を通して消化管に栄養剤を注入すること．

経口ブドウ糖負荷試験

OGTT（oral glucose tolerance test）．糖尿病診断法の一つ．糖尿病が疑われる患者に，短時間に一定量のグルコース水溶液を飲んでもらい，一定時間経過後の血糖値の値から，糖尿病かどうか判断する方法．単に糖負荷試験ともいう．

経静脈栄養

体の維持に必要となる水分や栄養素を，直接静脈内から投与する方法のこと．体表面近くの末梢の静脈から投与する末梢静脈栄養（PPN）と右心房近くの大静脈までカテーテルを挿入して投与する中心静脈（TPN）がある．いわゆる点滴による栄養補給法のこと．

経鼻

鼻を通して管などを入れること．一時的な栄養剤の注入方法として，経鼻経管栄養が多用される．

血管抵抗

血液の血管のなかの通りにくさ．

倦怠感

身体がだるいこと．

抗菌薬

抗菌薬には，カビなどの微生物からつくられる抗生物質と，人工的に化学合成されたものがある．抗生物質の代表としてペニシリンがある．

口腔ケア

歯みがきができる患者では，歯みがき，ポピドンヨードやお茶でのうがい，義歯の手入れを指導する．歯みがきができない患者では，介護者により口腔内清拭を行う．

口腔内常在菌

口腔内で人体と共存する菌．口腔内では病原性がないが，肺に入ると誤嚥性肺炎の原因となる．

膠原病

血液中の自己抗体が組織を傷害することにより，全身の関節・血管・内臓などが傷害される疾患を，総じて膠原病という．全身性エリテマトーデス（SLE），慢性関節リウマチ（RA）などが代表例である．

抗コリン剤

神経伝達物質のアセチルコリンが結合する受容体をブロックする薬．

交差反応

先に感作したアレルゲンと共通のたんぱく質構造をもつ食物などが体内に侵入することによりおこるアレルギー反応．花粉症の場合は，花粉に含まれるアレルゲン（たんぱく質の一部）と，果物や野菜などに含まれるたんぱく質が似ているために，花粉に対してつくられた IgE 抗体が，果物や野菜にも反応する．

好酸球

光学顕微鏡で分類される白血球分画の 1 つ．白血球分画は，顆粒球の好中球・好酸球・好塩基球，リンパ球，単球がある．

高尿酸血症

血清尿酸値 7.0 mg/dL を超えた状態をいう．その成因から生産過剰型と排泄低下型に分類される．血清尿酸値 7.0 mg/dL 台では食事療法が主体であり，8.0 mg/dL 以上では薬物療法が導入される．

誤嚥

空気以外の飲食物などの異物が気管から気道には入ることを誤嚥という．

呼吸商

整体内で栄養素が分解されてエネルギーに変換するまでの，単位時間あたりの O_2 消費量に対する CO_2 排出量の体積比．呼吸商の値は，栄養素によって異なる．

骨組織

骨は，たんぱく質であるコラーゲン線維（類骨）に，カルシウムとリンを主成分としたハイドロキシアパタイト（骨塩）が結合してできている．コラーゲン繊維の量は十分であっても，カルシウムの沈着が少ないものが骨軟化症，くる病であり，コラーゲン繊維とカルシウムがともに少ないものが骨粗鬆症である．

骨粗鬆症

骨を構成する無機物と有機物の両方が減少して，骨密度が低下する疾患．閉経や老化などが原因であることが多いが，副腎皮質ステロイドの副作用でもみられる．骨粗鬆症は脊椎圧迫骨折や大腿骨頸部骨折などの病的骨折の原因となる．

細菌学的検査

病原性のある細菌を同定する検査で，喀痰塗抹検査や喀痰培養検査に代表される．尿を用いて細菌の抗原を同定する検査や，細菌の DNA を検出する PCR 検査など，近年多種多様な検査が実用化され進歩が著しい．

在宅酸素療法

呼吸不全などの患者に対して在宅で酸素の投与を行う治療法．空気をフィルターに通して高濃度の酸素を取りだすタイプが多い．

サルコペニア肥満

サルコペニアとは，加齢とともに筋肉の量が減少し，機能が低下した状態．肥満とは糖尿病や高血圧，脂質異常症などを悪化させる原因である．運動の直後にたんぱく質を摂取すると，サルコペニア肥満の予防効果がいっそう高まるという研究報告もある．

縦隔炎

左右の肺と胸骨・脊椎に囲まれた部分である縦隔におこった感染症．この場合は食道粘膜を介して，感染が生じていることになる．

食物経口負荷試験

アレルギーが確定または疑われている食品を，単回または複数回に分割して摂取させ，症状の有無を医師が確認する検査．①原因食物の確定，②安全に摂取できる量の決定または耐性獲得の診断のために行う．

食物繊維

食物繊維は 2 種類に大別される．水溶性食物繊維は，小腸における栄養素の吸収を遅くするため，食後の血糖上昇を緩やかにする．また，コレステロールを吸着して体外に排泄する作用や，ナトリウムの排泄を促進する作用もある．昆布，わかめ，こんにゃく，大麦などに多く含まれる．もう一つの，不溶性食物繊維は，大腸を刺激して便通を促進する．豆類，きのこ，果物，海藻などに含まれる．

除脂肪体重

体組成は大きく，脂肪量と除脂肪量に分けられる．除脂肪体重は，除脂肪量からなる体重を指す．除脂肪体重はおもに骨格筋の量を反映している．骨格筋量の低下で除脂肪体重は減少する．

人工肛門

なんらかの原因で肛門が使えない状況となった場合，肛門以外の場所に消化管の出口を人工的に造設したもの．通常，大腸を切断し直接腹壁から出し，皮膚に縫いつけたものとなる．**ストーマ**ともいう．

浸潤影

胸部 X 線検査でみられる X 線透過性が低い部分で，浸出液を反映して白い影として描出される．

スターリングの法則

心臓に戻ってくる静脈還流量が多くなるほど，心筋収縮力がアップするという法則．これは，弛緩した心筋が静脈還流量により十分に伸展されることで次の収縮を行えるようになることによる．

ステルコビリノーゲン

再吸収されず腸管内に残ったウロビリノーゲンが，さらに腸内細菌により変化（還元）した物質をステルコビリノーゲン（stercobilinogen）という．

成長のキャッチアップ

病気や障害によって身長や体重の増加スピードが一時的に阻害されても，状況が改善すると，より速い速度で身長や体重が平均的なレベルに追いつくこと．

喘鳴

呼吸にともないゼーゼーすること．

用語解説

洗浄（フラッシュ）

チューブ内に温水（ぬるま湯）などを勢いよく注入して内腔を洗い流すこと．冷たすぎる水や熱すぎるお湯は，胃潰瘍や下痢などの原因になるため，避ける．栄養剤を注入していない間（食事と食事の間）10倍希釈食酢（酢水）でチューブの内腔を充填する方法は，チューブ閉塞のみならず内腔の汚染予防にも有効であり，推奨される．

先天的生体防御系

生まれつき備わっている，異物の侵入を阻止するシステム．

物理的阻止：皮膚や粘膜などの構造的なもの．

化学的阻止：殺菌物質（唾液，胃液，涙）など．

反射による排除：くしゃみ，咳，涙など．

侵入した異物の処理：好中球や単球の食作用．

血液流出の阻止：血小板による血液の凝固．

蠕動運動

管のなかにある内容物を，順に管の上流から下流へと移動させる運動．管の側が強く収縮し，肛門側が弛緩する．

総鉄結合能，不飽和鉄結合能

循環血液中では，2価鉄は酸化されて3価鉄となり，3価鉄はトランスフェリン（鉄輸送たんぱく質）と結合して各臓器に運ばれる．健常人では，トランスフェリンの約1/3は鉄と結合し，約2/3は鉄と未結合のトランスフェリンとして存在する．また，トランスフェリンと結合していない鉄はフェリチンとして貯蔵されている（貯蔵鉄）．トランスフェリンと鉄が結合しているもの，すなわち血液中に流れている鉄の量を血清鉄という．鉄と結合していないトランスフェリンの量，すなわち，あとどれくらい鉄と結合可能なトランスフェリンが余っているか（鉄と結合しうるトランスフェリンの量）を不飽和鉄結合能（UIBC）という．

体格指数

英語ではBody Mass Indexといい，頭文字をとってBMIという．体重(kg)÷身長$(m)^2$で算出され，BMI＝22が標準とされる．BMI 25以上を肥満，18.5未満を低体重とする．

対標準1秒量

予測1秒量に対する実測1秒量の比率．

樽状胸郭

ビール樽のように膨らんだ胸の状態．

短腸症候群

小腸の疾患や外傷などで小腸が広範囲にわたって切除されたもの．栄養素の消化吸収には一定以上の長さの小腸が必要となるため，消化吸収障害による栄養失調がおこる．このため，補助的な栄養管理が重要となる．

ダンピング症候群

おもに，胃切除後におこる腹部症状と全身症状（冷汗，動機，めまいなど）をいう．高濃度の食物が小腸に急速に流入することにより食事中や食直後に現れる「早期ダンピング症候群」と，食事によるインスリン過剰分泌が食後数時間後に低血糖を引きおこすことにより現れる「後期ダンピング症候群」がある．

中鎖脂肪酸

中鎖脂肪酸（medium chain triglyceride, MCT）は，炭素数が6～12の脂肪酸からなるオイルで，パーム油，ココナッツオイル，牛乳，母乳に含まれる．膵リパーゼを必要とせずに加水分解されて吸収される．一般の油，長鎖脂肪酸（LCT．炭素数18程度）よりも吸収能力が大きく，門脈経由で肝臓に取り込まれ，エネルギー源として利用されるという生理的特性がある．

中心静脈栄養（TPN）

total parenteral nutrition．右心房近くの大静脈内にカテーテルを留置し，持続的に栄養を投与する方法．高張の高カロリー製剤の投与も可能であるため，消化管が使えない場合でも長期間の栄養管理が可能となる．しかし，すべて輸液製剤からの栄養投与となるため微量栄養素の欠乏やさまざまな合併症に注意が必要である．

治療乳

牛乳から乳糖を除いて，代わりにグルコース，グルコースポリマー，デキストリン，でんぷんを添加し，脂肪を植物油に代えたもの．活動中の昼用にはたんぱく質と脂肪が多く，眠っている夜用には低血糖を防ぐために糖質を主成分とする組成となっている．ミネラル，ビタミン類はほかの一般育児用粉乳と同様で，カルシウムが少し多く含まれている．

動脈硬化

動脈壁の中膜の変性により弾力性や収縮力が低下した状態．動脈内腔が狭くなる狭窄や変性した壁の損傷から生じた血栓による動脈の閉塞をおこし，狭心症や心筋梗塞，脳梗塞などの原因となる．

ドレナージ

体内にたまっている余分な水や血液を体外に排出することをいう．ここでは胆のうや胆管にチューブを挿入して，停滞している胆汁を体外に排出することをいう．

難消化性でんぷん

小腸で消化・吸収されずに大腸に達するでんぷん成分を，難消化性でんぷん（RS）という（食物繊維と類似している）．RSは，食品中に含まれているものに加え，でんぷんの老化によっても生成されるため，糊化度が低下すると，含有量が高くなる．

認知症

後天的な理由で生じる脳の障害．代表的な疾患にアルツハイマー病がある．

脳血管障害
いわゆる脳卒中のことで，くも膜下出血，脳出血，脳梗塞の 3 つを指す．

脳ヘルニア
頭蓋内にある脳は脳脊髄液中に浮いて存在しているため，頭の動きにあわせてズレないように硬膜が張りだした鎌やテントという構造で仕切られている．脳の一部が圧迫されるとこの鎌やテントの反対側に脳の一部がとびでてしまうことを脳ヘルニアという．

肺高血圧症
肺動脈の圧力が高い病態のこと．一方，高血圧症は体動脈の圧が高い病態である．また，肺疾患が原因の右心不全を肺性心という．

肺実質
肺には実質と間質がある．肺胞の内側を実質といい，肺胞と肺胞の間を間質という．いわゆる肺炎は肺胞の内側に炎症をおこす疾患で，肺胞と肺胞の間に炎症をおこす疾患は，間質性肺炎といい，肺炎とは区別される．

バクテリアルトランスロケーション
消化管粘膜を介して，腸内細菌が腸管内から粘膜固有層，さらには腸管リンパ節やほかの臓器に移行する現象．BT を引きおこすおもな原因として，ⅰ）消化管内における細菌の異常増殖，ⅱ）消化管壁のバリアー機能の障害，ⅲ）細菌に対する生体防御機構の破綻が考えられている（ヤクルト中央研究所より）．消化管の絨毛の萎縮，消化管粘膜の菲薄化（ひはくか）などは，消化管粘膜の防御力の破綻，全身や局所の免疫力の低下，消化管運動の低下を引きおこし，腸内細菌の異常繁殖につながるため，BT のリスクとなる．

%理想体重
%理想体重＝現体重/理想体重× 100．理想体重＝ 22 ×身長 $(m)^2$ で求められる．現体重を理想体重と比較して，栄養障害の程度を評価する．

ばち指
太鼓のばちのように先端が太く肥大した指．このため，前後の爪の角度が広くなる．

非可逆性
もとには戻らない性質．

非ステロイド系抗炎症薬
ステロイド以外の抗炎症薬の総称．用量依存的に胃粘膜傷害を生じ，その頻度は 10 ～ 20%と推察されている．

肥大
正常よりも細胞や器官の容積が大きくなった状態．

ビタミン K
骨に存在するたんぱく質であるオステオカルシンを活性化し，カルシウムの尿中への排泄や骨吸収を抑制する．

ビタミン K_2 製剤
低脂肪食により吸収が抑制される．

ピロリ菌（ヘリコバクター・ピロリ菌）
胃粘膜に対する攻撃因子と防御因子のバランスを崩す最大の原因となるといわれている．50 歳以上の日本人の 70 ～ 80%に感染があると推測されている．

フィッシャー比
フィッシャー比 ＝ 分枝鎖アミノ酸／芳香族アミノ酸．肝機能が低下するとフィッシャー比が低下する．

フォンギルケ病
大部分は常染色体劣性遺伝であり，肝臓でグリコーゲンからグルコースをつくる酵素（グルコース-6-ホスファターゼ）が欠損しておこる病気．糖尿病の約 50%．

不感排泄
皮膚からの水蒸気（汗）や唾液，吸収（呼気 ＝ 肺）などから失われる水分をいう．活動量，高熱などにより蒸泄量は，大きく変化する．小児は成人に比べ不感蒸泄量が 2 ～ 3 倍多くなっている．

腹膜炎
腹腔内臓器の炎症が腹腔内へと広がったものをいう．原因として，消化管穿孔によるものや胆嚢炎，虫垂炎などがある．

不顕性誤嚥
意識しないで知らないうちに誤嚥することを不顕性誤嚥という．寝ている間に生じることが多い．一方，顕性誤嚥は目にみえる明らかな誤嚥で，誤嚥したときにむせたり咳き込んだりするものをいう．

プリン体
細胞のなかの核酸を構成する成分の一つ．ほとんどすべての食品に含まれるが，レバーなどの内臓類や肉エキスなどに多く含まれる．

プロトンポンプ阻害剤
胃の壁細胞のプロトン（水素イオン）ポンプに作用して胃酸分泌を抑える薬．

分化
私たちの身体を構成する 37 兆～ 60 兆個ともいわれる細胞は，もとをたどれば受精した 1 個の卵細胞（受精卵）に由来する．これらの細胞は増殖をしていく間に，受精卵とは異なる性質をもついろいろな細胞群に変化している．これを分化という．

分節運動
管のなかにある内容物を混合するための運動．管に一定間隔で収縮輪（くびれ）ができて，分節状になる．

β_2 刺激剤
β_2 受容体を刺激する薬．β_2 受容体は神経伝達物質のアドレナリンが結合する受容体の 1 つで，β_2 受容体が興奮すると気管支平滑筋は弛緩し気管支が拡がるため，呼

用語解説

吸が楽になる．

縫合不全

外科手術において縫合した部分の治癒は，肉芽形成がおこり組織が再生することによるため栄養状態不良やステロイドホルモンなどの影響で組織再生が不十分な場合に縫合部が治癒せず開いてしまうこと．

末梢静脈栄養（PPN）

peripheral parenteral nutrition．体表面近くの静脈から水分や栄養を持続的に投与する方法．水分や電解質の補給法としてよく用いられる．血液浸透圧とほぼ同じ輸液製剤を使う必要があるため，１日に必要となるエネルギーを補うことはできず，栄養管理としては，短期間のものやや補助的なものが適応となる．

慢性

長期にわたって疾患などがなかなか治らない様子．急性は短期間で疾患が悪化する様子．

マンニトール

糖アルコールの一種で，高浸透圧性の利尿剤として点滴で使用される．脳浮腫などの際に，組織間の水分を血管内に回収し，症状の改善を促す．

メチシリン耐性黄色ブドウ球菌

薬剤耐性菌の代表で，メチシリンという抗菌薬が効かない細菌．英名 *Methicillin–resistant Staphylococcus aureus* の頭文字をとって MRSA とよばれる．

薬剤耐性菌

通常の抗菌薬が効かない細菌．

薬剤非耐性菌

通常の抗菌薬が効く細菌．

薬物療法

薬物療法の代表はステロイド剤である．ステロイドパルス療法を施行したり，免疫抑制剤とステロイドの併用を行ったりする．二次性のものには，原疾患に対する治療を行う．

ヨウ素

ヨウ素は甲状腺ホルモンの原料となるもので，ヨウ素の摂取量が多少増えても，排泄により調節することができるが，過剰に摂取しすぎると甲状腺ホルモンの分泌を抑制してしまい，甲状腺機能低下を引きおこす．ヨウ素を多く含む海苔やわかめなどの海藻類を過剰に摂取した場合などにおこる．

予後

患者の病気の経過についての見通し．

ラクナ梗塞

脳内の細い血管でおこる小さな脳梗塞のこと．範囲が狭く，症状がでにくく，少しずつ症状が進行する．

リフィーディング症候群

慢性的飢餓によりミネラルが枯渇している状態で再栄養（リフィーディング）が行われると，栄養開始直後ないし４～５日後に血中のカリウム，リン，マグネシウム，チアミン（ビタミン B_1）の血清濃度が低下し，心不全（脚気心），不整脈，呼吸不全，意識障害（ウェルニッケ脳症）を発症する．

良質のたんぱく質

体内の利用効率が高いたんぱく質を指す．肉，魚（さんま，いわし），卵，大豆製品（豆腐，油揚げ），乳製品（チーズ）など．

るい痩

極端にやせていること．

攣縮

動脈壁の筋肉が突然収縮すること．冠動脈に攣縮がおこると狭窄が発生することになる．

索　引

さ

た

な

は

著者紹介

位田　忍（いだ　しのぶ）
大阪母子医療センター臨床検査科　主任部長
医師
医学博士
担当箇所　13 章

市橋　きくみ（いちはし　きくみ）
医療法人社団仁恵会栄養管理室　室長
管理栄養士
博士（環境人間学）
担当箇所　4 章，9 章

伊藤　美紀子（いとう　みきこ）
兵庫県立大学環境人間学部　教授
博士（栄養学）
担当箇所　6 章，10 章

鞍田　三貴（くらた　みき）
武庫川女子大学食物栄養科学部　准教授
管理栄養士
博士（食物栄養学）
担当箇所　2 章，3 章，12 章（12.1，12.3，12.4）

鈴木　一永（すずき　かずひさ）
聖隷淡路病院健診事業室　健診事業室長
医師
博士（医学）
担当箇所　1 章，3 章，4 章，6 章，7 章，9 ～ 11 章，編集

本田　まり（ほんだ　まり）
神戸女子大学健康福祉学部　教授
管理栄養士
博士（生活環境学）
担当箇所　5 章（5.1，5.2，5.4，5.7，5.10），7 章（7.2），11 章（11.6），14 章（14.1，14.2）

松元　紀子（まつもと　のりこ）
聖路加国際病院栄養科　アシスタントマネージャー
管理栄養士
担当箇所　13 章（13.2 ～ 13.7）

森田　純仁（もりた　すみひと）
大妻女子大学家政学部　教授
医師
博士（医学）
担当箇所　8 章

蓬田　健太郎（よもぎだ　けんたろう）
武庫川女子大学食物栄養科学部　教授
医師
博士（医学）
担当箇所　5 章，12 章，14 章（14.3）

〈はじめて学ぶ〉健康・栄養系教科書シリーズ⑦
臨床栄養学概論（第 2 版）
病態生理と臨床栄養管理を理解するために

第 1 版　第 1 刷　2011 年 10 月 20 日
　　　　第 9 刷　2020 年 1 月 25 日
第 2 版　第 1 刷　2022 年 3 月 20 日
　　　　第 4 刷　2024 年 9 月 10 日

検印廃止

著　者　位田　忍／市橋　きくみ
　　　　伊藤　美紀子／鞍田　三貴
　　　　鈴木　一永／本田　まり
　　　　松元　紀子／森田　純仁
　　　　蓬田　健太郎
発 行 者　曽根　良介
発 行 所　㈱化学同人
〒 600 - 8074　京都市下京区仏光寺通柳馬場西入ル
編 集 部 TEL 075-352-3711 FAX 075-352-0371
企画販売部 TEL 075-352-3373 FAX 075-351-8301
振　替　01010 - 7 - 5702
e-mail webmaster@kagakudojin.co.jp
URL https://www.kagakudojin.co.jp
印　刷　創栄図書印刷㈱

ISBN978-4-7598-1865-9

本書のご感想をお寄せください